全国高等医学院校护理学本科规划教材

供本科护理学类专业用

护理学导论

主　　编　赵小玉　马小琴

副主编　万巧琴　张小丽　张琳琳　刘晓慧

编　　委（按姓名汉语拼音排序）

李莎莎（湖州师范学院医学院）
刘　霖（第二军医大学护理学院）
刘红敏（齐齐哈尔医学院护理学院）
刘晓慧（宁夏医科大学护理学院）
刘雅玲（沈阳医学院护理学院）
马小琴（浙江中医药大学护理学院）
万巧琴（北京大学护理学院）
王汕珊（天津中医药大学护理学院）
杨碧萍（广东药学院护理学院）
尹　兵（大连医科大学护理学院）
张丽梅（成都医学院护理学院）
张琳琳（哈尔滨医科大学（大庆）护理学院）
张小丽（华北理工大学护理与康复学院）
赵小玉（成都医学院护理学院）
赵好聪（内蒙古医科大学护理学院）
钟丽丽（大连大学护理学院）

编写秘书　张丽梅

北京大学医学出版社

HULIXUE DAOLUN

图书在版编目（CIP）数据

护理学导论 / 赵小玉，马小琴主编．—北京：北京大学医学出版社，2015.12（2019. 11 重印）

全国高等医学院校护理学本科规划教材

ISBN 978-7-5659-1277-1

Ⅰ. ①护… Ⅱ. ①赵… ②马… Ⅲ. ①护理学 - 医学院校 - 教材 Ⅳ. ① R47

中国版本图书馆 CIP 数据核字（2015）第 273872 号

护理学导论

主　　编： 赵小玉　马小琴

出版发行： 北京大学医学出版社

地　　址：（100191）北京市海淀区学院路 38 号　北京大学医学部院内

电　　话： 发行部 010-82802230；图书邮购 010-82802495

网　　址： http：//www.pumpress.com.cn

E-mail： booksale@bjmu.edu.cn

印　　刷： 北京瑞达方舟印务有限公司

经　　销： 新华书店

责任编辑： 韩忠刚　**责任校对：** 金彤文　**责任印制：** 李　啸

开　　本： 850mm × 1168mm　1/16　**印张：** 15.25　**字数：** 433 千字

版　　次： 2015 年 12 月第 1 版　2019 年 11 月第 5 次印刷

书　　号： ISBN 978-7-5659-1277-1

定　　价： 30.00 元

全国高等医学院校护理学本科规划教材目录

序号	教材名称	版次	主编
1	护理学导论	1	赵小玉　马小琴
2	护理学基础†	2	尚少梅　郑一宁　邢凤梅
3	常用基础护理技能操作	1	张洪君　尚少梅　金晓燕
4	健康评估	2	吴光煜　孙玉梅　张立力
5	内科护理学※	2	姚景鹏　吴　瑛　陈　垦
6	外科护理学※△	2	路　潜　张美芬
7	妇产科护理学	2	陆　虹　柳韦华
8	儿科护理学	2	洪黛玲　梁　爽
9	急危重症护理学※	2	李文涛　张海燕
10	康复护理学	1	马素慧　林　萍
11	精神科护理学※	2	许冬梅　杨芳宇
12	临床营养护理学	2	刘均娥　范　旻
13	社区护理学	2	陈长香　侯淑肖
14	健康教育	1	李春玉　王克芳
15	中医护理学概要	1	孙秋华
16	护理管理学	1	谢　红　王桂云
17	老年护理学	1	刘　宇　赵雅宁　郭　宏
18	护理心理学※	2	娄凤兰　徐　云　厉　萍
19	护理研究	2	章雅青　王志稳
20	护理教育学※	2	孙宏玉　孟庆慧
21	护理伦理学	2	孙宏玉　唐启群
22	护理礼仪与人际沟通	1	赵爱平　单伟颖
23	护理人文关怀	1	李惠玲

注：

※ 为普通高等教育“十一五”国家级规划教材

△ 为普通高等教育精品教材

† 为北京高等教育精品教材建设立项项目

全国高等医学院校护理学本科规划教材
编审委员会

序

随着医药卫生事业的发展、健康观念的转变，社会亟需大批高质量的护理学专业人才。这对护理教育提出了严峻的挑战，同时也提供了崭新的发展机遇。现代护理学理论与实践、技术与技能，以及教育与教学理念的更新，直接关系到护理学专业人才培养质量的提升，在健康服务，治疗、预防及控制疾病中具有不可替代的作用。

北京大学医学出版社组织编写的第一轮护理学专业本科教材一经出版，即获得广大医学院校师生的欢迎。其中7个品种被教育部评为普通高等教育“十一五”国家级规划教材，《外科护理学》被评为普通高等教育精品教材。在新一轮医药卫生体制改革逐步推进的大背景下，为配合即将到来的教育部“十三五”普通高等教育本科国家级规划教材建设，贯彻教育部教育教学改革和教材多元化的精神，北京大学医学出版社于2014年成立了新一届全国高等医学院校护理学专业规划教材编审委员会，组织国内40余所医学院校编写了第二轮护理学本科教材。

本轮教材在编写中着力转变传统观念，坚持理论与实践相结合，人文社科与临床护理相结合，强化学生动手实践能力、独立分析问题和解决问题的评判性思维能力。推进教材先进编写理念，创新编写模式和教材呈现形式，特别是首创性地在护理学专业教材中运用二维码扫描技术，以纸质教材为入口，展现立体化教材全貌，贴近数字化教学理念。相信本套教材将能更好地满足培养从事临床护理、社区护理、护理教育、护理科研及护理管理等复合型人才的需求。

在本轮教材建设中，得到了各参编院校的鼎力支持，在此深致谢意！希望这套教材在教师、学生和护理工作者的关爱下，于同类教材“百花齐放、百家争鸣”的局面中脱颖而出，得到读者的好评。

郑修霞

前 言

护理学导论是护理专业教育中一门重要的专业基础课。通过本课程的教学能引导学生明确护理学的基本概念、基础理论及其学科框架，了解护理学及其发展趋势，系统而全面地领悟护理学专业独特的理论体系及模式，并掌握本学科的理论在护理实践中的应用技巧，为全面提高学生的基本专业素质，培养学生独立思考、独立解决专业问题及创新性思维能力奠定良好的基础。学习并掌握《护理学导论》的基本理论和知识，将为学生进一步学习《基础护理学》等相关护理学专业课程奠定基础。

本教材编写以“符合人才培养要求，体现教育改革成果，确保教材质量，形式新颖创新”为指导思想。教材中加入了已定论的新技术、新方法，确保教材的新颖性。同时遵循“教材与本科教学质量国家标准相结合，与执业护士资格考试大纲相结合，与临床实际工作相结合”的原则，力求编写出更贴近临床、更具学科指导性、更受广大师生欢迎的优秀教材。

本教材适用于护理学专业本科生的教学。教材中每章均设案例或知识拓展和思考题，同时将相关链接知识点和思考题参考答案以二维码形式展示。教材所列教学内容可通过课堂讲授、自主学习、分组讨论等方式进行教学。总学时为66学时（理论学时60，见习学时6）。主要包括四个板块、十六章内容：护理学的基本概念（护理学的发展及基本概念、健康与疾病、护士与患者）、护理学相关支持理论（需要与护理、多元文化与护理、成长与发展、压力与适应）、临床护理（护理程序、健康教育、评判性思维与临床护理决策、循证护理与临床路径、护理理论及模式、临终关怀）、职业防护（护理伦理、护理与法律、护理职业防护）等。在内容的组织和编写中，力求体现教材三基（基本理论、基本知识、基本技能）、五性（思想性、科学性、先进性、启发性、适用性）的原则，强调理论与实践相结合。同时注重了章节之间和主题之间的内在逻辑性，力求做到层次分明，组织框架清晰。

本教材在编写过程中，参考并吸收了大量书籍、文献的相关知识点，博采众长。同时得到各兄弟院校编者的大力支持，在此谨致谢忱。

尽管我们为教材的编写尽心尽力，但由于水平及能力所限，难免会有疏漏之处，敬请各位专家同仁和读者不吝赐教。

赵小玉　马小琴

二维码资源索引

续表

资源名称	资源类型	页码
案例12-2分析	图文混排、长文本	166
第十二章思考题参考答案	图文混排、长文本	173
案例13-1A分析	图文混排、长文本	174
案例13-1B分析	图文混排、长文本	185
第十三章思考题参考答案	图文混排、长文本	188
案例14-1分析	图文混排、长文本	189
《涉及人的生物医学研究的国际伦理准则》所包含的21个方面	图文混排、长文本	194
国际护士伦理守则	图文混排、长文本	194
美国护士协会2015年版护士伦理守则	图文混排、长文本	194
第十四章思考题参考答案	图文混排、长文本	198
案例15-1分析	图文混排、长文本	199
第十五章思考题参考答案	图文混排、长文本	209
案例16-1分析	图文混排、长文本	210
案例16-2分析	图文混排、长文本	217
案例16-3分析	图文混排、长文本	219
静脉药物配制中心与职业防护	图文混排、长文本	219
案例16-4分析	图文混排、长文本	221
第十六章思考题参考答案	图文混排、长文本	222

目　录

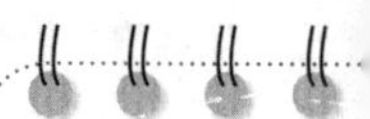

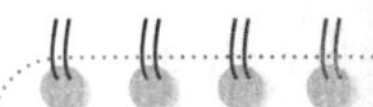

第一章　护理学的发展及基本概念

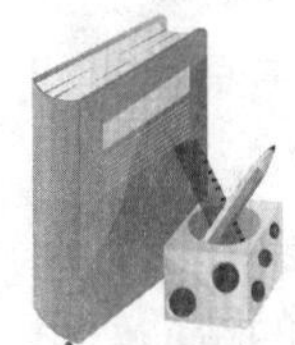

学习目标

通过本章内容的学习，学生应能够：

◎ 识记

1．正确阐述护理学发展的历史。

2．正确陈述护理学的发展、演变过程及每个阶段的发展特点。

3．准确描述南丁格尔对护理学发展的贡献。

4．准确描述护理的概念。

◎ 理解

1．正确区分护理学三个演变过程的特征。

2．正确比较不同的护理工作方法与模式的特点。

◎ 运用

展望未来中国乃至世界护理发展的前景。

护理学（nursing science）是生命科学中一门综合自然、社会及人文科学的综合性应用性学科，研究维护人类身心健康的护理理论、知识、技能及其发展规律。护理学的范围、内容与任务涉及影响人类健康的生物、心理、社会等各个方面，应用科学思维的形式、方法和规律对各种护理现象进行整体研究，来揭示护理服务过程中各种护理现象的本质及规律。从艺术的角度讲，护理学也是一门涉及各种护理行为及护理技术的应用艺术。

第一节　护理学的形成与发展

在人类繁衍发展的漫长历史过程中，社会在不断发展进步的同时也对护理服务工作逐渐提出了更多的要求。护理学经过实践、教育、研究，不断得到充实和完善，逐步形成了自己的理论和实践体系，成为一门独立的学科。

一、国外护理学的形成及发展

护理学是一门古老的艺术，自有人类诞生以来就有了医疗和护理活动。

（一）人类早期护理

1．原始人类时期的医护方法　原始人最早在山林和洞穴中靠采集和渔猎生活，茹毛饮血，条件十分恶劣。受生活的磨炼，他们逐渐学会以树枝或石块为工具获取食物。但当患病或受伤后，因不会救治，寿命很短。逐渐地他们观察到动物的做法并加以仿效，受伤后用舌头去舔，或用溪水冲掉血污，防止伤口恶化。原始人类在学会用火后，发现进食熟食可以减少胃肠道疾病，认识到饮食与胃肠道疾病的关系。另外他们也发现将火堆旁烤热的石块置于患处可以

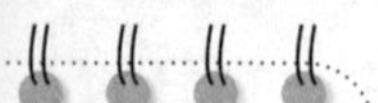

减少疼痛，即最原始、最简单的热疗。这是医护发展过程中的自我护理阶段。

2．氏族公社时期的医疗护理 为了抵御恶劣的生存环境，人们逐渐聚居，并按血缘关系组成以家族为中心的母系氏族公社。定居后家庭开始初步分工，男人从事渔猎、耕种等生产活动，妇女则管理家务、哺育子女、照顾弱小。那时人们有了伤病，便留在家中由母亲或其他妇女给予治疗和呵护。常用一些原始的治疗护理方法，如伤口包扎、止血、热敷、按摩以及调剂饮食等为伤病者解除痛苦，促进康复。伤病者死亡后，则为其包裹尸体。这些就是最早的医疗和护理。此时，医护不分，并由自我护理进入家庭护理阶段。

3．迷信色彩对医护的影响 古代，当人们对天灾、人祸或一些自然现象不能解释时，便归根于神灵或魔鬼作祟，于是，巫师应运而生。他们用祷告、念咒等方法祈求神灵的帮助，更有甚者还会用拳击伤病者、放血、冷水泼浇、恶味药物引吐、开颅等驱魔办法祛除病痛。与此同时，也有些人在祈祷和施巫术之外应用草药、包扎、催吐等治疗手段治病。迷信的手段和治疗的方法常混合在一起使用，致使迷信、宗教与医药混合在一起，医巫不分。

在征服伤病的过程中，经过实践和思考，人们逐渐摒弃了巫术，只给伤病者用草药和一些治疗手段，加上饮食调理和生活照顾，医巫分开。医师往往兼任医生、药剂师及护士，这一情况持续了数千年。

（二）公元前后护理学的发展历程

在公元前后护理工作从家庭逐步走向社会。当时的护理发展主要是对一些文明古国的医疗及护理发展的记录。

1．古埃及 在古埃及，随着木乃伊的制作，埃及人开创了尸体防腐、尸体包裹的方法，促进了绷带包扎术的发展。同时埃及人尝试使用各种草药、动物及矿物质等制成各种制剂等。

2．古希腊 古希腊医学以著名的医学之父希波克拉底（Hippocrates）为代表人物，他对医学的贡献在于：

（1）他破除了迷信对疾病治疗的影响，认为从事医疗的步骤为观察、诊断、治疗、记录，主张应探求病因，对症下药，并从解剖尸体中寻找病因。

（2）他创造了“体液学说”，认为人体有四种主要体液：血液、黄胆汁、黑胆汁、痰（黏）液。

（3）强调个人卫生、重视饮食调养，用“音乐”来治疗精神疾病，使用冷、热、泥敷等治疗方法。

（4）《希波克拉底誓言》作为医学典范至今仍广为流传。

3．古罗马 古罗马的医学原本不发达，公元前300年前后，医学才从古希腊传入。当时的寺庙是常用的治疗场所。由于古罗马不断地扩张领土，战争使得古罗马的外科相当发达。当时的医院，主要收治军队中的伤病者，为伤员进行截肢、整形、静脉切开等，并由未经训练但品德良好的男女护理者负责照顾伤病者。

另外，古罗马人非常重视个人卫生及环境卫生。他们建造公共浴室，修建上、下水道，供应清洁的饮水，建造大型体育运动场等以促进健康。

4．古印度 公元前1600年前后婆罗门教的经典《吠陀》（*The Vedas*）记载了治疗各种疾病的论述，还要求人们养成良好的卫生习惯，如每日刷牙，经常洗澡等。

统一古印度的国王阿索卡（Asoka）按照佛教的教义建立了东方最早的医院，他还创办了学校培养医护人员，这一时期成为印度早期医药发展史中的鼎盛时期。当时女性不能外出工作，因而由男性承担护理工作，是最早的“护士”。当时要求护理人员具有健康的身体、乐观的情绪，忠于职守，不辞辛苦，谦虚谨慎，满足患者需要及遵医嘱工作等。

（三）公元初期的护理（公元1—500年）

自公元初年基督教兴起后，开始了教会一千多年来对医护的影响。基督教神职人员本着

“博爱”“牺牲”的思想，在传播宗教信仰、广建修道院的同时，还开展医病、济贫等慈善事业。建医院也是教徒的职责之一，在这些地方，传教与医疗并举。

此时期，有一些献身于宗教事业的妇女，被称为女执事，除教会工作外，她们还参加对老弱病残的护理工作。最著名的有希腊人菲比（Phoebe）、罗马人玛希拉（Marcella）等。这些妇女多出身于名门贵族，有较好的文化教养和高尚的品德，有的人还贡献出自己的住所收容患者，她们当中多数人虽未受过专门的训练，但因工作认真、服务热忱、有奉献精神，受到社会的赞誉和欢迎，是早期护理人员的雏形，对以后护理事业的发展有良好的影响。该时期的护理带有很强的宗教色彩，没有真正的科学意义，护理工作开始从家庭走向社会。

（四）中世纪的护理（约在公元500—1400年）

中世纪护理工作的兴衰，与宗教发展及战争这两大时代背景密切相关。

1．宗教　当时的欧洲，由于政治、经济、宗教的发展，在各地广建教堂和修道院，修道院内普遍设有医院收治患者，护理工作主要由女修士（修女）承担，她们以丰富的经验和良好的道德品质提高了护理工作的地位，推动了护理事业的发展。

2．战争　12—13世纪时，基督教和伊斯兰教之间为争夺圣城耶路撒冷，开展了长达200年的宗教战争，因参战士兵佩戴白十字标志，被称为十字军东征。连年的战争导致伤病员大量增加，需要随军救护人员。为了救护伤兵，一些基督徒如圣约翰等人组织了十字军救护团，开办了许多收容所和分别收容男、女患者的医院。男团员负责运送伤病者并采取急救措施，女团员则只在医院里护理伤病者，被称为军队护理的开始。他（她）们遵循自己的宗教信仰，大多热爱护理工作，重视对青年护理人员的培养，还经常走出医院至伤病者家中访视，使护理工作保持着良好的声誉，进一步摆脱家庭走向社会化。

在战争之外的欧洲各国，大多数医院由教会控制，护理工作主要由修女承担。因男性身体方面的工作禁止修女接触，这些工作由地位低的奴仆来完成。由于连年战祸，伤寒、麻风、丹毒、疟疾等疫病大肆流行，当时虽有不少医院应运而建，但多数条件很差、管理混乱，加上医疗水平落后、床位不足、护理人员数量和质量均低，传染病患者与内、外科患者混住在一起，患者死亡率很高。有些医院在神职人员控制下，不重视和提倡良好的医疗和护理，而让患者多祷告和斋戒，以拯救灵魂为主，并不能真正致力于提高医疗护理水平。因此，当时的护理工作多限于简单的生活照料。

（五）文艺复兴时期的护理（约在公元1400—1600年）

文艺复兴时期，文学、艺术、科学包括医学等领域均有了许多新的发展。医学领域出现了一批科学家。如：比利时医生安德烈·维萨里（Andreas Vesalius）1543年出版了第一部人体解剖学书籍《人体结构》。1628年，英国医生威廉·哈维（William Harvey）发表了著名的《心血运动论》，对血液循环中心脏与血管的关系进行了科学的描述。但此时护理的发展却与医学的进步极不相称，护理工作停滞不前，长达200年，被称为护理史上的黑暗时代，主要原因为：

1．重男轻女　妇女得不到良好的教育。

2．宗教腐败　中世纪末期，教会逐渐腐败，向信徒们搜刮钱财，引起群众的不满，德国人马丁·路德（Martin Luther）实施宗教改革，脱离罗马教会，另外成立路德新教派。新旧教派矛盾迭起，并加剧成为战争，因此很多教会和修道院被摧毁，医院被迫停办，男、女修道士亦离开医院，导致患者无人照顾。

3．拜金主义　工业革命虽然带动了经济繁荣，但也使人们更重视现实的利益，削弱了牺牲、奉献和助人为乐的精神，很少再有人愿意参与济贫扶弱的社会福利事业。此时，教会医院大量减少，为了适应医疗的需要，建立了许多公立、私立医院。护理工作不再由具有仁慈、博爱精神的神职人员担任。新招聘的护理人员多为谋生而来，缺乏文化教养和专门的训练，服务态度差，护理质量大大下降，致使很多人患病后不敢去住医院，护理工作几乎陷入瘫痪状态。

（六）近代护理学的诞生

19 世纪中叶，由于科学的不断发展和医学的进步，医院数量不断增加。加上天花的大流行及战争，社会对护理的需求不断增加。在此背景下，欧洲相继开设了一些护士训练班，护理的质量和地位也有所提高。1836 年，德国牧师西奥多・弗里德尔（Theodor Fliedner）在德国凯撒沃兹建立了世界上第一个较为正规的女护士训练所，这是最早具有系统化组织的护士训练班。1850 年，弗洛伦斯・南丁格尔（Florence Nightingale）曾在此接受训练。为其日后从事护理工作奠定了基础。

1. 南丁格尔的生平简介

弗罗伦斯・南丁格尔（Florence Nightingale），1820 年 5 月 12 日出生于英国的一个富有家庭，她的父母皆博学多才，并给予她良好的家庭教育。除了学习英语之外，父亲还引导南丁格尔学习拉丁文、希腊文、法文、德文和意大利文，以及数学、哲学、历史、音乐等。母亲仁慈的秉性对她也有很大影响。南丁格尔的志趣，完全不同于当时热衷于上流社会交际活动的富家女子，她从小就关心有病的人，长大后经常去看望和照顾附近村庄里的穷苦患者和亲友中的病弱者。南丁格尔成年以后，不愿在优裕的生活环境中虚度年华，立志成为一名救死扶伤的护士。

当时英国从事护理工作的人，绝大多数为未经正式培训的教会女执士、修女或没有文化知识的妇女。南丁格尔这样的人去从事护士被认为是有失身份的事，还会影响家庭的声誉，因此遭到父母的反对。但她却借赴埃及、意大利等国旅游的机会，了解各地护理工作的情况。1850 年南丁格尔克服重重阻力，在条件艰苦的德国护士训练班参加培训，从此开始了她的护理生涯。1853 年，她又去法国学习护理管理工作，其后受聘于伦敦一所妇女医院，担任院长，由于管理有方，成效卓著。

1854 年 3 月，英国与法国共同派兵参加了克里米亚战争，以对付沙皇俄国对土耳其的入侵，由于战地救护条件十分恶劣，负伤英军的死亡率很高，引起了很多英国人的不满。南丁格尔得知后，立即请求率护士到前线去。1854 年 10 月，她获准组织了 38 位护理人员，离开伦敦到黑海沿岸库塔里的巴拉科医院去。在这所医院里，她除了组织全体护理人员配合医疗精心护理伤病员以外，还致力于改善医院的管理工作。她设法筹集资金并拿出自己的钱财为士兵购置必需的用物，动员士兵的家属和护士一起改善士兵的饮食营养和个人卫生，清除了医院里的垃圾、污物，消灭了老鼠、虫害。在南丁格尔的带领下，病房里虽十分拥挤，但环境清洁、安静、舒适、并有足够的营养，给士兵们带来了温暖、希望和生命。她还建立了阅览室和游艺室等以调剂士兵的生活，帮助士兵们书写家信，鼓励他们寄回部分军饷以补贴家用。她经常在夜里手持油灯巡视各个病房，亲自安慰那些受重伤和垂危的士兵，被士兵们亲切地称为“提灯女神”“克里米亚天使”。她和全体护理人员的努力赢得了伤病员的崇敬和感谢。半年后，英国士兵的死亡率由 42% 下降到 2.2%。她们的行为及奇迹般的工作效果被英国媒体报道后，不仅震惊了英国社会各阶层，而且也改变了人们对护理的看法。1856 年战争结束时，她不以功臣自居，未参加政府举行的欢迎活动，悄然回到家中。因在克里米亚期间，工作条件艰苦又极度劳累，南丁格尔回国后，健康状况一直不佳，但她从未因此而放弃自己的志向和人生的目标，在改进军队卫生保健和护理教育等方面仍做了大量工作。为了表彰她的功绩和支持她的工作，公众募款建立了南丁格尔基金。1907 年英国女王还授予她最高勋章，这是英国历史中第一个受此殊荣的妇女。晚年时，她视力减退，至 1901 年完全失明。她献身护理事业，终生未嫁。1910 年 8 月 13 日南丁格尔逝世，享年 90 岁，她留下遗嘱，谢绝国葬而葬于自己家族的墓园里。后来，在世界多地建有她的塑像，供后人景仰。在英国还建有南丁格尔博物馆。

2. 南丁格尔的主要贡献

（1）创建世界上第一所护士学校：通过克里米亚战争的实践，南丁格尔更加坚信护理是科学的事业，护士必须接受严格的科学训练，护校必须与医院结合。1860 年，南丁格尔用英国政府在克里米亚战争后给自己的奖金，加上随后的募捐，在英国伦敦的圣·托马斯医院创办了世界上第一所护士学校。这所学校有自己的管理委员会，以传授科学的专业知识和培养高尚的品德为主。从1860年到1890年共培养学生1005名，她们遍布英国本土及其殖民地和欧洲各国，并有人远渡重洋赴美国。使护理工作有了崭新的面貌，这个时期被称为护理发展史上的南丁格尔时代。

（2）撰写著作指导护理工作：南丁格尔一生中写了大量的笔记、书信、报告和论述。她的代表作有《医院札记》（*Notes on hospital*）和《护理札记》（*Notes on nursing*）。《医院札记》中阐述了她对改进医院的建筑和管理方面的意见，在《护理札记》中，她以随笔的方式说明良好护理工作应遵循的指导思想和原理，被称为护理工作的经典著作。此外，她还先后发表一百多篇护理论文，答复读者来信，为护理工作留下了宝贵的资料。

（3）开创了科学的护理专业：她对护理专业理论进行了精辟的论述，使护理走向科学发展的道路，形成了护理学知识体系的雏形，奠定了近代护理理论的基础，确立了护理专业的社会地位和科学地位，推动护理学成为一门独立的科学。

（4）创立了一整套护理管理制度：指出护理要采用系统化的管理方式，护士必须经过专门的培训。强调设立医院时必须先确定相应的政策，同时还要适当授权于护士，这就使得规范化管理的同时，还能充分调动护理人员的工作积极性。在组织设立上，要求每个医院设立护理部，由护理部主任来管理护理工作。对医院的设备、环境方面也提出了相应的管理要求，以提高护理工作的质量和效率。

另外，南丁格尔还支持地区家庭护理工作，派护士到济贫院去照顾被收容的穷苦人，首创了近代公共卫生和地区家庭护理。

为了纪念南丁格尔的功绩和贡献，国际护士会成立了南丁格尔国际基金会，向各国优秀护士颁发奖学金供进修学习之用，并把南丁格尔的诞生之日即5月12日定为国际护士节。在1912年，红十字国际委员会在第九次代表大会上确定颁发南丁格尔奖，这是国际护士界的最高荣誉奖。从1983年开始至2015年，我国已有73人获此奖章。

我国历届南丁格尔获奖者名单

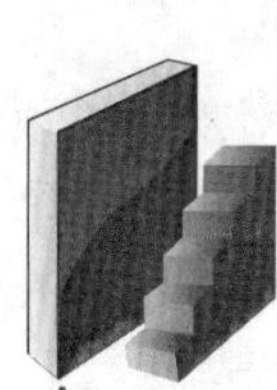

南丁格尔奖章简介

南丁格尔奖是红十字国际委员会设立的国际护理届最高荣誉奖，以护理届楷模弗洛伦斯·南丁格尔命名，是为表彰志愿献身护理事业和护理学方面做出卓越贡献的世界各国优秀的护理工作者所设。

该奖项每两年颁发一次，每次最多颁发50枚奖章。如遇战争等非常情况不能按期颁发时，可以向后推延。但下次颁发奖章的数目，不能超过正常几次应该颁发的总数。颁发奖章的具体工作由设在日内瓦的红十字国际委员会执行，按照章程规定，获奖名单公布后，要在当年举行隆重的授奖仪式，由国家领导人或该国红十字会会长亲自颁发奖章，并广泛进行宣传，以鼓舞广大护理人员。

（七）现代护理学的发展历程

受经济、文化、教育、宗教、妇女地位等各方面因素的影响，世界各国对护理工作和护理教育的重视程度大相径庭，因此在各国之间，护理专业的发展还很不平衡。现代护理学的发展，也就是护理学科的建立和护理形成专业的过程，主要表现为：

1．建立完善的护理教育体制 1860年以后，欧美成立了许多南丁格尔式的学校。1901年美国约翰·霍普金斯大学开设了专门的护理课程，1924年耶鲁大学成立护理学院，毕业生授予护理学士学位，并于1929年开设了硕士教育。1964年加州大学旧金山分校成为首个开设了护理博士教育的学校。期间世界其他国家及地区也开展了不同层次的护理专业教育，护理形成了多层次和较完善的教育体制。

2．护理向专业化方向发展 随着高学历护理人员的增多，护理理论、护理教育、护理科研均得到了深入的发展。护理作为一门为人类健康事业服务的专业，得到了进一步的发展和提高。

3．护理管理体制的建立 护理专业将管理学的原理及方法运用到护理管理中，强调护理管理中护理质量的管理和对护理人员工作积极性的激发。

4．临床护理专科化趋势明显 随着科技的发展及现代治疗手段的进一步提高，服务对象对护理服务的要求也越来越高，临床护理分科呈现专科化的趋势。

二、中国护理学的发展与现况

（一）祖国医学与护理

我国传统医学强调“三分治、七分养”，其中“养”即护理。治病时讲究要把患者当作一个“人”来全面考虑。祖国医学几千年来积累了丰富的经验是我国人民赖以生存、繁衍的主要保障之一，也是我国人民对世界做出的伟大贡献之一。

《神农百草》是最古老的中草药著作。书中除记载了大量中草药外，也有关于“砭石”或“砭针”、针灸的记录。

《黄帝内经》强调整体医护观念和预防思想。书中提到重视心理护理，对患者应多做耐心的开导。还有饮食调节的重要性，应“五谷为养，五果为助，五畜为益，五菜为充”及“肾病勿食盐”等。总结出四诊（望、闻、问、切），八纲（表里、虚实、寒热、阴阳）等作为观察、诊断和辨证施治的方法和理论。

三国时名医华佗擅长于外科，发明了麻沸散，是手术中的麻醉药。他还模仿虎、鹿、猿、熊、鸟的动作创造了增强体质、预防疾病的“五禽戏”，是中国最早的康复护理方法。

唐代孙思邈专长妇科，著有《千金要方》。他主张食疗，尽可能少用药，重视对疾病的预防，如消渴患者不宜做针灸，以防刺破皮肤后不易愈合而发生脓肿或溃疡。在生活中应注意个人卫生，“凡衣服、巾、栉、枕、镜不宜与人共之”“食毕当漱口数过……”。他还改进了前人“筒吹导尿法”，用细葱管进行导尿。他的著作内容丰富，对祖国医学的发展有极大贡献。

明代著名医药学家李时珍历经30年的实践和考证著成的《本草纲目》，被译为多国文字，对我国及世界药物学的发展均有很大贡献。

古代医学中，有许多行之有效的护理方法，为我国近代护理事业的发展奠定了基础，但由于当时我国的医、护、药不分，护理没有得到独立发展的机会。

（二）中国近代护理的发展

1．西方护理的传入 1840年鸦片战争前后，随西方列强的侵略战争，大批外国传教士、医生、护士来到中国，基督教在中国不断传播。1803年，英国借口天花流行，派医生来华。1820年，英国医生在澳门开设医院。1835年，美国传教士兼医生帕克在广东设立的眼科医院里培训男护理员，作为廉价劳动力使用。1884年，曾在南丁格尔式护校受过教育的美国护士麦克奇尼（E.Mckechnie）在上海妇孺医院开展护理工作并开设护士训练班。1888年，美国人约翰逊在福州一所医院里，开办了我国第一所护士学校。1900年，随八国联军的入侵，各国派来的传教士、医生和护士人数越来越多，他们以教会名义开办医院等慈善机构，人手不足时，就地办学校或训练班培养男、女护士。北京、天津、苏州、福州、南京、广州、保定等城市均设有护校，为中国培养了最早的护理人员。这些学校的教师是外国医生或护士，教材是外

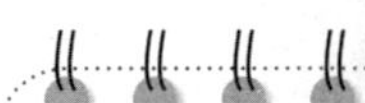

国的，护士的服装、培养方法和护理操作规程亦仿效外国，具有浓厚的西方色彩。

2．中国近代护理的发展　1909 年中国护士会在江西牯岭成立。1920 年中国第一所本科水平的护校在北京协和医学院建立，学制 4 ～ 5 年，在燕京大学等五所大学内设有预科，学生毕业后发给“护士”文凭。为我国培养了大批护理骨干。1932 年，中央护士学校在南京成立，学制 3 ～ 4 年，招收高中毕业生，是我国第一所公立的护士学校。1934 年，国民政府教育部成立医学教育委员会，下设护理教育专门委员会，将护士教育定为高等护士职业教育，将护理教育纳入国家正式的教育体系。

在中国共产党领导的革命根据地里，医疗和护理工作也得到了党中央的重视与关怀。1931 年在汀州，傅连璋医生利用教会医院做掩护，开办了红军自己的第一所护校。1933 年前后很多知识分子奔赴延安，开办了和平医院、中央医院、边区医院，在医院里培养了许多护理人员。

3．抗日战争时期到新中国成立前　在解放区，奔赴延安的爱国人士中也包括护理人员，如沈元辉、陈坤惕（后均担任过中华护理学会理事长）。当时，工作条件十分艰苦，但护理人员克服种种困难，出色地完成了各类救治伤病员的任务。后来，在解放战争中也有许多勇于献身抢救伤员的英雄模范护士，被誉为中国的南丁格尔。

回顾以上历史，中国护理事业的发展不是一帆风顺的，至 1949 年全国仅有 180 多所护校，3 万名护士，按当时人口为六亿计算，护理人员的数量远远不能满足医疗保健任务的需要。

（三）中国现代护理的发展

新中国成立后，中国的医疗卫生事业有了很大发展，护理专业也在党的卫生工作方针指引下得到迅速发展。

1．护理教育体制日趋完善　在 1950 年召开的第一届全国卫生工作会议上，将护理专业教育列为中等专业教育之一。由中央卫生部负责制定了全国统一的教学计划，编写了统一的教材，使护理教育步入国家正规教育系列，全国各地纷纷建立护校，培养了大量护士。1952 年，我国取消了高等护理教育，致使护校教师、护理科研及护理管理人员缺失，严重阻碍了我国护理专业的发展。

1966—1976 年，“文革”期间，全国几乎所有的护校停办，由于缺编，许多医院招收了未经正规培训的人员从事护理工作，大大降低了护理工作的质量。1970 年后，为解决护士短缺的困难，许多医院开办了二年制的护训班。1979 年，卫生部为了保证护理质量，恢复对护士的正规培训。

1983 年，教育部联合卫生部在天津召开了全国高等护理专业教育座谈会，讨论并宣布了在一些医学院校内增设护理专业的决定。同年，天津医学院（现天津医科大学）率先在国内开设了五年制本科护理专业，培养本科水平的高级护理人才，充实教学和管理等岗位，以提高护理工作质量，促进学科发展，尽快缩小和先进国家的差距。

1992 年北京医科大学护理系开始招收护理学硕士研究生，后又有多所大学建立了护理硕士学位授权点，培养护理硕士生。

2004 年中国协和医科大学及第二军医大学开始护理学博士教育。2011 年护理学从临床医学下的二级学科改设为一级学科，为我国护理事业的发展翻开了崭新的一页。

2．学术交流日益增多　1950 年以后，中华护士学会（1964 年改为中华护理学会）积极组织国内的学术交流。1980 年以后，我国与美国、加拿大、日本、澳大利亚、新加坡等国的国际交流日益增多。我国各高等医学院校的护理系也加强了与国内外护理界的学术交流与访问，增加了相互学习和了解的机会。另外，还选派了一批护理骨干出国深造或短期进修。1994 年以后，与台湾、香港、澳门的交流亦日趋活跃。

3．护理科研水平不断提高　1990 年以后，随着高等护理教育培养的毕业生走向临床、教育和管理等岗位，使我国的护理科研有了发展的条件并逐渐起步。在一些学术交流会议或护理

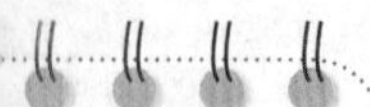

期刊上发表的科研文章，数量、质量均有很大程度的提高。

4．护理管理体制逐步健全

（1）建立健全护理指挥系统：1982 年在卫生部医政司内设立了护理处。1986 年卫生部召开首届全国护理工作会议，会后公布了《关于加强护理工作领导，理顺管理体制的意见》，其中对各级医院中护理部的设置做了具体的规定。由于各级医院健全了护理管理体制，负责护理人员的培训、调动、任免、考核、晋升、奖励等工作，在提高护理人员的素质、保证护理质量、发展专科护理等方面发挥了重要作用。

（2）建立晋升考核制度：1979 年国务院批准卫生部颁发的《卫生技术人员职称及晋升条例（试行）》中，规定了正规护校的毕业生可获得以下的技术职称，即护士、护师、主管护师、副主任护师及主任护师。各省、市、自治区根据这一条例制定了护士晋升考核的具体内容和办法。

（3）建立护士执业注册制度：1993 年 3 月卫生部公布了《中华人民共和国护士管理办法》。1995 年 6 月 25 日在全国举行首次护士执业考试，考试合格获职业证书方可申请注册，使我国护士执业管理走上法制化轨道。2008 年 1 月 31 日国务院公布了新的《护士条例》，自 2008 年 5 月 12 日起施行。

5．护理实践内容不断扩展

自 1950 年以来，临床护理一直是以护理疾病为中心，护士是医生的助手。1980 年以来随着学术交流的日益增多，使得临床护理的观念发生了重大转变，强调护理工作要以患者为中心，运用护理程序的工作方法对患者实施有效的整体护理。同时护理的范围也在不断扩大，护理人员开始在社区及其他的医疗机构开展预防保健及其他护理服务。

第二节　护理学的概念及知识体系

在护理学的基本理论中，人、健康、环境和护理被公认为是影响和决定护理实践的四个最基本的概念。其中，人是护理的核心，从人可引导出其他概念。护理学中的这四个概念，缺一不可，缺乏这些概念中的任何一个，护理都不可能发展成为一门学科。护理学的内容和范畴涉及影响人类健康的多个方面的因素，如生物、社会、心理、文化、精神等。

一、护理的概念

护理，英文为“Nursing”，源于拉丁文“Nutricius”，原意为抚育、扶助、保护、照顾幼小等。自从 1860 年南丁格尔开创护理新时代，一百多年来，护理定义的内涵和外延都发生了深刻的变化。不同年代不同学者（或组织）对护理的定义不同。

南丁格尔认为“护理既是艺术，又是科学”，她在 1859 年的《护理札记》（*Notes on Nursing*）中写道：“护理应从最小限度地消耗患者的生命力出发，使周围的环境保持舒适、安静、美观、整洁、空气新鲜、阳光充足、温度适宜，此外还要合理地调配饮食”。

韩德森（Virginia Henderson）经过反复研究与推敲，在 *The Nature of Nursing* 中指出：“护理是帮助健康的人或患者，实施有利于维持健康、恢复健康或安详死亡等活动”。这些活动，在个人拥有体力、意愿与知识时，是可以独立完成的，护理也就是协助个人尽早不必依靠他人来执行这些活动。

美国护士协会（American Nurses Association，ANA）在 1980 年提出：“每个人对自身存在的或潜在的健康问题，必有一定的表现和反应，对这种反应的诊断和治疗即称为护理”。

我国著名护理专家王琇瑛认为：“护理是保护人民健康，预防疾病，护理患者恢复健康的一门科学”。

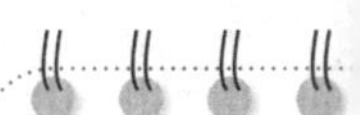

通过对这些定义分析，可以了解当时护理的内容。这些概念虽然表达方式和侧重点不同，但有共同的见解：

1．护理是助人的，是为人类健康服务的专业，护理的研究对象是整体的、处于不同健康状态的人。

2．护理可协助无法自我照顾者接受高质量的照顾，促进其发挥潜能并执行有益于健康的活动。

3．护理的目的是协助个体促进健康、预防疾病、恢复健康、减轻痛苦。

4．护理能增强人的应对及适应能力，满足人的各种需要。

5．护理必须应用科学的工作方法，以满足个人、团体、社会的健康需要。

6．护理学是一门综合自然科学和社会科学知识的独立的应用科学。

7．护理将继续不断地适应人类健康和社会变化的需要，修正护理人员的角色和功能。

随着社会的发展和环境的变化，护理专业也在不断发展完善，经过了3个阶段的历史演变过程。

（一）以疾病为中心的阶段（19世纪60年代—20世纪40年代）

这一阶段出现在现代护理发展的初期，此阶段人们对健康的概念是“健康就是没有疾病”。认为疾病是由生物学的原因或外伤引起的机体结构或功能异常。因此一切医疗活动都以治疗疾病为目的。受这种医学指导思想的影响，且护理在当时还没有形成自己的理论体系，因此护理工作重点是协助医生治疗疾病。

此期的特点是：①护理是一门职业，从业护士在工作之前需要经过特殊的训练。②在长期的护理实践中逐步积累形成了一套较规范的疾病护理常规与护理技术操作规程，为护理学的进一步发展奠定了坚实的基础。

（二）以患者为中心的阶段（20世纪40年代—70年代）

随着人类社会的不断进步与发展，20世纪初，社会科学中许多有影响的理论和学说如系统论、人类基本需要层次理论等相继被确立，这些理论的引入奠定了护理学进一步发展的理论基础。同时，人们对健康与疾病的认识也发生了很大的改变，开始重视社会心理因素及生活方式对健康与疾病的影响。1948年WHO提出的新的健康观“健康不仅是没有疾病和身体缺陷，还要有完整的生理、心理状况和良好的社会适应能力”，这不仅为护理学的发展指明了方向，而且还提供了广阔的实践空间。西方国家培养出了一批高级的护理人才，同时“护理程序”“护理诊断”的提出，为护理学的发展提供了人才与方法上的可能。护理理论家罗杰斯（Matha Rogers）提出的“人是一个整体”的观点受到人们的关注。随着新的医学模式——生物-心理-社会医学模式的建立，人作为一个有机整体的观点又进一步得以强化，因此护理的指导思想也逐步从以疾病为中心转向以患者为中心。

此期的特点是：①逐步形成护理学的知识体系。一方面，护理学吸收相关学科的理论作为自己的理论基础，如系统论、适应论等；另一方面，护理工作者们通过实践与研究，又建立了许多护理模式，同时将这些理论有机地整合在一起，共同形成了护理学的理论框架与知识体系。②以患者为中心，实施整体护理。护理的指导思想逐步从以疾病为中心转向以患者为中心，工作内容也从单纯的执行医嘱逐渐转移到应用护理的科学工作方法——护理程序，全面收集患者资料，做出护理诊断，制订护理计划等，实施整体护理。③此阶段护理主要的工作场所还局限在医院内，其服务对象还以患者为主，尚未涉及群体保健及全民健康。

（三）以人的健康为中心的阶段（20世纪70年代至今）

科学技术的飞速发展，传统的疾病谱发生了很大的变化。对人类健康威胁最大的疾病已由过去的传染病、寄生虫和营养不良等转变为心脑血管疾病、恶性肿瘤、糖尿病等。这些疾病的发生与社会心理因素、生活方式、环境因素等密不可分。物质生活水平的提高，使得人们对健康的重视程度日益提高。医疗护理服务局限在医院的状况已无法满足广大人民群众的要求。另外，早在 1977 年 WHO 提出了“2000 年人人享有卫生保健”的战略目标，这成为各国保健人员努力的方向，要实现这一目标，仅仅以患者为中心，显然是不够的，此时护理工作的指导思想逐渐转变为以人的健康为中心。

此期的特点是：①护理学已发展成为现代科学体系中综合人文、社会、自然科学知识的独立的为人类健康服务的应用学科。②护理的任务已超出了原有的患者或疾病护理的范畴，而扩展到了对所有人、生命周期的所有阶段的护理。③工作场所也相应地从医院扩展到了工厂、学校、家庭、社区、幼儿园、老人院或临终关怀医院等。④护理人员的工作方法仍以护理程序为主。

二、护理学的概念

目前在世界范围内对护理学尚没有公认的标准定义。关于护理学的学科性质也存在争议，护理学究竟是科学、艺术还是两者的结合，是应用学科还是基础学科，目前尚无定论。

学科是一个专业知识体系的有机结合。为学科定义必须首先明确该学科的研究对象及研究内容。许多学者认为护理学是一门独立学科，具有专业本身的知识体系、理论框架、独特性和科学性。

国际护士会（ICN，1973 年）认为护理学是帮助健康的人或患病的人保持或恢复健康，预防疾病或平静的死亡。美国护士协会（ANA，1980 年）将护理学定义为“护理学通过判断和处理人类对已存在或潜在的健康问题反应，并以为个人、家庭、社区或人群代言的方式，达到保护、促进及最大程度提高人的健康及能力，预防疾病及损伤，减轻痛苦的目的”。而美国学者怀森（Watson，1980 年）认为护理学是一门专业性的关怀科学。

我国学者周培源 1981 年对护理学的定义为：“护理学是一门独立的学科，与医疗有密切的关系，相辅相成，相得益彰”。我国著名的护理专家林菊英认为“护理学是一门新兴的独立科学，护理理论逐渐形成体系，有其独立的学说及理论，有明确的为人民健康服务的思想。”

护理学中涉及很多自然科学，如生物学、物理学、化学、解剖学、生理学等的知识。学习这些知识可以帮助护士分辨正常与病理的变化。

护理学中涉及很多社会人文科学，如心理学、伦理学、社会学、美学、管理学等的知识。

护理学是一门应用科学，实践性强，它有自己的理论体系和护理技术操作。

护理学是生命科学中的一门独立的学科，它与医学、药学、营养学等共同组成了整个医学领域。

综上所述，护理学是健康学科中一门独立的应用性学科，以自然科学及社会科学为基础，研究如何提高及维护人类身心健康的护理理论、知识及发展规律。

三、护理学的知识体系

护理学作为一门独立的学科，经过百余年的发展，已经逐渐形成了较为稳定的知识体系，除护理专业知识外，还吸收其他学科的知识作为自己的知识体系。但国内外学者，对护理学的知识体系有不同的见解。

（一）国外学者对护理学知识体系的认识

20 世纪末到 21 世纪，国外许多学者对护理学的知识体系进行了诸多的讨论，而美国学者卡渤（Carper）是最受推崇的，她认为护理的对象是人，护理学的知识体系应该包括以下五个方面：

1．护理伦理学知识（ethics of nursing） 在护理实践过程中，澄清护理职业道德方面的问题、建立正确的价值观，形成护理专业的职业道德及伦理的规律性知识。

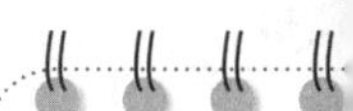

2．美学知识（art of nursing）依靠护士的感官、行为、态度等方面的实践来获取的护理技术与美学相结合的知识。

3．个人知识（intuition and personal knowledge）通过个人直感、思考、分析、自我开放等方法获取的服务对象的知识。

4．科学知识（science of nursing）通过科学实验的方法所获取的护理学知识。

5．社会政治文化知识（social-political-knowledge in nursing）指大环境中的各方面知识包括文化、风俗、政治、经济对护理的影响。通过对社会政治文化对护理影响的研究所获得的护理学知识。

（二）国内学者对护理学知识体系的认识

1．基础知识

（1）自然科学知识：如物理、化学、生物学等方面的知识。

（2）医学基础知识：如解剖学、病理学、生理学、微生物学、免疫学等方面的知识。

（3）人文及社会科学知识：如哲学、社会学、伦理学、文学、心理学、管理学等方面的知识。

（4）其他方面知识：如计算机应用、统计学等。

2．护理专业知识

（1）护理学的基础理论：如护理学导论、护理学基础等。

（2）临床专科护理知识：如内科护理学、外科护理学、妇产科护理学、儿科护理学等方面的知识。

（3）护理管理、教育及科研方面的知识：如护理管理学、护理科研、护理教育等方面的知识。

（4）预防保健及公共卫生方面的知识：如公共卫生护理等方面的知识。

护理学的知识体系会随着科研的不断深入及科学技术的不断发展而不断调整、完善、发展、丰富。

第三节　护 理 专 业

一、专业的特征及护理专业

护理既是一项技术性很强的职业，同时也是一门具有独立的理论体系的专业。

一项职业活动往往是为满足人类社会的某种需求而形成的。职业在不断发展演变的过程中，不断完善，建立科学的理论体系、正规的教育过程、独特的实践方式和特定的社会地位，逐步由一项职业上升为一门专业。医学专业也是沿着这条道路转化的，在这个过程中，逐渐将科学手段作为专业的基础，并形成了自己独特的理论及实践体系。

护理专业在形成过程中，由于历史原因及护理工作本身所具有的特殊性，从事护理工作的人员性别单一，导致专业的发展极其缓慢。20 世纪 50 年代以前，护理被认为是医疗专业的辅助专业。此后，国外护理界开展了大量工作，完善教育体制、提高科研水平、开展理论研究、建立专业团体，使得护理学逐步由一项职业转化为一门专业。

（一）专业的特征

形成一门专业必须具备以下几点特征：

1．满足人类社会的需求　一门专业必须是人类社会所需求的某些方面的服务内容，同时符合时代的要求。

2．教育体制完善　完善的教育体制是形成专业的基础，每一位专业人员必须经过高等专

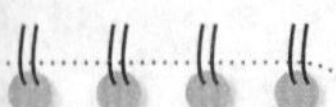

业教育，才有能力胜任专业工作。

3．理论基础系统完整 独立的理论基础是一门专业科研及实践体系的支撑，被公众认可及尊重。

4．科研体系健全 科研是促进专业发展进步的重要手段，只有不断更新及发展才能保证专业的生命力。

5．具有自主性 每个专业都必须具有相应的专业组织。专业组织通过制定专业规范来检查及约束专业人员的专业活动。专业组织根据这些标准来进行专业的监督检查，以提高服务水平，进一步提高整个专业的社会地位，提高从业人员的福利待遇。

（二）护理专业

经过护理人员多年的坚持和不懈的努力，护理专业无论是从服务工作内容、方向、教育、科研还是基本理论的建立等多方面都得到了不断发展和完善，护理专业已经初具雏形，符合专业应具备的几个特点：

1．以服务于人类的健康为目的，不断发展满足社会需要 护理专业人员应用专业知识及技能，为服务对象提供各种护理服务，为服务对象的身心健康及安全提供保障。

2．教育体制完善 目前国外有护理博士、硕士、学士等不同的学历层次，国内也有中专、大专、本科、硕士、博士等学历层次，同时还在探索博士后教育。

3．理论基础系统完善 护理学以自然科学理论、社会科学理论、医学等作为理论基础，并不断探索其独特的理论体系，以指导护理研究，进一步指导护理实践。

4．科研体系初具雏形 我国的护理科研体系初具雏形，并随着硕博教育的不断发展而加速其完善。

5．专业自主性 护理专业有自己的专业组织、护理的质量标准，有执业考试制度、职称晋升制度等。这些制度和标准有利于护理人员的护理工作规范化，提高护理服务水平，从而提高护理专业的社会地位，有利于护理人员的自我发展。

二、护理专业的工作范畴

护理专业的工作涉及人类健康与疾病的各个领域，根据划分方式的不同分为以下几种：

（一）根据护理人员在执行护理操作时的自主程度进行划分

1．独立性护理工作（independent function） 指护理人员运用自己的专业知识和技能同时根据服务对象的健康状况为其制订护理诊断和护理计划，并且独立地完成这些工作。例如：为服务对象提供清洁护理、压疮的护理、病情观察、健康教育等。

2．合作性护理工作（interdependent function） 指护理人员必须与其他医疗工作人员相互协调合作才能完成的护理工作，如与医生合作对危重患者进行抢救，与营养师配合提供给服务对象健康饮食。

3．依赖性护理工作（dependent function） 指护理人员依赖于医生的医嘱或处方开展的护理工作，例如：为服务对象进行的口服给药、各种注射以及静脉输液等。

这三种不同的工作范畴往往交叉进行不能完全分开。

（二）根据工作的专业性质进行划分

1．专业性工作（professional） 指护士运用自己的专业知识和专业技能，对服务对象进行观察、分析，了解服务对象的护理问题，并给予相应的护理措施，例如对危重患者进行重症监护，观察病情，以便及时发现问题。这需要护士通过专业教育并在实际工作中积累一定的工作经验，同时具备随机应变处理问题的能力。

2．类专业性工作（semi-professional） 指一些较为简单的、基础性的护理工作，即需要护士经过一段时间的培训，具有一定的理论基础及操作能力即可实施的护理。类专业性护理工作具有常规性、日常性等特点，对护士的能力没有特殊要求。

3．非专业性工作（non-professional）　指不需要特殊培训或思考即能完成的护理工作，如为服务对象进行简单的生活护理。

（三）根据工作场所进行划分

1．医院护理工作　工作地点在医院、诊所等。工作内容重点在于：

（1）通过观察、询问、各种检查等收集服务对象身心各方面的信息。

（2）执行医嘱，观察服务对象在治疗和护理后的反应。

（3）根据护理技术操作及护理常规，独立地实施各项护理。

（4）对所采取的护理服务及服务对象的疾病变化等进行记录。

（5）对护理人员进行管理，对服务治疗进行监督，对护理工作进行指导等。

（6）与其他医疗卫生工作人员合作，满足服务对象身心需求。

2．社区护理　工作地点包括居民住宅小区、学校、工厂等。工作重点是从事社区卫生、预防保健、康复护理、健康教育等。具体内容如下：

（1）与其他医疗工作者协作，建立社区卫生服务网点：如保健中心、防疫站等，为服务对象提供医疗服务。

（2）对传染病的发生做好有预见性的防范，一旦发生则采取有效措施控制其蔓延。

（3）普及卫生保健常识，提高公众保健意识。

（4）关注环境卫生：包括饮水卫生、食品卫生、学校卫生、社区卫生等，并进行环境卫生宣传教育。

（5）关注社区特殊群体的健康，包括老人、妇女、儿童、孕产妇，做好相关的健康教育和卫生服务。

（6）做好心理卫生指导，促进公众心理健康。

（7）关注社区民众健康需求，提供具体的服务或指导。

（8）配合政府、研究机构等完成各种卫生行政工作，包括对卫生资料的收集、整理、分析，配合流行病调查、实施卫生研究等。

3．护理教育　工作地点包括医学院校、职业院校等。工作重点是进行系统的护理教育，培养护理人才，对护理工作者进行继续教育等。

4．护理科研　高等院校教师、医院护理工作者等在完成教育、医疗工作的同时，开展护理科研工作，不断促进教育质量的提高和护理专业的发展。

5．护理管理　每位护理工作者，均须运用管理学知识和技能，完成各种组织管理工作。

三、护理专业的发展趋势

随着社会的发展，人民生活水平的提高，健康越来越受到大众的重视，护理专业必将不断完善与发展以满足社会的需求。其发展主要表现在以下四个方面：

（一）护理教育

随着社会的不断进步、群众对各类型服务质量的要求也越来越高，其中也包括护理服务的质量。这就需要大量的高学历护理人才充实到不同的护理岗位上，以提高护理队伍的整体素质及护理服务的质量。因此，护理教育将向高学历、多方位的方向发展。未来高等护理教育将成为护理教育发展的主流。高职（专科）、本科、硕士、博士及博士后教育将不断完善和提高。教学过程中还需重视知识、能力、素质的培养，同时加强毕业后继续教育，形成基础扎实、知识结构合理、能力较强，具有较高综合素质、符合社会需求的护理人才。

（二）护理实践

在理论指导下的护理实践，其专业化程度更强，分科更细，高新技术的应用也更多。护士

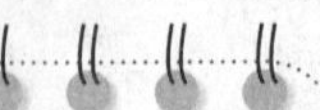

的角色除了原有的角色外，还逐步增设了独立开业护士（nurse practitioner）。美国率先开展了开业护士教育，开业护士能独立提供常见病的诊断和治疗，在一定范围内具有处方权。由其提供的护理服务收费低、质量高、患者满意度高。目前我国香港、台湾均开始开展独立开业护士的培养及应用。

此外，国外还根据各医疗机构的需求设立了临床护理专家（clinical nurse specialist）、高级护理咨询者（advanced nurse counselor）、护理治疗专家（nurse therapist）、护理顾问（nurse consultant）、个案管理者（case manager）等不同的角色。

护理服务对象也不只局限于患病的人，还包括亚健康及健康的人。护理服务的场所也不仅局限在医院，还包括社区、家庭、学校、工厂等。社区医疗护理的发展将成为我国医疗卫生事业发展的方向。

（三）护理管理

护理服务的质量应用标准化的质量控制标准来进行评价。科学的护理管理应是采用护理质量标准化管理方法，为服务对象提供满足其生理、心理、社会、精神需求的高质量的护理服务。护理质量控制标准由国家统一制定，随护理专业的发展而不断进行调整。

我国的护理管理科学化程度越来越高，标准化管理将逐步取代经验管理，护理质量标准及指南也将逐步建立。除保证护理质量，对护士的尊重、激励及促进其自我实现也将成为管理的重要目标。

（四）护理科研

护理科研是护理专业不断发展进步的保障。护理科研的方向包括：①护理理论的深入研究；②解决临床护理问题；③对护理现象与本质的哲学性探讨。护理研究方法也呈现多元化趋势，由传统的单一定量研究，逐步增加定性研究和综合性研究。

第四节　护理工作方法与模式

一、个案护理

个案护理（case nursing）指由专人负责实施个体化护理，一名护士护理一位患者。适用于抢救患者或某些特殊患者、临床教学需要。这种方式常被用于ICU、CCU中。

优点：责任明确、能掌握患者全面情况。同时护士可以与患者直接交流，了解其需要，增进护患之间感情。

缺点：耗费人力、花费大，不适用于所有患者。

二、功能制护理

功能制护理（functional nursing）形成是“以疾病为中心”的护理阶段的必然产物，护理工作效仿工业生产劳动形成的传统护理制度。护理以完成各项医嘱和常规的基础护理为主要内容，工作分配以日常工作任务为中心。患者接受不同的护理人员提供的片段护理，得不到由固定护士负责的完整护理，护士也因分工的限制而被动地工作，无法满足患者的个体需求，也无法充分发挥护士工作的主动性和创造性。

优点：护士分工明确，易于组织管理，节省人力。

缺点：工作机械，缺少与患者的交流，忽视患者心理社会需求，较难掌握患者全面情况。

三、小组制护理

小组制护理（team nursing）以分组方式对患者实施整体护理。将护理人员分成若干小组，

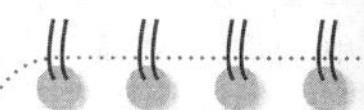

由一位有经验的护士领导一组人分管 10 ～ 15 位患者。小组成员由不同级别护理人员组成，组长制订护理计划和措施，安排小组成员去完成任务及实现确定的目标。

优点：小组成员齐心协力，能发挥各级护士的作用，工作气氛好，能了解患者一般情况，对患者全面负责，连续性好。

缺点：对组长要求高，需要人力和设备较多，护士个人责任感会相对减弱。

四、责任制护理

责任制护理（primary nursing）模式是在医学模式发生转变，即由生物医学模式向生物 - 心理 - 社会医学模式转变过程中发展起来的。以患者为中心，由责任护士和辅助护士按护理程序对患者进行全面、系统、连续的整体护理，责任护士对患者实行 8 小时在岗、24 小时负责制护理。

优点：责任护士责任明确，能全面了解患者情况。

缺点：要求护士对患者 24 小时负责制，难以实现，且文字记录任务多，人员需要多。

五、综合护理

综合护理（comprehensive nursing）是指各种不同的医疗机构护理人员根据机构特点，选择并综合应用上述几种工作方式，对服务对象提供既节约成本，又质量高、效率高的护理服务。

优点：可以有效地利用人力资源，既考虑了成本效益，又为护士的个人发展提供了空间和机会。

第五节　我国护理工作的展望

一、护理人员高学历化

在市场竞争日益激烈，服务需求不断提高，护理专业向国际化迈进的情况下，护理人员必须提高学历，不断充实自身的知识、能力，才能满足这种变化。现阶段护理人员的学历已由过去中专学历为主转向以高职（专科）、本科学历为主。同时，为不断提高护理水平，还需增加高学历护理人才充实到临床、科研、管理等岗位，近年护理硕士、博士人数逐步增多，这也体现了护理人员高学历化的趋势。

二、护理服务多元化

随着经济全球一体化的迅速发展，各个国家、各个区域的人与人之间的交流往来日趋频繁，产生出多元文化社会体系。在这种形式下护理服务也必将面临新的挑战，以应对目前多元化的社会形式。要求护理人员具有更广博的社会知识、人文知识，评估服务对象的个人文化背景，从差异化、多元化的角度提供与之文化相适应的个性化护理服务。

三、护理工作社会化

物质生活水平的提高，使人们对健康的重视程度不断提高，而社会老龄化的趋势、慢性疾病以及与不良生活方式相关疾病的增多也使得人们对健康保健服务的需求日益强烈。社区将成为满足人们健康需求的重要场所，社区护理服务工作也将成为护理工作的主要方向。绝大多数的护理人员也将进入社区从事预防保健、康复、健康教育等护理工作，提供维护和恢复健康的技术支持，以便更好地提高全社会的健康水平。

四、护理工作市场化

随着市场经济的不断发展，市场竞争日益激烈，护理工作也将逐步走向市场化，具体体现在护理人员的流动和分布由市场的供需关系来决定，护理服务工作内容也随着市场需求的变化而变化。同时，教育行政部门和护理职业院校也在根据市场需求对专业教育内容、方法进行不断调整，以期适应市场要求，培养出综合能力强、素质全面的护理人才。

五、护理工作国际化

护理工作国际化主要是指专业目标国际化、专业标准国际化、职能范围国际化、管理国际化、教育国际化和人才流动国际化。面对国际化的发展趋势，21世纪的护理人才应该是具有国际意识、国际交往能力、国际竞争能力和相应知识与技能的高素质人才。

六、中国护理特色化

随着中医学的研究在全球范围的兴起，中医护理也将引起各国护理界的高度重视。将中医的理论、技术融入到现代护理理论与技术中，将成为我国护理界的一个重要的研究方向。结合脏腑经络、阴阳五行学说等中医理论为护理对象辩证施护将成为中国护理特色化护理理论的主要特点。

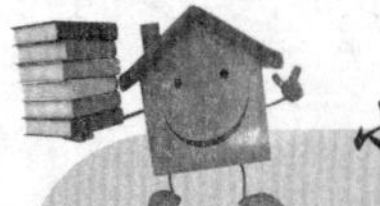

小　结

1. 护理学的历史演变与人类文明进步息息相关。随着社会大环境的改变，护理在不断发展进步以满足社会需求，在发展过程中，既经历了高潮也经历了低谷，在实践的过程中，护理教育、护理研究及护理管理等各个方面不断得到充实和完善，逐步形成了自己的理论和实践体系，成为一门独立的学科。

2. 南丁格尔被誉为护理界的鼻祖，在护理事业的发展中她倾尽毕生的心血，使护理事业呈现出最初的雏形。她创立了世界上第一所护士学校，开创了护理的专业训练和科学研究，确立了护理专业的社会地位和科学地位，培养了一批护理人才。这些人才遍布欧洲各国，继而将护理的理念传播至世界各地。

3. 我国护理学的发展具有自身的特色，中医在医疗及护理中占有重要的地位。由于多种历史原因，我国护理学的起步较晚，但从20世纪90年代末至今处于高速发展的状态，护理人才高学历化，护理科研水平不断提高，护理人员与国际护理界的交流与合作不断增多，护理就业市场的前景广阔。

思考题

第一章思考题参考答案

1．如何用历史发展的眼光看待南丁格尔对护理事业的贡献？

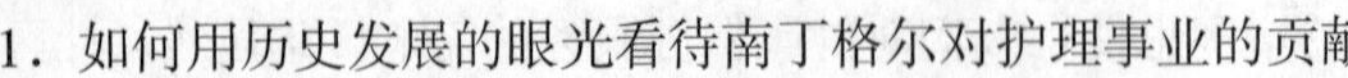
2．你如何看待护理是一门古老的职业，新兴的学科及专业？

（赵好聪）

第二章　健康和疾病

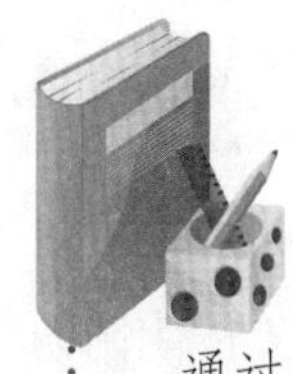

学习目标

通过本章内容的学习，学生应能够：

◎ 识记

1．正确复述健康、亚健康、健康促进及疾病的概念。

2．正确描述影响健康的因素。

3．正确陈述预防疾病的措施。

◎ 理解

1．准确解释健康与疾病的关系。

2．正确区分促进健康的行为和危害健康的行为。

3．正确阐述世界卫生组织卫生保健的战略目标及中国医疗卫生保健总方针。

◎ 运用

1．评估自己的健康状态，制订促进健康活动的措施，实施并评价效果。

2．结合当前的医疗卫生保健体系，评述护士在促进人类健康、预防疾病方面的作用。

健康与疾病是医学科学中两个最基本的概念，也是人类生命活动本质状态和质量的两种反映。健康与疾病，不仅是生物学问题，也是社会学问题。护理的宗旨是帮助人们预防疾病、恢复健康、维护和促进健康，从而使人们保持最佳的健康状态。因此，从护理的角度探讨和研究有关健康与疾病的问题，对发展护理理论、拓展护理研究、丰富护理实践都有非常重要的意义。

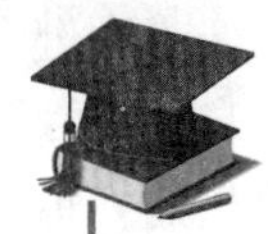

案例 2-1

无臂女孩雷庆瑶—她健康吗？

雷庆瑶，4 岁时因遭电击失去了双臂，却从未向命运低头。她坚强地学会了用双脚穿衣、做饭、梳妆打扮，学会了游泳、骑自行车、穿针引线绣十字绣，用脚趾敲打电脑键盘打字，还学会了用脚写毛笔字书法，画水彩画、国画等。2008 年考上了大学，成立了“庆瑶阳光工作室”和“四川博爱感恩文化传播有限公司”。她还以“志愿者”的身份到处捐款救灾，她的事迹激励了许多健全的年轻人和残疾人 。

问题与思考：

1．她健康吗？为什么？

2．怎样理解健康与疾病之间的关系？

案例 2-1 分析

第一节　健康和健康促进

一、健康的概念

健康（health）是一个复杂的、多维的且不断变化的概念。在不同的历史条件、文化背景下对健康有不同的理解和认识。

（一）古代健康观

古代强调人体的平衡与和谐。我国古代医学把人体结构分为阴阳两部分，认为人体阴阳协调平衡就健康。在西方医学史上，以毕达哥拉斯（Pythagoras）和恩培多克勒（Enpedocles）为代表的四元素学派认为，生命是由土、气、水、火四元素组成，这些元素平衡就健康。“医学之父”希波克拉底（Hippocrates）认为“健康是身体各部分与体液的平衡状态，反之则为疾病”。

（二）近代健康观

随着近代医学的形成与发展，人们从不同角度对健康进行了描述，如：“健康是无临床病症的状态”“健康是身体功能处于良好的状态”“健康是宿主对环境中的致病因素能够抵抗的状态”等。上述对健康的描述是生物医学模式的产物，它强调生命活动在结构、功能和信息交换方面是一个统一的整体，却忽视了人是生物性与社会性的统一体。

（三）现代健康观

世界卫生组织（World Health Organization，WHO）（1948 年）将健康定义为：“健康不仅是没有疾病和身体缺陷，而且还要有完整的生理、心理状态和良好的社会适应能力”。

1989 年，WHO 又提出新的健康概念，即“健康不仅是没有疾病，而且包括躯体健康、心理健康、社会适应良好和道德健康。”

WHO 的健康定义把健康的内涵扩展到一个新的认识境界，对深化人们对健康认识起着积极的推动和指导作用。现代健康观的特点有以下 3 个方面：

1．由简单的生理概念转变为包括生理、心理、社会和道德四个方面内容的四维健康观。

2．从现代医学模式出发，揭示了健康的本质，将人看成一个整体。既考虑了人的自然属性，又考虑了人的社会属性。认为人既是生物的人，又是心理、社会的人。

3．包含了微观与宏观的健康观。从微观角度出发，个体的躯体健康是生理基础，心理健康是维持躯体健康的必要条件，而良好的社会适应能力则可以有效地调整和平衡人与自然、社会环境之间复杂多变的关系，使人处于最理想的健康状态；从宏观角度出发，WHO 提出的“道德健康”，强调从社会公共道德出发，要求每个社会成员遵守社会道德行为规范，不损人利己，不仅为自己的健康承担责任，也要为社会群体的健康承担责任。

二、影响健康的因素

人的健康状态受到许多因素的影响。这些因素有内在的，也有外在的，有些因素可以控制，而有些因素则难以控制。

（一）生物因素（biological factors）

生物因素是影响人类健康的主要因素，主要包括以下几个方面：

1．生物性致病因素　即由病原微生物引起的传染病、寄生虫病和感染性疾病。现代医学通过实践与研究找到了一些控制生物性疾病的方法，如预防接种、抗生素的使用等。但在我国及某些发展中国家，病原微生物依然严重危害着人们的健康。

2．遗传因素　是指由人类某些遗传原因导致的人体发育异常、代谢障碍、内分泌失调和免疫功能异常等。目前，人类已知的遗传性疾病大约有 3000 多种，全世界每年大约有 500 万

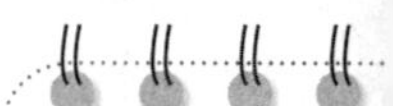

出生缺陷婴儿诞生。我国出生缺陷发生率为 4% ~ 6%。此外，血友病、白化病、糖尿病、地中海贫血等多种疾病都与遗传有关。

3．个体生物学特征 某些特定的人群特征，如年龄、性别、种族、对某些疾病的易感性等，也是影响健康的因素。不同疾病在不同人群中的分布不同，如动脉硬化多发生于成年人，百日咳多见于儿童；女性胆囊炎、胆石症、地方性甲状腺肿的发病率高，男性疝气的发病率高；亚洲人骨质疏松症的发生率比欧洲人高等。

（二）心理因素（psychological factors）

心理因素主要通过情绪和情感影响神经系统，使人体组织器官功能发生变化，从而影响人的健康。

中医认为五志（分别是怒、喜、思、悲、恐）与五脏（分别是肝、心、脾、肺、肾）相连，五志过极会影响其所对应的脏器的功能。所以《黄帝内经》中有“怒伤肝”“喜伤心”“思伤脾”“忧伤肺”“恐伤肾”的记载，从生理学和心理学的角度讲，每一种情绪都可以影响我们的生命器官，甚至导致功能严重受损。

人在受到心理刺激产生情绪和情感活动时，机体会出现或伴有一些生理反应，如血压升高、心率与呼吸加快、胃肠蠕动减慢等。良好的情绪与积极的情感能提高人体免疫力，起到促进健康、延缓衰老的作用；长期不良的情绪与消极的情感会引起人体内分泌失调、免疫功能下降、各组织器官的功能紊乱，导致疾病的发生或加重病情。

（三）环境因素（environmental factors）

环境是人类赖以生存和发展的重要条件和基础，包括自然环境和社会环境。

1．自然环境 自然环境又称物质环境，是指围绕人类周围的客观物质世界，如住宅、卫生条件、气候、食物、空气、水、土壤、阳光等。近年来，自然环境对人类健康和安适水平的影响逐渐增加。如夏天过热或冬天过冷都会影响人类舒适度，引发心血管疾病；城市空气污染会导致哮喘等呼吸道疾病；饮用水中含砷量严重超标除了引起砷中毒外，还有癌症等。

2．社会环境 社会环境又称非物质环境，涉及社会制度、经济状况、人口状况、风俗习惯、文化教育水平等。这些社会因素对人类的健康都有影响，其中影响最大的是行为与生活方式因素。WHO 指出“影响人类健康的因素，行为与生活方式占 60%，遗传占 15%，社会因素占 10%，医学因素占 8%，气候因素占 7%”。

行为与生活方式是指人们长期受一定社会文化与规范、民族风俗、经济、家庭等影响而形成的一系列生活意识和生活习惯的总称。人们的行为与生活方式会对健康产生积极或消极影响。健康的行为与生活方式，如有规律的锻炼、控制体重、远离烟酒、使用安全带、及时进行免疫接种、定期进行健康检查等，可使人们处于良好的健康状态；而不良的行为与生活方式，如不良饮食习惯、吸烟、酗酒、吸毒、药物依赖、生活工作紧张、超速驾驶、不戴安全帽等，则已经成为危害人们健康的主要因素。

上述各影响因素之间相互关联，共同影响着人类的健康。要提高人类的健康水平，就必须全面、系统和科学地分析这些因素的综合影响。

三、健康的测量与评价

健康的测量是指将健康概念及与健康有关的事物或现象进行量化的过程。由于任何影响健康的因素（包括有利因素、不利因素以及健康风险因素等）均可以影响健康的指标测量与评价结果，而构成健康的维度及指标体系又极其复杂，所以健康测量是一件非常复杂的过程。

（一）健康状况测量指标

健康测量的核心内容是选择适当的健康状态测量指标。狭义的测量指标是指能够直接反映个体或群体健康状况的指标，如心率、血压、体重、患病率等；广义的测量指标还包括与健康

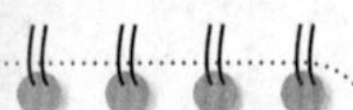

状况有关的人口学指标和社会学指标等。下面介绍与护理关系密切的两种健康状态指标体系中的测量指标。

1. 健康状态的个体和群体指标体系

(1) 个体指标主要分为：

1) 定性指标：描述个体生命活动的类型及完成情况，如老人活动项目测量，儿童发育测量等。

2) 定量指标：描述结构和功能达到的程度如身高、体重、活动幅度等。

(2) 群体指标主要分为：

1) 定性指标：群体生命活动类型及实际情况，如交往、婚姻、生育等。

2) 定质指标：群体素质，包括生长发育程度、群体气质、特性、疾病比例等。

3) 定量指标：群体数量和各种活动在数量上的反映。

2. 健康状态的生理、心理和社会学指标体系

(1) 生理学指标：年龄、性别、生长发育、遗传、代谢等主要反映人的生物学方面特性的指标，也是医学研究最早的一面。

(2) 心理学指标：气质、性格、情绪、智力、心理年龄等是反映人的心理学特点的指标。

(3) 社会学指标：社会经历、人际关系、社会经济地位、生活方式、环境、物质精神生活满意程度以及社会发展群体构成等指标。

(二) 健康评价标准

1. 世界卫生组织提出健康的十条标准：

(1) 精力充沛，能从容不迫地应付日常生活和工作的压力而不感到过分紧张。

(2) 处事乐观，态度积极，乐于承担责任，事无巨细不挑剔。

(3) 善于休息，睡眠良好。

(4) 应变能力强，能适应环境的各种变化。

(5) 能够抵抗一般性感冒和传染病。

(6) 体重得当，身材均匀，站立时头、肩、臂位置协调。

(7) 眼睛明亮，反应敏锐，眼睑不发炎。

(8) 牙齿清洁，无空洞，无痛感；齿龈颜色正常，不出血。

(9) 头发有光泽，无头屑。

(10) 肌肉、皮肤富有弹性，走路轻松有力。

2. 社会心理健康三个方面的标志：

(1) 人格完整，情绪稳定，有自控能力，自知之明。能保持心理平衡，自尊、自爱、自信。

(2) 在所处的环境中，有充分的安全感，能保持正常的人际关系，能受到别人的欢迎和信赖。

(3) 对未来有明确的生活目标，能切合实际、不断地进取，有理想和事业的追求。

四、健康促进的概念及策略

“健康促进（health promotion）”一词早在20世纪20年代就已出现在公共卫生文献中。随着人们生活方式和生活环境的不断改变以及全球卫生保健事业的不断发展，健康促进的概念在不断深化和完善。而1986年11月，在加拿大渥太华召开的第一届国际健康促进大会和由此而发表的《渥太华宪章》是健康促进发展史上的一个里程碑。

(一) 健康促进的概念

1986年，WHO提出：“健康促进是促使人们维护和提高自身健康的全过程，是协调人类和环境的战略，规定个人和社会对健康各自所负的责任。”

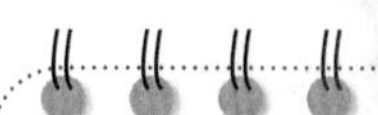

（二）健康促进的策略

《渥太华宪章》明确提出了健康促进的策略，主要包括：

1．**制定促进健康的政策**　WHO 明确指出健康不仅是个人的责任，还应该是社会的责任。它把健康问题作为各级政府、各级组织与各个部门应该共同关心的系统工程。明确要求非卫生部门实行健康促进政策，其目的就是要促使人们更容易做出更健康的抉择。

2．**营造支持性的环境**　WHO 指出“创造支持性环境与健康息息相关，两者相互依存，密不可分。”环境因素在人类健康促进的过程中占有重要的地位，无论个人、群体还是社会要获得健康，都要积极参与到对环境的改善与良好环境的维护中来，使环境成为人类获得健康和维护健康的支持力量，以保证我们的社会和自然环境有利于健康的发展。

3．**充分发挥社区力量**　健康促进的重点是社区，社区群众既有促进健康的权利，也有参与健康促进的义务。因此，应该充分发动社区的力量，开发社区的资源，帮助社区人群认识自己的健康问题，指导社区群众积极有效地参与卫生保健计划的制定和执行。

4．**扩大卫生服务职能**　健康促进是卫生行业的一项重要任务，其责任应由个人、社会团体、卫生专业人员、医疗保健部门、工商机构和政府共同承担，并共同努力建立一个有助于健康的卫生保健系统。而医疗部门的作用必须超越仅能提供治疗服务的职责，同时应能提供健康促进服务。

5．**发展个人技能**　健康促进通过提供信息、健康教育和提高生活技能以帮助、支持个人和社会的发展，使人们能够更好地控制自己的健康和环境，并做出有利于健康的选择。

五、促进健康的相关护理活动

健康相关行为是指人类个体或群体与健康和疾病有关的行为，可以分为促进健康的行为和危害健康的行为。促进健康的相关护理活动是指通过护士的努力，使公众建立和发展促进健康的行为，预防和减少危害健康的行为，从而维护和促进人类的健康。

（一）促进健康的行为

促进健康的行为简称健康行为，是指个体或群体表现出的、客观上有益于自身和他人健康的一组行为。这些行为包括：

1．**基本健康行为**　日常生活中一系列有益于健康的基本行为，如平衡膳食、积极锻炼、适量睡眠等。

2．**保健行为**　是指能合理利用卫生保健服务，以维护自身健康的行为，如定期体检、预防接种、有病及时求医与遵医行为。

3．**预警行为**　指对可能发生的危害健康的事件预先给予警示，从而预防事故发生并能在事故发生后正确处置的行为，如溺水、车祸、火灾等意外事故发生后的自救、救他行为。

4．**避免有害环境行为**　是指能主动调试、回避和积极应对生活与工作中的自然环境以及心理社会环境中对健康有害的各种因素。

5．**戒除不良嗜好行为**　以积极主动的方式戒除日常生活中对健康有害的个人偏好，如戒烟、不酗酒、不吸毒等。

（二）危害健康的行为

危害健康的行为简称危险行为，是指偏离个人、他人、社会的期望方向，客观上不利于健康的一组行为。危险行为包括：

1．**不良生活方式与习惯**　不良生活方式是一组习以为常的、对健康有害的行为习惯，与肥胖、心血管系统疾病、癌症等疾病的发生关系密切。常见的不良生活方式与习惯有吸烟、酗酒、熬夜、高盐高脂饮食、不良进食习惯等。

2．**致病行为模式**　致病行为模式是导致某些特异性疾病发生的行为模式，国内外研究较多的是与冠状动脉粥样硬化性心脏病（冠心病）密切相关的A型行为模式和与肿瘤发生密切相关的C型行为模式。

3．不良疾病行为 疾病行为是指个体从感知到自身患病到身体康复全过程所表现出来的一系列行为。不良疾病行为可能在上述过程中的任何阶段发生，常见的不良疾病行为有：疑病、讳疾忌医、不及时就诊、不遵从医嘱、迷信、恐惧、自暴自弃等。

4．违反社会法律、道德的危害健康行为 吸毒、乱性等直接危害行为者的健康，又扰乱正常社会秩序，危害社会健康。

（三）促进健康的护理活动

1．生理领域

（1）采取有效的护理措施减轻或消除患者的疼痛与不适，如协助或指导患者保持舒适的体位、转移注意力、适当运动或按医嘱使用止痛剂等。

（2）保证周围环境的安静，使患者能有足够的休息和睡眠。

（3）根据患者的具体情况，满足其饮食、饮水及排泄等方面的需要。

2．心理领域

运用良好的沟通技巧，对患者进行心理疏导，鼓励患者说出内心的感受并合理地宣泄，帮助患者认识生存的价值，树立正确的健康观念。

3．社会领域

鼓励患者家人及其重要关系的人经常探望和陪伴患者，给患者更多的温暖与心理支持，使其获得情感上的满足。

第二节　疾病与预防保健

在人的生命过程中，健康和疾病是自然的、动态的过程。疾病是有别于健康的生命运动方式，护士不仅应该在人体组织、器官等微观层面去了解疾病，而且还要从家庭、社区及社会等层面认识疾病对人的生理、心理、社会及精神的影响，以帮助人们预防和治疗疾病，恢复健康，维护健康。

一、疾病的概念

人们对疾病的认识经历了一个漫长而又不断发展的过程。具体可以分三个阶段来介绍：

（一）古代疾病观

远古时代，由于人们的认识能力落后，觉得疾病是鬼神附体，是神灵对罪恶的惩罚，因而出现“做法驱鬼”以治疗疾病的方法。

（二）近代疾病观

19世纪中期，德国病理学家魏尔肖（Virchow）系统论述了细胞病理学理论，指出所有的疾病都是细胞的疾病，开创了近代疾病观的先河。此后，人们对疾病的认识不断发展、深入和成熟，近代疾病观可以概括为：疾病是疼痛、痛苦和不适，是因为内环境的紊乱引起的状态。

（三）现代疾病观

现代疾病观把人看成是一个开放的系统，对疾病的认识包括个体自身系统中功能与结构的损害、各个器官之间的联系、心理因素与躯体因素的联系，也包括个体与外界社会环境之间的联系。因此，现代疾病观有以下四个特征：

1．疾病是发生在人体的一定部位、一定层次的整体反应过程，是生命现象中与健康相对立的一种特殊征象。人体是器官、组织、细胞等多层次的系统，在各层次之间都存在局部与整

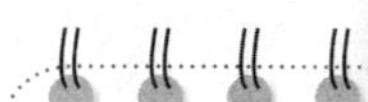

体之间的辩证关系。身体局部的损伤一定会影响人的整个系统，并以疾病形式表现出来，同时，人体系统平衡的破坏又以局部损伤为基础。

2．疾病是人体正常活动的偏离或破坏，表现为功能、代谢、形态结构及其相互关系超出正常范围，以及由此而产生的机体内部各系统之间和机体与外界环境之间的协调发生障碍。

3．疾病不仅是体内的病理过程，而且是内外环境适应的失败，是内外因共同作用于人体的一种损伤的客观过程。所以，疾病不仅表现为人体内环境稳定状态的破坏，而且还表现为人体与外环境的不协调。

4．疾病不仅是躯体上的疾病，而且也是精神、心理方面的疾病，完整的疾病过程，常常是身心因素相互作用、相互影响的过程。精神、心理因素是影响健康的重要因素，也是构成健康的重要部分。

二、健康与疾病的关系

健康与疾病是人类最为关注的现象之一。随着社会的进步、医学的发展，人们对健康与疾病关系的认识不断发生变化。

（一）健康与疾病的关系

早期多认为健康与疾病二者各自独立且相互对立，是一种“非此即彼”的关系；后来又强调健康与疾病是一种连续的过程，二者在一条线上，可以相互转化，而且任何一个人的健康状态都会落在这条线上的任何一点（图 2-1）；20 世纪 70 年代，有人提出“健康与疾病是连续的统一体”的观点，即健康与疾病可在个体身上同时并存，并在一定的条件下相互转换。同时，个体从健康到疾病或从疾病到健康的过程中，并不存在一个明显的界限。

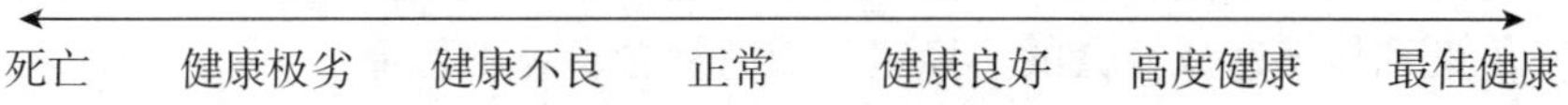

←→
死亡　健康极劣　健康不良　正常　健康良好　高度健康　最佳健康

图 2-1　健康与疾病的连续性

健康不是绝对存在的，疾病也并非完全失去健康。一个生理残疾的人，可以通过努力，使用身体尚存的功能养活自己，甚至为人类和社会做出贡献，达到自身健康的完好状态。

（二）亚健康状态

亚健康状态（sub-health status）是近年来国内外医学界提出的一个新概念。WHO 将机体介于健康与疾病之间的边缘状态，即临床检查无明显疾病，但机体各系统的生理功能和代谢过程活力降低，表现为身心疲劳，创造力下降，并伴有自感不适症状时的生理状态称为亚健康状态，也称为“第三状态”。

引起亚健康状态的因素有许多，常见的因素有过分疲劳、过分透支体力；社会竞争激烈，心理压力重；疾病前期或人体生物周期中低潮时期等。据统计：亚健康状态人群明显增多，甚至占职业人群的 60% ～ 70%。

人体亚健康状态具有动态性和两重性，其结果是机体回归健康或转向疾病。护士可以通过强化营养、心理、社会支持等正面影响因素，积极促进个体向健康状态转化。

三、疾病对患者及家庭的影响

患病不是一个孤立的生活事件，它不仅会给患者本人造成影响，也会给家庭乃至社会带来不同程度的变化与影响。

（一）疾病对个体的影响

1．正面影响

当个体患病成为患者之后，可以进入患者角色，暂时免除某些社会及家庭责任，安心休

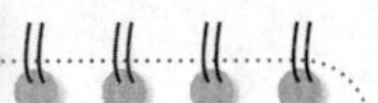

养；其次，因为有了这次患病的经验，个体会提高警觉性，避免或减少致病因素，并参加一些促进健康的活动。

2．负面影响

（1）心理改变：个体患病后会有一些心理方面的改变，并出现对应的行为和情绪。例如癌症或艾滋病患者可能会体验否认、愤怒、恐惧和无望感等情绪，也可能出现烦躁、迁怒他人甚至自杀的行为。

（2）生理改变：个体患病后，会出现各种不同的症状和体征，如疼痛、心慌气短、肢体活动障碍等，这些都会影响患者的工作与生活。

（3）体像改变：体像是指个人对自己躯体外观的自我感受。有些疾病会改变个体的躯体外观，如烫伤、截肢、乳腺切除等，很容易造成患者体像的改变，产生消极的态度，甚至发生自我概念的改变。

心理和身体方面的影响是密切相关的。身体结构的改变，功能的丧失或障碍，会增加悲哀与挫折感，加重心理方面的影响，而某些消极的心理会加重身体方面的影响或伤害。

（二）疾病对家庭的影响

疾病不仅对患病的个体产生影响，而且还会对其家庭和重要关系人产生影响。主要表现如下。

1．家庭角色的改变 疾病发生后，家庭角色会发生改变，患者的家庭角色功能需要其他的家属成员来承担，会增加其他家庭成员的精神和心理负担。同时，因为所承担的角色和责任受到影响，会造成某些家庭活动或决策的停止或推迟。

2．家庭经济负担加重 疾病发生后，需要去医院就诊或住院治疗，会增加家庭的经济负担。如果患者是家庭经济来源的主要承担者，经济负担会更明显。

疾病对社会的影响主要是直接或间接降低了社会生产力，消耗医疗资源。如果是传染性疾病，还会因其传染和传播造成社会的不稳定，威胁社会群体的健康。

四、疾病预防保健中的相关护理活动

现代卫生保健工作已由原来“以疾病为中心”转为“以健康为中心”，这使得健康促进和疾病预防日益受到护理实践的重视。疾病的预防包括一级预防、二级预防和三级预防。

（一）一级预防（primary prevention）

一级预防又称病因学预防，是针对疾病的易感期，去除病因或针对病因而采取的预防措施，是最有效的预防。一级预防的目的在于减少对人体有害的危险因素。主要的措施包括：

1．健康促进干预措施 包括健康教育、良好的营养标准以适应生命过程中不同生长和发展阶段的需要、关注个性发展、提供舒适的住所和适当的娱乐活动、适宜的工作环境、婚姻生活咨询和性教育、遗传普查、定期健康检查。

2．健康保护干预措施 包括免疫接种、注重个人卫生、保持环境卫生、职业有害因素的防护、预防意外事故、选用特殊营养素、避免致癌物、避免致敏物等。

（二）二级预防（secondary prevention）

二级预防又称临床前期预防，是针对发病前期和发病早期的疾病预防措施。它的关键是“三早”预防：即早期发现、早期诊断、早期治疗。二级预防的目的在于促进疾病的早期诊断，以便得到及时和适当的治疗，从而尽可能早地阻止疾病病理过程的进展和限制伤残的发生。

慢性病具有患者多、损害广、治疗率低的特点，而且病因与机制不明，完全做到一级预防比较困难，所以慢性病应以二级预防为重点。

与二级预防相关的大部分护理工作可在家庭、医院、社区卫生保健中心或其他护理场所进行。例如，帮助老年糖尿病患者进行足部保健；进行高血压患者的筛选，早期给予治疗；指导妇女如何自己检查乳房以早期发现乳腺癌等。

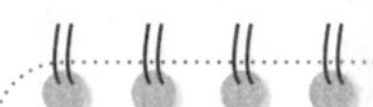

（三）三级预防（tertiary　prevention）

三级预防又称临床期预防，针对疾病处于较稳定状态时采取措施，在机体存在永久和不可逆的功能缺陷或失能状态时，尽量减少机体残余功能的受损，帮助患者获得高水平的机体功能。三级预防的目的在于防止病情恶化和预防并发症。

康复是三级预防的主要活动，包括在医院和社区康复机构进行的功能再训练；指导患者最大限度地使用残余功能；教育公众和行业最大限度地给已康复患者工作机会；医院内的作业治疗；启用伤残保护区等，如教糖尿病患者认识和预防并发症，为脑卒中患者制订康复计划等措施。

第三节　医疗卫生保健政策与体系

在医疗卫生体系中，护士承担着非常重要的预防保健及防病治病的责任，因此，护士必须了解有关的医疗卫生政策，明确护理专业在整个医疗卫生保健体系中的作用。

一、世界卫生组织卫生保健的战略目标

世界卫生组织（WHO）是联合国中专门负责国际卫生工作的机构，其主要职责是作为权威指导和协调全世界的卫生工作，鼓励各个成员国在卫生保健方面的科技合作，宗旨是使全世界人民获得最高水平的健康。

WHO 在其宪章中指出“享受最高标准的健康是每个人的基本权利之一。”1977 年 5 月，WHO 在瑞士日内瓦召开的第 30 届世界卫生大会上决定未来 20 年的主要目标是“2000 年人人享有卫生保健”。1978 年 9 月，通过著名的《阿拉木图宣言》，明确了初级卫生保健是实现“2000 年人人享有卫生保健”全球战略目标的基本途径和根本策略。

（一）人人享有卫生保健的含义

WHO 提出“2000 年人人享有卫生保健”的战略目标，旨在改变卫生资源分配严重不公局面，缩小卫生保健和无卫生保健的鸿沟，使人人享有预防保健。目标的重点是针对发展中国家人民，使每个人都能够得到最低限度的卫生保健服务，而不是指到了 2000 年，不再有人生病或病残，也不是指到了 2000 年医护人员将为全部患者治好其已患的疾病。人人享有卫生保健的具体含义是：

1．人们在工作和生活场所都能保持健康。

2．人们将运用更有效的办法去预防疾病，减轻不可避免的疾病和伤残带来的痛苦，并且通过更好的途径进入成年、老年，健康地度过一生。

3．在全体社会成员中均匀地分配一切卫生资源。

4．所有个人和家庭，通过自身充分地参与，将享受到初级卫生保健。

5．人们将懂得疾病不是不可避免的，人类有力量摆脱可以避免的疾病。

（二）全球卫生策略

WHO 和各成员国共同提出的全球卫生政策如下：

1．健康是每个人的基本权利，是全世界的一项目标。

2．当前在人民健康状况方面存在着巨大的差异是所有国家共同关切的问题，这些差异必须大大地加以缩小，为此要求在各国内部和各国之间合理分配卫生资源，以便人人都能得到初级卫生保健及其支持性服务。

3．人民有权利，也有义务单独或集体地参加他们的卫生保健计划和实施工作。

4．政府对人民的健康负有责任。

5．各国要使自己的全体人民都健康，就必须在卫生事业中自力更生，发挥本国的积极性，

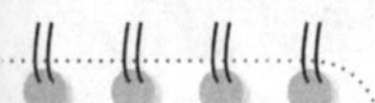

尽可能自给自足。卫生策略的制定和实施需要国际合作。

6．实现“2000 年人人享有卫生保健”，需要卫生部门与其他社会经济部门协调一致地工作，特别是同农业、畜牧业、粮食、工业、教育、住房、公共工程及交通等部门协作。

7．必须更加充分和更好地利用世界资源来促进卫生事业的发展。

这些基本政策充分体现了医学的社会化、卫生资源的公平分配、政府的责任、强调人民大众参与及各部门协作等基本方针。

（三）全球卫生目标

为了实施 2000 年人人享有卫生保健全球策略，监测和评价全球卫生目标的实现程度，世界卫生大会通过了 12 项供全球使用的最低限度指标，经修订的全球卫生目标有下列十二项：

1．人人享有卫生保健策略已得到批准，作为官方最高级的政策，即以国家元首发表宣言的形式承担义务；平均分配足够资源；社区高度参与，为国家卫生发展建立一套适宜的组织机构和管理程序。

2．已经建立或加强了吸收人民参加策略实施工作的机构，即有积极而有效的机构，让人民提出要求与希望，各政党和社团的代表，如工会、妇女组织、农民或其他团体能够积极参加；卫生事业的决策权充分下放到各个行政级别。

3．至少有 5% 国民生产总值用于卫生事业。

4．有一定适当比例的卫生经费用于初级卫生保健，即用于除医院以外的第一级接触，包括社区保健、卫生保健中心、诊疗场所等。“适当比例”将通过国家调查得出。

5．资源分配公平，即在不同人群或地区中，在城市和农村，按人口的卫生经费，从事初级卫生保健的人员及设施的分配大体相同。

6．人人享有卫生保健的策略明确。

7．全体居民享有初级卫生保健，至少达到：

（1）在家中或步行 15 分钟的距离以内有安全水，在家中或邻近地方有适当的卫生设施。

（2）做抗白喉、破伤风、百日咳、麻疹、脊髓灰质类和结核的免疫接种。

（3）在步行或坐车 1 小时行程距离以内有初级卫生保健，包括得到至少 20 种药物。

（4）由经过培训的人员接生，以及至少 1 岁内的儿童得到保健服务。

8．儿童的营养状况相当于：

（1）至少 90% 新生儿的出生体重达到 2500g 以上。

（2）至少 90% 儿童体重符合平均数 ±2 个标准差的参考值。

9．每千名活产婴儿死亡在 50 例以下。

10．出生平均期望寿命在 60 岁以上。

11．成年男女受教育比例超过 70%。

12．每人平均国民生产总值超过 500 美元。

二、初级卫生保健

为了推动“2000 年人人享有卫生保健”这一全球性的卫生保健战略目标的实现，WHO 明确提出“初级卫生保健”是实现全球目标的关键和基本途径。

（一）初级卫生保健的概念

初级卫生保健是人们所能得到的最基本的保健照顾，包括疾病预防、健康维护、健康促进及康复服务。

（二）初级卫生保健的任务

初级卫生保健的任务可分为四个方面、八项要素。

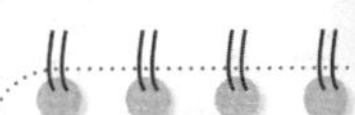

1．四个方面

（1）健康促进：包括健康教育、保护环境、合理营养、饮用安全卫生水、改善卫生设施、开展体育锻炼、促进心理卫生、养成良好生活方式等。

（2）预防保健：在研究社会人群健康和疾病的客观规律及它们和人群所处的内外环境、人类社会活动的相互关系的基础上，采取积极有效措施，预防各种疾病的发生、发展和流行。

（3）社区康复：对丧失了正常功能或功能上有缺陷的残疾者，通过医学的、教育的、职业的和社会的综合措施，尽量恢复其功能，使他们重新获得生活、学习和参加社会活动的能力。

（4）合理治疗：及早发现疾病，及时提供医疗服务和有效药品，以避免疾病的发展与恶化，促使早日好转痊愈。

2．八项要素

（1）对当前主要卫生问题及其预防和控制方法的健康教育。

（2）改善食品供应和合理营养。

（3）供应足够的安全卫生水和基本环境卫生设施。

（4）妇幼保健和计划生育。

（5）主要传染病的预防接种。

（6）预防控制地方病。

（7）常见病和外伤合理治疗。

（8）提供基本药物。

三、中国医疗卫生中长期发展规划及医疗卫生方针

中国医疗卫生中长期发展规划是指为深化医药卫生体制改革，支撑我国医疗卫生事业发展而制定的规划。医疗卫生方针是国家根据不同历史时期的背景和特点，为保障人们健康、发展卫生事业而确定的指导原则。二者对我国卫生事业的管理、改革与发展都起着非常重要的指导作用。

（一）中国医疗卫生中长期发展规划

2008 年卫生部召开全国卫生工作会议，正式启动“健康中国 2020”战略规划工作。实施途径分三步走：到 2010 年，我国能初步建立覆盖城乡居民的基本卫生保健制度框架，加入到实施全民基本卫生保健的国家行列；到 2015 年，我国医疗卫生服务和保健达到发展中国家前列水平；到 2020 年，我国的医疗卫生服务和保健水平在发展中国家的前列，接近中等发达国家水平。

（二）新时期医疗卫生保健总方针

新中国成立后，我国先后确立了两个卫生方针。第一个是 1952 年确立的“面向工农兵、预防为主、团结中西医、卫生工作与群众运动相结合”的卫生工作方针；第二个是 1997 年确立的“以农村为重点，预防为主，中西医并重，依靠科技与教育，动员全社会参与，为人们健康服务，为社会主义现代化建设服务”的新时期卫生工作方针。具体内容如下：

1．以农村为重点

（1）落实初级卫生保健计划。

（2）积极、稳妥地发展和完善农村合作医疗制度。

（3）加强农村卫生组织建设，完善县、乡、村三级卫生服务网。

（4）巩固与提高农村基层卫生队伍。

（5）高度重视和做好贫困地区的卫生工作。

2．预防为主

（1）各级政府对公共卫生和预防保健工作要全面负责，加强预防保健机构的建设，给予

必要的投入，对重大疾病的预防和控制工作要保证必需的资金。

(2) 认真做好“五大卫生”工作，改善生产、生活、工作、学习、娱乐场所的卫生条件，加强环境卫生监测和职业病防治，保护人们的健康权益。

(3) 重视健康教育，依法保护重点人群（老、幼、妇、病、残）。

3．中西医并重

(1) 改革、完善中药材生产组织管理形式，加快制定中药和中药材的质量标准，促进中药、中药材生产和质量的科学管理。

(2) 正确处理继承与创新的关系，要坚持双百方针，繁荣中医药学术。

(3) 加强中医医疗机构建设，改善技术装备条件，拓宽服务领域，加强优势专科和特色科室建设，提高服务效率和效益，不断满足人民群众对中医药的需求。

(4) 根据中医药发展需要，多种形式培养中医药专业人才。

4．依靠科技与教育

(1) 加强医学科学技术研究，突出重点，集中力量攻关，使我国卫生领域的主要学科和关键技术的科技实力逐步接近或达到国际先进水平。

(2) 办好医学教育，培养一支适应社会需求、结构合理、德才兼备的卫生专业队伍。

(3) 高度重视科技信息的有效利用和传播。

5．动员全社会参与

(1) 各级党政领导重视，切实加强对卫生工作的领导。

(2) 社会各部门协作配合，各尽其责，共同做好卫生工作。

(3) 发动广大人民群众积极参与卫生工作。

四、我国的医疗卫生保健体系

医疗卫生保健体系（medical and health care system）是指以医疗、预防、保健、医疗教育和科研工作为功能，由不同层次的医疗卫生机构所组成的有机整体。其主要任务是防治疾病、保障人类健康和提高人口素质。

（一）我国卫生保健体系的组织机构

1．卫生行政组织 卫生行政组织是贯彻执行党和政府的卫生工作方针政策，领导全国和地方卫生工作，制定卫生事业发展规划，制定医药卫生法规和督促检查的机构系统。我国的卫生行政组织包括国家卫生与计划生育委员会及国家中药管理局，省、直辖市、自治区卫生与计划生育委员会，市（地区、自治州、盟）卫生与计划生育委员会，县（县级市、区）卫生与计划生育委员会等。

2．卫生事业组织 卫生事业组织是具体开展卫生业务工作的机构。包括医疗预防机构，卫生防疫机构，妇幼保健机构，有关药品、生物制药、卫生材料的生产、供销及管理、鉴定机构，医学教育机构，医学研究机构等。

3．群众性卫生组织 群众性卫生组织是由专业人员或非专业人员在行政部门领导下，按不同任务设置的机构。该组织可以开展卫生工作和学术交流，提高学术水平和业务技术，促进卫生工作的发展，如中华医学会、中国中西医结合研究会、中国红十字会和中国农村卫生协会等。

（二）我国的城乡卫生保健体系

目前我国医疗保健网实行划区、分级的医疗制度。按照生活片或区的原则划分区，将城乡医疗区域的医疗机构根据其功能各分为三级。

1．城市医疗卫生保健体系 大城市的医疗卫生机构一般分为市、区、基层三级，中小城市一般为市、基层两级。

(1) 一级机构（基层医疗单位）：社区医院或保健中心，各机关、学校、企事业单位的医

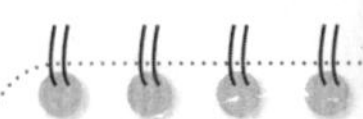

务室、卫生所、门诊部。

（2）二级机构（区级医疗单位）：区中心医院是一个地区内医疗业务技术指导的中心，是市级医疗机构与基层医疗机构之间的纽带。

（3）三级机构（市级医疗单位）：包括市中心医院、市专科医院、市卫生防疫站、市妇幼保健所、市专业防治机构、医药卫生教育和科研机构。

2．农村医疗卫生保健体系　经过几十年的努力，我国农村已经形成以县级医疗卫生机构为中心，乡卫生院为枢纽，村卫生所为基础的三级医疗卫生网。

（1）一级机构（村卫生所）：负责基层各项卫生工作，如环境、饮水卫生的技术指导，进行计划免疫、传染病的管理、计划生育、卫生宣传等。

（2）二级机构（乡卫生院）：开展日常的预防医疗、计划生育工作，对卫生所进行技术指导和业务培训。

（3）三级机构（县级医疗卫生单位）：是全县预防、医疗、妇幼保健、计划生育的技术指导中心及卫生人员的培训基地。

预防疾病、促进健康是护士神圣的职责。护士只有在充分了解了有关疾病、健康及医疗卫生体系之后，才能够提供整体的预防保健护理，促进人类的健康。

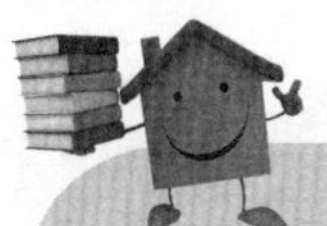

小　结

1．健康不仅是没有疾病，而且包括躯体健康、心理健康、社会适应良好和道德健康。

2．影响健康的主要因素包括：生物因素、心理因素和环境因素。

3．健康促进是促使人们维护和提高自身健康的全过程，是协调人类和环境的战略，规定个人和社会对健康各自所负的责任。

4．健康与疾病是连续的统一体。

5．在健康疾病过程中的任何阶段，均可采取一些预防措施以避免或延迟或阻止疾病的发生与恶化，促进康复。疾病的预防包括一级预防、二级预防和三级预防。

6．初级卫生保健是实现“2000 年人人享有卫生保健”全球战略目标的基本途径和根本策略。

7．我国卫生组织机构包括卫生行政组织、卫生事业组织和群众性卫生组织三大类。

8．我国城市的医疗卫生机构一般分为市、区、基层三级。农村分为县级医疗卫生机构、乡卫生院、村卫生所三级。

思考题

1．2006 年中央电视台《东方时空》栏目做了一项调查发现中国人有六成处于亚健康状态。请测一测自己是否属于亚健康，并结合实际情况采取相应的措施促进自己的健康。

2．请简述疾病对患者的影响。

中国健康教育研究所提供的一套测试题

（杨碧萍）

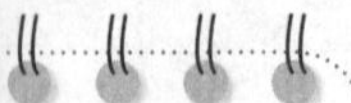

第三章　护士与患者

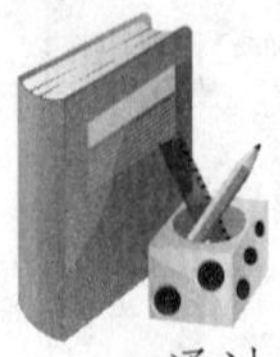

学习目标

通过本章内容的学习，学生应能够：

◎ 识记

1．正确描述角色的概念和特征。
2．正确列出护士的专业角色。
3．正确叙述患者角色的概念。
4．描述患者的权利及义务、患者角色适应上常见的心理反应、行为改变。
5．准确陈述护患关系的特性。

◎ 理解

1．用自己的语言解释以下概念：角色、角色行为冲突、角色行为缺如、护患关系、沟通、护患沟通。
2．比较国内外护士执业资格和资历要求并说出它们的不同点。
3．举例说明护患关系模式。
4．举例说明护理工作中常见的沟通误区。

◎ 运用

应用所学的沟通知识和技巧与患者交流，采集其病史，做好记录。

护理工作是与人的健康及生命密切相关的工作，承载护理工作的护士与其服务对象、医生、医技人员、其他护士以及服务对象的家属等有着一定的关联或直接的关系，由此使之承担了一定的角色，赋予其一定的权利和义务。随着社会人群健康知识水平和自我保健意识的不断提升，社会对护理工作的期待以及对护士角色的要求已不仅仅局限于临床环境，护士已从医院走向家庭、社区等各个领域，他们面临着多种任务，承担了多种角色，肩负相应的负荷或职责，发挥着其独特的作用。

案例 3-1

案例 3-1 分析

王奶奶，60 岁，农村人。因糖尿病并发糖尿病足就诊入院，她的主管护士是刚进入临床工作的新护士小李。王奶奶入院后，因不适应医院的环境以及担心自己的病情而不断地按铃叫小李护士，询问自己的病情。在王奶奶第三次按铃后，小李护士怒气冲冲地说："你怎么这么烦的，就来了！怎么又按铃了？"在此之后，王奶奶极度不配合小李护士的工作，多次拒绝小李护士的护理服务，并要求换主管护士。

问题与思考：

1．你觉得造成这样局面的原因是什么？
2．假如你是小李护士你会怎样应对王奶奶的行为？

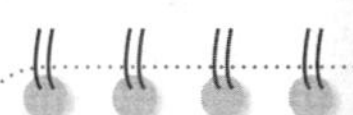

第一节　角色理论

一、角色的基本概念

角色（role）又称社会角色，源于戏剧，原为戏剧舞台中的用语，指剧本中的人物。后来被广泛运用于分析个体心理、行为与社会规范之间的相互关系，成为社会学、心理学和护理学中的常用术语。角色一词的含义为：处于一定社会地位的个体或群体，在实现与这种地位相联系的权利和义务中，表现出符合社会期望的行为与态度的总模式。简言之，角色是人们在现实生活中的社会位置及相应的权利、义务和行为规范。如父母、医生、工人、农民、教师等都是社会角色。

在社会生活中，处于一定社会地位的人在不同的场合、不同条件下分别扮演着不同的角色，有时可能扮演多种角色，集多重角色于一身，形成一个角色丛或角色集。例如一位女护士在家里，对丈夫来说她是妻子，对儿子来说她是母亲，对母亲来说她是女儿；在医院里她可能还同时承担着护士或护士长、工会会员、先进工作者、党员等多种角色；在日常生活中，在商店里她是顾客，在汽车上她是乘客，对老同学她是朋友，对来访的客人她是主人，对同一楼居住的人她是邻居，对报社她是订户或投稿的作者；此外，在国家生活里，她还是公民、市民、选民等。社会按照各类角色所规定的行为模式去要求每个社会成员，这称为角色期望。每个社会成员必须了解社会的角色期望，当一个人认识到自己在某一条件下所担负的社会角色和社会对他相应的期望时，便产生了角色意识，角色意识调控个人的行为，使之表现出符合某一社会角色的行为倾向。

二、角色的特征

（一）角色必须存在于与他人的相互关系中

所有的角色都不是由个人决定的，而是社会客观所赋予的。一个人要完成某个角色，必须要有一个互补的角色存在。例如要完成护士的角色，就必须有患者角色或医生角色的存在；要完成教师的角色，就必须有学生角色的存在。这说明任何角色都不是孤立的，都有个互补的角色，或者在角色集中进行工作。

（二）角色是由个体完成

只有个体存在的情况下，才能扮演某一角色。而个体对一个社会角色必须有良好的认知，才能熟悉这个角色，才可以履行好自己的角色功能；否则个体会对自己角色的行为规范及自己的角色扮演是否适宜失去判断，就达不到角色的功能作用，也可能会产生角色冲突。

（三）角色可以相互转变

每个人在一生中会获得多种角色。有时在同一时期，一个人也往往会承担着几种角色。不同的角色有不同的权利和义务，其对个体有不同的生理、心理及社会行为要求。因此对同时需要承担几种角色的人或即将担任一种新角色的人就会有角色转变的过程。在这个过程中，个体必须通过知识的学习、不断的实践，才能逐步了解社会对角色的期望，并改变自己的情感、行为以符合社会对个体新角色的期待，最终有效地完成角色转变。

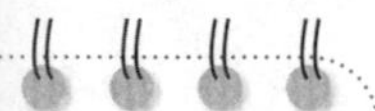

第二节　护士的专业角色及能力要求

一、护士的专业角色

随着社会的不断进步和发展，人们对生命的意义也有了新的认识，不再单纯地想要延长寿命，而是更加注重生活的质量。同时随着护理专业的不断发展，护士的角色越来越多，对护理专业的要求也不断增加，护士的角色范围也在不断地扩展。为了满足人们的健康需要，提高其生活质量，护士应不断学习，提升自己的专业能力，扮演好护士的专业角色。

（一）健康照顾者（care–giver）

护士的首要职责就是给护理对象提供所需的照顾，以此来满足护理对象在患病过程中的生理、心理、社会、精神、文化等方面的需要，从而达到帮助护理对象促进健康、维持健康、恢复健康、减轻痛苦的目的。

（二）计划者（planner）

护士运用护理程序为护理对象提供照顾，而护理程序本身就是一系列经过计划的步骤与措施，所以护士必须用自己的专业知识、敏锐的观察力和良好的判断力，为护理对象做出符合其病情和需要的整体性的护理计划。

（三）管理者及协调者（manager and coordinator）

作为护理领导者，要管理人力、资金、物资和信息资源，合理调控时间，把握本单位、本科室的护理发展方向；作为专业护士，要为护理对象制订护理计划，使护理对象得到优质服务。同时，在护理患者过程中护士需协调好与各种人员之间的关系，以使诊断、治疗、救助和有关的卫生保健工作得以相互配合、协调，保证良好的护理质量。

（四）教育者（educator）

护士应用自己的专业知识及技能，根据护理对象的具体情况，向其本人及家属实施健康教育或提供咨询，指导护理对象及其家属掌握恢复健康和自我护理的知识和技能。护士在许多场合行使教育者的职能，如在医院，具有较为扎实的护理理论基础知识、丰富的实践经验的护士有带教护生的任务；在社区，向居民宣传预防疾病、保持健康的知识和方法；在护理院校，向护理专业的学生传授知识和技能。

（五）健康咨询者（consultant）

护士运用沟通技巧，解答护理对象的问题，提供相关信息，给予健康指导和情绪支持，消除护理对象对疾病和健康问题的疑虑，使其清楚自己目前的健康状况，提高人群的健康认知水平，以利于其以积极有效的方法去应对。

（六）代言人及维护者（advocator）

护士有责任维护护理对象的利益不受侵犯或损害，故应为护理对象提供一个安全的环境。在患者住院的过程中，因为疾病的影响，当有些患者自己没有能力分辨事情的好坏或不能表达自己的意图时，护士应为他们辨别。当护士发现有任何不道德、不合法或不符合护理对象意愿的事情时，应挺身而出，坚决捍卫护理对象的安全及利益。

（七）研究者（researcher）

护理专业的发展离不开科学研究。为扩展护理理论知识，发展护理新技术，提高护理质量，促进专业进展，护士在临床工作中必须积极进行科学研究，以改进护理技术和更新护理知识，从理论和实践上不断提高护理的整体水平。

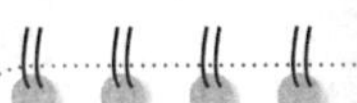

二、护士的权利与义务

为改善护士的工作条件，保障护士待遇，加强护士队伍建设，促进护理事业健康发展，2008 年 1 月 31 日中华人民共和国国务院令第 517 号公布了《护士条例》，自 2008 年 5 月 12 日起实行。条例中明确了护士的权利和义务，作为一名护士，应了解自己的合法权益，正确行使权利，自觉履行义务。

（一）护士的权利

1．有按照国家有关规定获取工资报酬、享受福利待遇、参加社会保险的权利。

2．有获得与其所从事的护理工作相适应的卫生防护、医疗保健服务的权利。从事直接接触有毒有害物质、有感染传染病危险工作的护士，有依照有关法律、行政法规的规定获得赔偿的权利。

3．按照国家有关规定获得与本人业务能力和学术水平相应的专业技术职务、职称的权利。

4．参加专业培训、从事学术研究和交流、参加行业协会和专业学术团体的权利。

5．获得疾病诊疗、护理相关信息的权利和其他与履行护理职责相关的权利，可以对医疗卫生机构和卫生主管部门的工作提出意见和建议。

（二）护士的义务

1．护士执业，应当遵守法律、法规、规章和诊疗技术规范的规定。

2．在执业活动中，发现患者病情危急，应当立即通知医师；在紧急情况下为抢救垂危患者生命，应当先行实施必要的紧急救护；发现医嘱违反法律、法规、规章或者诊疗技术规范规定的，应当及时向开具医嘱的医师提出；必要时，应当向该医师所在科室的负责人或者医疗卫生机构负责医疗服务管理的人员报告。

3．护士应当尊重、关心、爱护患者，保护患者的隐私。

4．护士有义务参与公共卫生和疾病预防控制工作。发生自然灾害、公共卫生事件等严重威胁公众生命健康的突发事件，护士应当服从县级以上人民政府卫生主管部门或者所在医疗卫生机构的安排，参加医疗救护。

三、护士的素质要求

随着社会的不断进步与护士的角色多样化发展，要求护士不仅要具备一般的护理基础知识与相应的技能，还应该具备以下的基本素质与能力。

（一）思想道德素质

1．具有热爱祖国和人民，热爱护理事业，具有为人民服务的爱心和为健康事业服务的奉献精神。

2．具有高尚的道德情操，正确的人生观、价值观，高度的责任感和慎独修养。

3．具有忠于职守、救死扶伤、廉洁奉公、实行革命的人道主义的思想，坚信护理事业是人类崇高的事业，勇于战胜各种困难，为护理事业的发展做出自己的贡献。

4．具有创新精神。

（二）科学文化素质

1．具备一定的文化素养和自然科学、社会科学、人文科学等多学科知识。

2．具有一定的外语水平及计算机应用能力。

3．掌握现代科学发展的新理论、新技术。

（三）专业素质

1．具备合理的知识结构及比较系统完整的专业理论知识和较强的实践技能。

2．具有敏锐的观察力、准确的记忆力、较强的综合分析判断能力和果断的决策力。

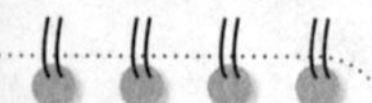

3．树立整体护理观念，能用护理程序解决护理对象的健康问题。

4．具有开展护理教育和护理研究的能力，不断开拓创新。

（四）身体心理素质

1．具有良好的精神面貌，具有健康的心理，乐观、开朗、积极而稳定的情绪，宽容豁达的胸怀。

2．具有良好的忍耐力、自控力、应变能力以及较强的适应能力。

3．具有健康的体魄、充沛的精力、规范的言行举止。

4．具有较强的进取心，不断求取知识，丰富和完善自己。

5．具有良好的人际关系，相互尊重，团结协作。

四、护士的执业资格和资历要求

（一）我国护士的执业资格和资历要求

我国于1993年3月26日发布《中华人民共和国护士管理办法》，并于1994年1月1日开始实施。该办法是在原《中华人民共和国护士法（草案）》基础上起草的，目的是以法律的手段来保证护理质量及公众的就医安全。该办法规定要成为法律意义上的护士，必须经执业注册取得护士执业证书。2008年5月12日起实行的《护士条例》严格规范了护士的执业行为，对护士的执业条件进一步明确要求。申请护士执业注册，应当具备下列条件：

1．具备完全民事行为能力。

2．在中等职业学校、高等学校完成国务院主管部门和国务院卫生主管部门规定的普通全日制3年以上的护理、助产专业课程学习，包括在教学、综合医院完成8个月以上护理临床实习，并取得相应学历证书。

3．通过国务院卫生主管部门组织的护士执业资格考试。

4．符合国务院卫生主管部门规定的健康标准。

护士执业注册申请，应当自通过护士执业资格考试之日起3年内提出。逾期提出申请的，除应当具备以上1、2和4规定条件外，还应当在符合国务院卫生主管部门规定条件的医疗卫生机构接受3个月临床护理培训并考核合格。申请护士执业注册的，应当向拟执业地省、自治区、直辖市人民政府卫生主管部门提出申请，收到申请的卫生主管部门应当自收到申请之日起20个工作日内做出决定，对具备《护士条例》规定条件的准予注册，并发给护士执业证书，护士注册的有效期为5年。取得护士执业资格并经护士执业注册后，便成为法律意义上的护士。

（二）国外护士的资历要求及分类

目前世界上许多西方国家基本上采用相同或相似的资历要求及分类，以美国为例，护士分为两个水平：操作护士（technical nurse，TN）及注册护士（registered nurse，RN）。

1．操作护士 一般需要经过1年左右的专业培训，操作护士在美国有两种形式，注册操作护士（licensed practical nurse，LPN）及注册职业护士（licensed vocational nurse，LVN），各州自行负责注册。操作护士不能单独从事护理工作，必须在注册护士的监督及指导下才能完成较为简单的护理工作。

2．注册护士 高中毕业后，可通过三种途径完成注册护士所需要的专业基础教育：①证书教育（diploma program，DP），一般为3年，在1873—1952年之间是美国护理教育的主要形式，此类教育项目现在已基本停止。②专科教育（associate degree，AD），一般在护理院校或社区大学，学制2～4年，自1952年以来是美国护理教育的主要形式，但目前此类项目在护理教育项目中所占的比例越来越少；③本科教育（baccalaureate degree，BD），一般学制4年，毕业后取得学士学位，是目前美国护理教育的主要形式。

在完成以上三种形式的护理学专业基础教育后，需要通过国家注册护士考试委员会

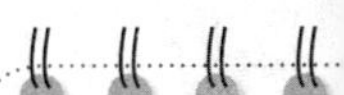

（National Council for Licensing Examination Registered Nurse，NCLEX-RN）的考试才能注册。NCLEX-RN 由全美护士联合委员会（National Council of State Board of Nursing，NCSBN）统一举办。这样既可以统一全美的护士水平，又可以避免各个州因各自举办不同的考试而造成的不同州之间换发执照的麻烦。

注册护士一般分为初级水平及高级水平。

（1）初级水平的资历要求：根据是否拥有专科证书，又分为两种形式：

1）初级通科护士（普通 RN）：需要经过一定的护理教育训练，通过国家或州立护士执照考试。通科护士可以在任何护理场所提供护理服务。其角色包括临床护士、病案管理者以及其他角色。

2）初级专科护士（RN，C）：又称为初级专科证书护士，C 指初级专科证书（certification）。通科护士在经过一定的继续教育，获得相应的培训证书后，就可以成为 ICU、精神科或其他需要专门培训的专科证书护士。而获取专科证书需要经过一定的正规途径，以证实护士是否具有相应的专科知识及能力。一般初级专科证书护士比通科护士的要求高。

（2）高级水平：高级水平的护士，又称为高级专科护士，指在注册护士的基础上又经过了高级专科培训。有两种形式：

1）高级实践注册护士（advanced practice registered nurse，APRN）：指在取得护士注册证书后，至少再取得硕士学位，有多年丰富临床经验的注册护士，其专科护理知识的深度与广度要求较高，而且要求达到专业组织所要求的标准。高级实践注册护士应用自己的专业知识、能力及经验，独立解决复杂的临床问题。

美国高级实践注册护士目前包括四种类型：①独立开业护士（nurse practitioner，NP），为护理对象提供各种卫生及预防保健服务，能独立开处方，并对常见疾病及损伤进行诊断及治疗。其工作场所主要包括自己单独开业的护理诊所、老人院、私人医院诊所、医院等机构。②专科证书护理助产士（certified nurse-midwife，CNM），在医院、分娩中心及家庭为健康妇女提高妇科保健，及为危险性较低的产妇提供助产服务。③临床护理专家（clinical nurse specialist，CNS），为护理对象提高各种身心保健护理服务。工作场所包括医院、老人院、社区卫生服务机构及私人诊所。同时也从事咨询、教育、研究及管理工作。④护理麻醉师（certified registered nurse anesthetists，CRNA），主要从事各种手术的麻醉及其他麻醉护理，美国每年有 65% 以上的手术麻醉由护理麻醉师实施。

2）高级专科注册护士（RN，CS）：C 指证书（certificate），S 指专科（special areas）。在任何护理专科如妇产科、儿科等领域，高级专科护士可以独立开业或以临床护理专家的身份开展护理工作。例如有精神专科证书、助产专科证书，则称为精神专科高级证书护士、助产专科证书护士。除上述资历之外，高级专科护士一般要具有相应的临床经验。虽然经验不能代替学历，但的确能补充说明护士的专业能力。

澳大利亚及新西兰等英联邦国家采取专业管理机构—学校—个人分级认证的体系。州护理委员会根据国家的护士执业能力标准来设计管理规范，检查、监督学校的专业课程设计、执行和评价工作。学校则按照审定的教学方案来培养学生。对于完成这一程序的学生，州护理委员会授予执业资格。这与美国等国家的教育—执业资格考试—执业体系的核心差异，在于英联邦模式在制度上把培养和使用统一在一个能力需求之下。在实际操作中，学校教育必须服从临床实际工作的需求。从 2010 年 4 月开始，澳大利亚全国护士能力标准、执业资格认定由统一的联邦委员会负责。

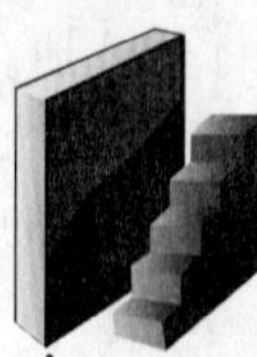

知识拓展

美国的护士注册考试（NCLEX-RN）

全国委员会注册护士执照考试（National Council for Licensing Examination Registered Nurse，NCLEX-RN）考试内容是根据美国护理院校新毕业生应具有的知识和能力水平而拟订的。目前采用机考的形式，分为护理理论和临床理论两个部分，包括护理工作的五个传统领域，即内科、外科、妇产科、儿科和精神科。采取综合性考试。外籍考生如想参加美国护士执照考试，必须在其本国受过全面的护理教育，且取得其本国的护士执照。美国某些州（占80%以上的州）的护士局，要求在美国之外地区受非英文护理教育的护士，先取得CGFNS机构颁发的“护士资格证书”，以此作为参加注册护士执照考试的先决条件。美国有一些州护士局要求外籍护士的英文新托福总分在120分以上，才可以参加注册护士执照考试。

第三节　患者的角色

一、患者角色

（一）患者角色的概念

患者角色，指当一个人患病时，这个人就开始扮演了患者的角色。其原有的社会角色部分或全部被患者角色所代替，以患者的行为来表现自己。

（二）患者角色的特征

美国社会学家帕森斯（T.Parson）在《社会制度》一书将患者的角色特征概括为以下四个方面。

1．免除或者减轻日常生活中承担的其他角色及义务。免除或者减轻的程度取决于疾病的性质和严重程度。

2．患者对其陷入疾病状态没有责任，因为通常一个人得病与否是自己无法控制的。

3．患者应寻求可靠的治疗技术，包括寻求医生、护士技术及知识上的帮助和患者家属情感上的支持。

4．患者有恢复健康的义务。患者自身也需为恢复健康而努力，如配合治疗、护理，进行适宜的锻炼，以加快康复。

二、患者的权利及义务

任何角色都有其特定的权利和义务，护士应尊重患者的权利，以提高护理质量。患者也应明确自身应享有的权利和承担的义务，以配合医疗活动的顺利进行。

（一）患者的权利

1．有免除一定社会责任和义务的权利　当人生病后，有权根据疾病的性质、病情发展的进程等，要求免除或部分免除正常的社会角色所应承担的责任。

2．享有平等医疗、护理、保健的权利　享受健康是每个人的基本权利，患者在社会中的地位、职务、经济状况千差万别，但他们享受的医疗、护理、保健的权利是平等的，医护人员应对患者一视同仁，给予平等的服务。

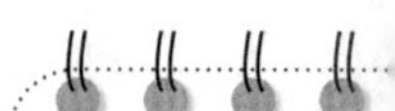

3．有知情、同意的权利　患者有权了解有关自己疾病的所有信息，包括疾病的诊断、检查、治疗、护理、预后等内容。所以医护人员在不损害患者权益和不影响疾病治疗的前提下应尽可能全面及时地向患者提供有关疾病的信息。患者在知情的基础上，对治疗、护理等服务有权做出接受或拒绝的决定。

4．有自由选择的权利　患者有权根据医疗条件或自己的经济状况选择医院、医护人员、医疗和护理方案。

5．有要求医务人员保密的权利　患者有权要求医务人员为其在治疗、护理患者过程中涉及的患者个人隐私和生理缺陷进行保密，不使其扩散。

6．有监督的权利　患者有权监督医院对其实施的医疗、护理工作。如果患者的正常需求得不到满足，或由于医务人员的过失而使患者受到不必要的损害，患者有权要求赔偿并追究有关人员的责任。

（二）患者的义务

1．有及时寻求医护帮助的义务。

2．有遵守医疗机构规章制度和提出改进意见的义务。

3．有按时如数交纳医疗费用的义务。

4．有尊重医务人员的义务。

5．承担不服从医护人员提供的治疗和护理计划后果的义务。

6．有接受强制性治疗的义务（急危重、戒毒、传染病、精神病等患者）。

三、患者角色适应

（一）患者角色适应上常见的心理反应

1．焦虑及恐惧　患者的焦虑可来源于多方面，如对疾病的诊断和治疗的担心、家庭经济负担、工作事业问题及不熟悉的环境等。焦虑时患者的主要表现是交感神经系统功能亢进，如心跳加快、手掌及脚趾部出汗增多、肌肉紧张，有些人会发抖、腹肌紧张、胃痉挛、腹泻。患者常有失眠、头痛，语速快、不间断、声音提高或讲话变得犹豫、口吃、精神难集中、注意力短暂。焦虑程度随个体对疾病的了解以及对疾病后果的担心而有所不同。患者入院后也常有恐惧心理，尤其是面临大手术的患者、临产的初产妇、大出血的患者以及儿童更易产生恐惧心理。

适度的焦虑反应可以提高人的警觉性，使人的心智活动增强，调动机体的生理和心理防卫机制，以应付情况的变化；同时可促进其转入患者角色、寻求医疗帮助和遵从医嘱。但过度、持续的焦虑则是有害的，会使患者过分关注自身状况、难与医护人员配合，妨碍治疗的进程。医护人员向患者提供必要的信息、医学知识，并给予心理支持，有利于减轻患者焦虑。

2．行为退化　患者使用幼稚的行为来处理当前所碰到的困难，是一种退行性行为的表现。患病后常有退化行为，其表现有下列特征：

（1）自我中心：把一切事物及与自己有关的人，都看作是为自己的利益而存在的。在治疗进程中，如果患者逐渐能关心病友，或让陪他的亲友早点回家休息，这表示患者的自我中心减轻，标志着病情有所恢复。

（2）兴趣狭窄：仅对当时为自己发生的事有兴趣，而对其他事情不太关心，即便是病前感兴趣的事物，现在也不感兴趣。

（3）依赖性强：患者在情绪上往往依赖于照顾他的人。此时患者情绪可能是矛盾的，他可能向医护人员要求过分的关照，也可能向医护人员发泄愤怒。

（4）全神贯注于机体功能：患者对自己身体功能有关的事情非常关心，如吃什么，睡多长时间，什么活动对机体有利等。

识别患者行为退化时的特征与表现，有助于医护人员了解患者及其行为。有学者认为行为退化可使患者重新分配能量以促进其机体痊愈，这种退化整合是一种保护性的反应，对患者是有帮助的；但当病情好转时，应及时减少患者的依赖而提高其主动性，逐步恢复其正常的社会功能。

3．愤怒 患病本身是生活中的不幸事件，患病后如果再面临就诊不便、医院环境差、治疗效果不满意、医患间冲突等问题，均可导致患者出现愤怒；患者也会由于缺乏或失去自理能力而愤怒。有时患者发的是“无名火”，这些怒气常常指向周围的人如亲友或医生、护士，这是患者发泄的需要。

从心理学角度看，愤怒时的攻击反应可以缓解患者内心的紧张与痛苦，但攻击过度的愤怒也常常伴有“应激反应”式的生理变化，这对患者身体的恢复不利。医护人员应该谅解和理解患者的愤怒，并向家属说明这是患者需要被关心的表现，对于患者的不合理要求医护人员则需冷静处理。

4．孤独 患者生病住院以后，由于离开了日常熟悉的环境和熟悉的人，很容易感到度日如年、孤独寂寞。因此他们很希望尽快熟悉医院环境、结交病友，同时渴望亲戚和朋友常来陪伴自己，以排除孤独感。长期住院的患者更易感到生活单调无聊。护士应多与患者沟通交流，了解其需求并尽量满足，使患者孤独感减轻。

5．抑郁 任何严重的疾病中都会产生一定程度的抑郁。抑郁可以使患者保存能量，有自身保护的意义。但持续的抑郁对病情是不利的，它会降低机体的免疫功能，影响治疗和护理。抑郁反应的强度可以从轻微失落感到极度的悲伤、失望。支持、鼓励和适当的治疗均可以缓解抑郁情绪。

6．猜疑心加重 有些人患病后特别敏感、多疑，尤其有神经质倾向者。表现为对周围人的言语妄加推断，对医务人员的低声交流尤加猜疑，对亲朋好友的安慰半信半疑，怀疑自己的病情已很严重。他们总怀疑别人欺哄自己，因而惶惶不可终日。

猜疑心重多发生于久病或病情较重者。掌握患者在疾病过程中的心理变化，能够更好地对他们进行心理干预与治疗。

7．情绪易激动 患者表现为情绪不稳定，不能有效控制自己的情绪。在治疗过程与日常生活中稍有不满足则向身边的人发怒，也容易陷入悲伤。对一些轻微的刺激也非常敏感，表现出着急、愤怒情绪。

8．习惯性心理 面对客观环境的新变化，人的心理活动并不是马上就能适应的，需要有一定的过渡阶段，这是由人的习惯性心理造成的。人患病后需要有一个心理准备过程，往往不能立即从心理上接受患病的事实，而首先会表现为否认和怀疑。当病情好转后又认为自己没有完全恢复，担心回家会使自己的病情恶化等。所以护士必须识别患者的这些心理变化。

9．心理性休克及反常行为 一般发生在突然患某病或病情加重时，表现为发呆、茫然、行为言语无目的性、无真实感。当休克缓解后出现过度的“乐观”及“不自在”表现。这种现象是一种否认及反向形成心理防卫机制的表现。

（二）患者常见的角色适应不良

患者角色适应是指患者行为基本上已与患者角色“指定行为”相符合。但患者在角色转换过程中常常会有一些适应不良的行为，主要有：

1．角色行为缺如 否认自己有病，不能进入角色。虽然医生诊断为有病，但本人否认自己有病，根本没有或不愿意意识到自己是患者。一些人在初次诊断为癌症或其他预后不良的疾病时，都有这种防御性心理反应。

2．角色行为冲突 主要发生于由常态下的社会角色转向患者角色时，表现为意识到自己有病，但患者一时难以实现角色适应，不能接受患者的角色。一般男性、A 型性格的人及在工作和生活中占主导地位的人容易出现这种角色行为冲突。

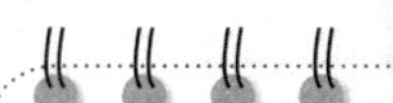

3．角色行为消退　因其他角色冲突，导致已进入角色的患者，由于更强烈的情感需要而担任起原来扮演的角色，表现出对疾病、伤残等考虑不充分或不够重视，忽视了自己患者的角色。

4．角色行为强化　安于患者角色的现状，期望继续享有患者角色所获得的权益。由于依赖性加强和自信心减弱，患者对自己的能力表示怀疑，对承担原来的社会角色恐慌不安，安心于已适应的患者角色，或者自觉病情严重程度超过实际情况，小病大养。

5．角色行为异常　患者受病痛折磨出现悲观、失望等不良心境，导致行为异常，出现如对医务人员的攻击性言行，病态固执、抑郁、厌世甚至自杀等行为表现。

（三）影响患者角色适应的因素

患者对角色的适应常受下列因素影响：

1．年龄　老年人尤其是退休后的老人，患者角色易强化，有些老人希望通过患者角色来引起别人的关注。

2．性别　女性患者易引起角色行为冲突、强化或者消退。

3．性格　个性坚强的人对疾病的反应较平稳，有的人也会出现强烈地否认、拒绝等。

4．文化程度　文化水平较低的患者对患者角色相对淡漠些。

5．病情　疾病的性质、严重程度、是否影响运动功能或生活自理能力、病情进展和疾病预后等都会影响患者的角色反应。

6．周围环境　包括患者的家庭、社会环境、人际关系、病室的气氛、周围人群对疾病的反应等。一般情况下，住院患者比未住院患者容易适应，因为其周围都是患者。周围人群尤其是家庭成员对疾病的态度也影响患者的角色适应，如对艾滋病，大多数人都有恐惧、厌恶和退避的心理，所以艾滋病患者往往都拒绝承认自己患病。

7．其他　影响患者角色适应的因素还包括患者的习惯、经济状况、医务人员的态度等。

（四）促进患者角色适应的措施

1．常规指导　护士要注意评估影响患者角色适应的因素，预测可能会出现的角色适应不良问题。对初次住院的患者，护士应向其介绍医院和病区的环境、有关制度及注意事项等。同时向患者介绍自己、有关的医护人员和同室的病友，促进其更好地适应患者角色。

2．随时指导　人患病后会有很多想咨询或了解的问题，护士应运用自己所掌握的知识和技术随时指导患者。对于住院的患者在医院里出现的一些新情况或患者表现出焦虑、恐惧和不安时，护士应注意观察并掌握准确的信息，及时进行指导。

3．情感指导　一些长期住院、躯体伤残或失去工作能力的患者，容易失去治疗的信心，甚至会有不良的念头；有些患者可能会出现角色缺如、消退或强化现象。护士应经常与患者进行沟通，了解他们的情感或者情绪变化并予以正性的引导，使患者达到新的平衡。

第四节　护患关系

健康服务过程中涉及多方面的人际关系，其中护患关系是护理人员职业生涯中最常见、最重要的一种人际关系。它是整个护理保健服务过程中的关键因素之一，良好、和谐的护患关系可以减轻护士的工作压力，促进患者的健康恢复。了解护患关系内容及特征，对促进护患沟通，建立和谐的护患关系具有重要的意义。

一、护患关系概述

（一）护患关系的概念

护患关系（nurse-patient relationship）是指护患双方在相互尊重并接受彼此民族文化差异

的基础上，在相互学习和促进的过程中形成的一种工作性、专业性、帮助性的人际关系，是护士与患者为医疗及护理的共同目标而发生的互动现象。护患关系是护理人际关系的中心，建立护患关系的目的是帮助患者正确对待疾病并满足其健康需要。

护患关系有广义及狭义之分，广义的护患关系是指围绕护理对象的治疗及护理所形成的各种人际关系，包括护士与护理对象、医生、家属及其他人员之间的关系。狭义的护患关系是护士与护理对象之间在特定环境及时间内互动所形成的一种特殊的人际关系。

（二）护患关系的内容

1．技术性关系 是指护理服务过程中，在护士拥有相关的护理知识及技术的基础上建立起来的一种帮助性关系，是维系护患关系的纽带。技术性关系主要表现为在患者疾病的治疗和护理过程中，护士凭借丰富的护理知识和扎实的护理技能在护患关系中起主导作用，处于主动地位，而患者则是护理服务的受体，处于被动地位。技术性关系是非技术性关系的前提，在技术性关系的基础上，护患关系才能得以延续和顺利地发展。

2．非技术性关系 是指护患双方交往过程中涉及心理、社会、文化、经济等内容时产生的关系。对护理人员来说，是护理服务过程中的态度和作风等方面的内容，而不是实施护理操作中的护患关系。伦理道德、利益、法律、价值、文化等内容在非技术性关系中显得尤为重要。

(1) 道德关系：是护患非技术性关系中最重要的内容，既受社会道德观念的影响和制约，但又相对独立。由于护患双方在经济基础、教育水平、道德修养、社会地位、文化背景等方面处于不同层次，对一些问题的理解和行为的选择难免会产生分歧。为了协调和避免矛盾，护患双方都应遵循一定的道德原则和行为规范，尊重对方的人格和权利，形成一种新型的道德关系。因此，在道德关系中护患双方是平等的。

(2) 利益关系：是在护理活动中涉及护患双方的物质利益、精神利益时产生的关系。护士的物质利益表现为在对患者提供护理服务后所得到的劳动报酬，精神利益表现为在学习和摸索过程中得到了护理水平的提升以及在对患者提供护理服务、促进其健康恢复时得到的精神满足。患者的利益则表现为在支付了医疗与护理费用后得到了相应的护理服务，解除了病痛或提升了健康水平，得以重返社会生活等。值得注意的是，救死扶伤是医护人员的天职，护患之间的利益关系必须是建立在护士遵守职业道德、维护患者健康和利益的基础上的，因此不能将护患利益关系与一般的商品等价交换等同起来。

(3) 法律关系：是指患者就医和护士执行护理活动都受到法律的约束和保护，在法律范围内行使各自的权利与义务，调整护患之间的关系。如果护士在执行护理活动中侵犯患者的权益或使患者遭受不应有的损害，患者和其家属有权诉诸法律，维护自身利益，对护士追究法律责任。反之，若患者由于对医疗护理结果的不满而对护士造成人身、心理的伤害，也同样要受到法律的制裁。护患关系亦是建立在法律基础上的信任关系，护患双方的行为都应以法律为准绳，时刻谨记自己的法定责任和义务。

(4) 价值关系：护患双方在为解除病痛的医护活动中相互作用、相互影响，体现了实现人的社会价值关系。护士运用护理知识与技能为患者提供优质护理服务，履行了护理人员的道德责任和社会义务，从而实现了社会价值。而患者康复后亦能重返岗位，为社会做出贡献，同样能实现其人生价值。

(5) 文化关系：强调护理活动是在护患双方不同的文化水平、经济水平、语言、素质修养、宗教信仰和风俗习惯等差异中进行的，护士应尊重患者的文化习惯，时刻注意自己的言行举止，采用合理的沟通方式与患者进行互动，避免不必要的矛盾或误解，使护患关系在一定的文化氛围中和谐发展。

（三）护患关系的特性

护理人员与患者之间的关系与一般的人际关系有相似之处，都是双向的，是以一定目的为

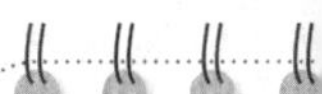

基础，在特定的背景下形成的。但是，护患关系是一种专业性的人际关系，具有帮助和治疗的意义，显然有其独特的性质。

1．护患关系是一种工作关系　护患关系是护理工作的需要。护士与患者之间的人际交往是一种职业行为，不管面对何种身份、性别、年龄、职业、素质的患者，不管护士与这些人之间有无相互的人际吸引基础，出于工作的需要，护士都应与患者建立及保持良好的护患关系。因此，要求护士对所有的患者都应一视同仁，设身处地地为患者着想，并真诚地帮助患者，以满足他们的健康需要。

2．护患关系是以治疗与护理为主的专业关系　在日常生活中，良好的人际关系能使人心情舒畅，有利于身体健康；而不良的人际关系，则会使人产生焦虑、愤怒等负面情绪，损害人的身心健康。许多身心疾病的发生都与不良的人际关系有关。护患关系是以解决人们在患病期间所遇到的生理、心理、社会、精神等方面的问题，满足患者需要为主要目的的一种专业性人际关系，以利于促进护理对象的康复，因此，这种关系中的所有活动是以专业活动为中心，护患关系本身具有治疗性质。

3．护患关系是多元化的互动关系　护患关系建立在护理人员与患者互动的基础上，但并不局限于护士与患者之间，医生以及患者的家属、朋友、同事等都可以是护患关系中互动的重要方面，这些关系从不同角度以不同的方式影响护患关系。如他们个人的背景和经历、知识、情感、价值观、对健康与疾病的看法等，均可影响双方对角色的期望与感受，进而影响护患关系。

4．护患关系是不对等的相互作用　由于护患关系是在患病情况下形成的，因此在这种关系中，患者是依赖护士的，而护士也常常以患者的保护者和照顾者身份自居，这与其他人际关系相互依赖的特点不同。在这一人际关系中，主要是护士影响患者，而患者则心甘情愿地接受护士的要求。当然，这一切是以患者的健康为前提的，超越了这一前提，就是一种不健康的护患关系。

5．护理人员是护患关系后果的主要承担者　患者到医院就诊并接受治疗，处于接受帮助的被动地位，护士则处于帮助者的主动地位。护士的行为在很大程度上决定了护患关系的后果，如果护患关系和谐，患者战胜疾病逐渐康复；如果护患关系紧张，则影响患者的康复，甚至导致病情恶化。因此，护士应主动协调护患关系，避免矛盾和冲突的发生。在大多数情况下，如果护患关系出现障碍，护士负有主要责任。

二、护患关系的基本模式

护患关系是护理人际关系的具体体现，根据护患双方在共同建立、发展和维护的医患关系中所发挥的主导作用、各自的心理方位、主动性、感受性等因素的不同，将护患关系分为以下三种模式。

（一）主动－被动型模式（activity-passivity model）

这是一种单向的、传统的护患关系模式，即是以生物医学模式及以疾病为中心护理为主导思想的护患关系模式，其特点为“护士为患者做什么”。护理处于主动的、主导的地位，而患者则处于被动的、接受的从属地位。所有针对患者的护理活动，患者绝对服从护士的处置与安排。护患双方存在显著的心理差位。这种模式适用于某些难以表达自己主观意志的患者，如昏迷、休克和精神病患者以及婴幼儿等。这些患者缺乏自理能力和正常的思维能力，需要护理人员具有高度的职业道德，发挥自己的积极能动作用。

（二）指导－合作型模式（guidance-cooperation model）

这是一种微弱单向的、护患双方都具有一定主动性的模式，即是以生物医学－社会－心理及以患者为中心护理为指导思想的护患关系，其特点为“护士教会患者做什么”。在护理活动中，护士仍处于主导地位，决定护理方案与护理措施，并指导患者学会有关缓解症状、促进康复的方法；患者则尊重护士的决定但也有一定的主动性，向护士提供与自己疾病有关的信息，对护理方案和护理措施也能提出建议和意见。这一模式只适用于急危重症、重病初愈、手术及恢复期的患者等，此类护理对象神志清楚，但病情较重，病程短，对疾病的治疗及护理了解少，需要依靠护士的指导，以便更好地配合治疗与护理。

（三）共同参与型模式（mutual-participation model）

这是一种双向的、护患双方平等合作的模式，即以生物医学 - 社会 - 心理模式及以人的健康为中心的护患关系模式，其特点为“护士帮助患者自我恢复”。在医疗、护理的过程中，护患双方具有同等的主动性和权利，共同商定护理计划，共同参与护理措施的决策与实施。患者不是被动地接受护理，而是积极主动地配合并亲自参与护理。这一模式体现了护患之间以平等合作为基础的双向作用，多适用于慢性病患者和受过良好教育的患者。此时，患者对自己的健康状况有充分的了解，把自己看成是战胜疾病的主体，有强烈的参与意识。

护患关系模式并非是固定不变的，选择哪种模式取决于患者疾病的性质，也与患者的人格特征有一定的关联。在护理过程中，护患关系可随患者的病情而从一种模式转向另一种模式。三种护患关系的基本模式各有特点，其中指导 - 合作型及共同参与型更能发挥患者的主动性，有利于提高护理效果。因此，只要患者能表达自己的意见，护士应当尊重他们的权利，鼓励他们共同参与护理活动。

三、护患关系的发展过程

护患关系是一种以患者康复为目的的特殊的人际关系，其建立与发展并非由于护患之间相互吸引，而是护士出于工作需要、患者需要接受护理而建立起来的一种工作性的帮助关系。因此，护患关系既遵循一般人际关系建立的规律，又与一般人际关系的建立及发展过程有一定的区别。护患关系的建立与发展一般可分为三期，即初始期、工作期和结束期。

（一）初始期

患者第一次与护士见面时，护患关系就开始建立了。初始期主要任务是护患双方建立信任感和确认患者的需要。信任关系是建立良好护患关系的决定性因素之一，是以后护理工作的基础。此期护士要恰当地进行自我介绍，并向患者介绍医院环境、有关规章制度以及其他医护人员；同时初步收集患者生理、心理、社会、精神、文化等方面的资料，了解患者的情况。患者也应主动向护士提供相关资料。护士在此阶段与患者接触时应展示自己良好的仪表仪态和言行，以利于建立护患间的信任关系，促进护患关系的协调发展。

（二）工作期

工作期是护患关系中最重要的时期，即是护士完成各项护理任务、患者接受治疗和护理最主要的阶段，时间跨度较大。此期的主要任务是应用护理程序的方法帮助患者解决其健康问题，以满足其康复需要。护士与患者共同协商，制订护理计划。护士与患者在相互信任的基础上开始了护患合作。患者也应配合护士完成护理计划，并在接受护理的同时获得有关的健康知识，逐渐达到自理及康复。此期中，护士的知识、能力与态度是保证良好护患关系的基础，护士对患者应一视同仁，尊重患者的人格，维护患者的权利。

（三）结束期

通过与患者的密切合作，达到预期目标后，护患关系将进入结束阶段。此期的主要任务是成功地结束护患关系。护士应尽可能在完全结束护患关系前就做好必要的准备工作，如护患双方对整个护患关系发展过程的评价，患者对自己目前健康状况的满意度或接受程度，今后患者保持和促进健康的教育计划的实施办法，并征求患者的意见，以便更好地改进工作。然而，护患双方在此期均不能因病情好转或治疗成功而放松警惕，护患关系绝不能在患者出院前提前结

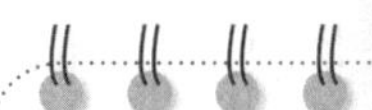

束，双方都应该及时发现和调整关系中仍存留的问题，防止出现不良的后果和偏差。

四、护患关系的影响因素

近年来，错综复杂的护患关系已经成为一个重要的社会话题。护患关系中的矛盾与争议越多，越不利于护理工作的实施和患者的康复。在护理工作中，常见的引起护患关系问题的因素有角色模糊、责任冲突、权益差别和理解分歧。

（一）角色模糊

护患双方角色不明是影响护患关系及其沟通的首位因素。在护患关系的建立和发展过程中，如果双方对各自的角色理解不一致，便会觉得对方的言行表现不符合自己对对方的角色期待，护患关系便会发生障碍。例如患者大多数都不清楚医务人员的分工，即使都是护士，责任护士与非责任护士的角色功能，患者并不清楚，就有可能提出一些与医务人员分工不相符的要求。护理模式从功能制护理向整体护理转变的时期，更容易发生因护患角色不明而导致的护患关系问题。一般患者仍从功能制护理的角度来理解护士的角色，认为护士只是被动执行医嘱和进行一些护理操作，这样错误的角色定位往往会使护患之间失去最有效的交往。有些患者对自身角色的定位不当，缺乏一定的医学和护理常识，对护士的治疗及护理过程不理解，甚至提出不符合医学和护理规律的要求，使护士感到十分为难。而患者由于需求无法满足，则与护士产生冲突。护士对自身角色的权利和义务认识不足，如对患者缺乏应有的关注、忽视患者的个性和文化背景、伤害患者的自尊等，亦会引起护患关系的障碍。

（二）责任冲突

护患之间的责任冲突表现在两个方面：一是对于造成健康问题该由谁承担责任，护患双方意见有分歧；二是对于改变健康状况该由谁承担责任，护患双方意见不一致。现代医学的研究成果表明，人们的各种不健康行为如暴饮暴食、起居无常、吸烟、酗酒甚至吸毒、嫖娼等均可导致患病和健康的衰退，另外，各种心理、社会问题也是影响健康的重要因素。而多数情况下，患者并不清楚自己应该为健康承担责任，只想通过单纯的医疗、护理来促进健康，而护士则持有不同意见，认为患者应为促进健康而改变不良生活方式，从而承担起改善自身健康状况的责任。

（三）权益差别

要求获得安全而优质的护理服务是患者的正当权益。但由于患者大多缺乏医学、护理专业知识，而且由于疾病影响，失去全部或部分的自理能力，因此，在大多数情况下，患者不具备维护自己权益的知识和能力，而不得不靠医护人员来维护。这种情况长期存在会助长护士的优越感，在处理护患双方的权益之争时，往往会倾向于照顾医院或自身的利益，较少考虑患者的权益，有时甚至还会以自己的服务态度或方式“奖”“罚”患者，致使患者被迫采取“逆来顺受”的态度。如果护士继续忽视患方的权益，只把自己看成“施恩者”“白衣天使”，不注重技术安全性与文化安全性，护患纠纷将不可避免。

（四）理解分歧

当护患双方对信息的理解不一致时，则很难继续进行有效沟通，而且这种理解上的分歧，最终将导致护患关系的损害。造成理解分歧主要有三方面原因：一是专业术语的影响，一些医护人员之间习惯用专业术语进行交流，但这些术语对患者来说是陌生的，很容易造成其不必要的误解或恐慌。护士在与患者沟通时若未合理解释，则会妨碍患者正确认识自身的健康状况，也会妨碍护士从患者那里得到应有的信息反馈；二是语言过于简单，护士常因自己心里有数，也想当然地以为患者也一定清楚，语言简单也会造成患者误解；三是方言土语的影响，患者不同的方言土语也会造成护患双方的理解不一致。

五、促进护患关系的原则和方法

（一）促进护患关系的原则

1．平等原则 护患双方在社会地位上应该是平等关系，两者之间的平等交往应以护理科学服务于患者的健康为准绳。

2．主动原则 护患双方对护理的态度、目标是一致的，双方都要有主动性。表现在患者为了自己的健康，愿意主动接触护士，提供自身的真实情况，努力配合护理和治疗；护士要主动关心、体贴患者，自觉规范职业言行，努力丰富、提高专业知识和技能，尽力满足患者各方面的需求。

3．协调原则 护患双方应相互尊重、相互信赖，相互间能坦率、真诚地表达自己的情感，尤其在对待防病、治病，保持或恢复健康的措施方面，能相互支持和合作。

4．技巧原则 护士应具有良好的护患沟通技巧。在护患关系中必然存在着需求与满足的矛盾冲突。因护士在护患关系中的主导地位，掌握积极、有效的护患关系调控技术，是护士与患者建立良好护患关系的重要职业要求。

（二）预防和解决护患矛盾的策略

1．消除角色模糊的影响 在护患关系上，护士应首先对自己的角色功能有一个全面的认识，才能使自己的言行表现得符合患者对自己的角色期待。在整体护理中，护士的角色功能是多方面的。护士应向患者进行必要的宣教，使其了解整体护理中护士的角色功能，这将有利于建立新型的护患关系。而患者最主要的角色是被帮助者。但是在整体护理模式中，患者也不完全是消极被动的求助者，应积极参与到护理过程中来。与此同时护士对患者的角色期待不应过高，而应从实际出发，更不能对患者某些不适当的言行妄加指责，应以循循善诱的态度，使患者达到最佳配合状态。

2．消除责任冲突的影响 在旧的医学模式和功能制护理体制下，对于患者因个人不健康的行为和心理社会因素导致的疾病，护士一般是不负责任的。但在新型护理模式中，护士在患者健康促进过程中起主导作用。护士应通过卫生宣教和健康指导，以帮助患者纠正不健康行为，承担起促进患者健康的责任。此外，护士不仅要注意技术操作的安全性，也要在文化安全性方面承担责任，即要求护士从文化安全的角度注意自身言行举止对患者健康的影响。

3．维护患者的合法权益 获得高质量的护理服务是每位患者的合法权益，护士在维护患者的权益方面必须发挥主导作用。由于患者对健康护理方面的知识相对不足，需要护士将相关信息准确地提供给患者，并充分维护患者的知情权及参与权，使患者对自己的诊疗护理方案、费用、作用及不良反应能心中有数，并能自己选择相应的诊疗护理措施。

4．加强护患沟通和理解 为避免理解分歧，护士在进行护患沟通时，要注意反复释义，特别是对专业术语要进行通俗易懂的解释。在护患沟通过程中，注意扩大与患者交流的深度及广度，并将沟通内容开展到除了诊疗护理信息外的社会文化因素，以获得更多的信息，增加对患者的理解。此外护士应创造一种平等交流的气氛，鼓励患者在不理解时能随时发问，同时通过反复确认、回馈，以确保双方理解一致。

（三）促进良好护患关系的方法

1．创造良好的护患关系氛围和环境 护士应建立一个有利于患者早日康复的和谐、支持、安全性的护理环境，使患者在接受诊疗和护理时皆能保持良好的心态，尽可能发挥患者的主观能动性和潜能，积极参与到恢复健康的护理活动中。

2．保持健康的工作情绪和热情 情绪可以在人与人之间感染和传递，护士的情绪会对患者的健康产生直接或间接的影响。因此，在与患者相处过程中，护士应调节好自己的情绪，保持愉悦的心态和饱满的工作热情，使患者体验积极向上的氛围，而绝不要将个人生活中的不良情绪带到护理工作中。

3．**尊重患者的人格和权利**　尊重患者是建立良好护患关系的前提，护士应尊重患者的人格和权利，平等地对待每一位患者，减少患者由于疾病而造成的焦虑、孤独、猜疑等心理，使患者感受到被接纳和理解，从而使患者增加对护士的信任感和依靠感。

4．**运用娴熟的人际沟通技巧**　良好的沟通是建立和增进护患关系的基础。护士可以通过语言及非语言的沟通技巧，运用移情、倾听、证实、自我暴露等技巧与患者进行有效的沟通，从而使护士了解更多有关患者的健康状况、心理感受等方面的信息，更好地满足患者的需要。同时也能促进护患关系良好地发展。

第五节　护患沟通

南丁格尔曾这样说过："护士工作对象并不是冰冷的石块、木片和纸张，而是具有热血和生命的人类。"良好的护患沟通是减轻患者身心痛苦的需要，是促进护患之间的理解和支持、提高护理效果的需要，更是构建和谐社会的需要。而沟通能力是一名优秀护士的重要胜任特征。对护士来说，沟通是护理实践的重要内容，护患之间的沟通及相互作用是产生护患关系的基础及必要过程。护士掌握较好的护患沟通技巧，可以有效地消除护患之间的障碍，建立和谐的护患关系，增加护患之间的了解和信任，护患之间的有效沟通有助于护理人员获得正确的信息，并针对出现的问题，及时、准确地为护理对象制订个体化的护理计划，以满足护理对象生理、心理、社会、精神、文化等多方面的需要，促进护理对象早日康复，同时也增强了患者对护士的信任感，提高其满意度。

一、护患沟通的概念

护患沟通（nurse-patient communication）是护士与护理对象之间的信息交流及相互作用的过程。所交流的内容是与护理对象的护理及康复直接或间接相关的信息，同时也包括双方的思想、情感、愿望及要求等方面的沟通。

二、护患沟通的特征

1．**有特定内容的沟通**　专业性、目的性、工作性的沟通，有特定的内容要求。内容涉及患者的生理、心理、社会、精神、文化等方面的问题。

2．**以患者为中心的沟通**　护患间沟通的所有信息涉及患者的健康及生命的安危，是以患者为中心，同时应对患者尊重、信赖、坦诚、同情、理解及关怀。

3．**多渠道的沟通**　护患间沟通不仅涉及护士与患者，也涉及护士与患者家属、护士与医生及其他的健康工作人员的沟通。

4．**沟通内容复杂**　护士需要应用护理学、社会心理学、人文学、医学等知识与护理对象沟通，根据护理对象的年龄、文化程度、社会角色等特点来组织沟通的内容，其内容涉及护理对象身心康复的各个方面，并采用相应的沟通方式。

5．**应保护隐私**　护患间沟通有时涉及护理对象的隐私，具有一定的法律及道德意义。护士需自觉注意保护患者的隐私，未授权不得散播。

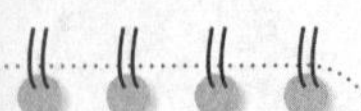

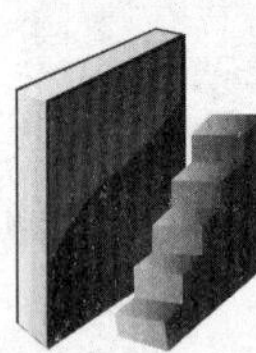

知识拓展

沟通的影响因素

主观因素

1. 生理因素：

（1）永久性的生理缺陷，如聋、哑、盲、弱智、痴呆等。

（2）暂时性的生理不适，如疼痛、饥饿、气急等。

2. 情绪因素：沟通的一方或双方处于情绪不佳时，会影响信息的传送。

3. 认知因素：个人经历、教育程度和生活环境等不同，其认知的范围、深度、广度以及认知领域、专业都有差异。

4. 社会文化因素：如种族、民族、文化、职业、信仰等。

5. 语言技巧：同一种事物、同一种意思会有多种表达方式，同一种表达方式也会有多重意义。

环境因素

1. 噪声因素：电话铃声、各种机械噪声以及与沟通无关的谈笑声等都会影响沟通的有效进行。

2. 隐秘因素：凡沟通内容涉及个人隐私时，若有其他无关人员在场缺乏隐私条件，便会干扰沟通。

3. 氛围因素：简单庄重的环境布置和氛围，有利于集中精力，进行正式而严肃的会谈，但也容易使沟通者感到紧张压抑，而色彩亮丽活泼的环境布置，可使沟通者轻松愉快，有利于随意交谈。

4. 背景因素：任何形式的沟通，都会受到各种环境背景的影响，如沟通参与者的角色、情绪、态度、关系等。

5. 距离因素：沟通过程中所保持的距离不同，沟通也会有不同的气氛背景。

三、护患沟通的方式

（一）语言性沟通

1. 语言性沟通的概念 语言性沟通是指用语言、文字或符号的方式进行的信息交流。语言是信息传递的最好媒介，语言是人类进行信息交流最常见和最重要的工具，它所表达的信息往往较确切。

2. 语言性沟通的类型

（1）口头语言：以语言为传递信息的工具，即传出的话，包括演讲、电话、讨论等。口头语言具备信息传递快速、反馈及时、灵活性大、适应面广以及可信度较高等优点。

（2）类语言：语言内容的表达在一定程度上需借助于说话的方式，即伴随沟通所产生的声音，包括语调的强弱（声音的修饰）、词音的轻重（声音的特性）、速度的快慢及流畅与否等。同样一句话，伴随不同的类语言，就会有不同的效果和含义。

（3）书面语言：以文字及符号为传递信息工具的交流载体，即写出的字，如书报、文件、信件等。书面沟通不受时间、空间限制，传播范围广泛，具有标准性及权威性，并便于保存，以便查阅或核实。

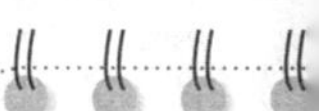

3．语言性沟通的层次

（1）一般性交谈（general conversation）：这是最低层次的沟通，一般都为社会应酬式、寒暄式的表浅式的话题。如简单的问候类话语或谈论天气等，不涉及个人的问题。此层次的沟通在初次交往、彼此关系较生疏或不熟识时使用，所以双方有一定的安全感。如双方有意建立信任关系，则应尽快结束这种表面意义上的沟通，促进人际沟通向更深层次发展。

（2）陈述事实（fact reporting）：这是一种只罗列客观事实的谈话方式，不加个人主观意见、观点和感情，不涉及人与人之间的关系。这种沟通方式对于护士了解患者是非常重要的，当发现对方（如患者）以这种方式沟通时，应注意倾听，以让他能够多表达一些信息。

（3）分享个人意见和判断（shared personal idea and judgment）：这是一种比陈述事实更高一层次的交谈。说明沟通双方已经建立了一定的信任感。沟通者希望表达自己的想法及判断，并与对方分享，以达到相互理解的目的。在此阶段，要让对方说出自己的看法，不能流露出不赞同或反对，更不能指责和嘲笑，否则对方会隐瞒自己的真实想法，不利于相互了解。

（4）分享情感（shared feeling）：沟通双方除了分享对某一问题的看法和判断，而且会表达及分享彼此的感觉、情感及愿望。这个层次的交流只有在彼此信任、无戒心的基础上才能展开，这种分享有利于身心健康。一般交往时间长、信任度高的人才会达到这种沟通层次。因此，护士应适当暴露自己的感受，激发患者交谈，以共同分享感受。

（5）沟通的高峰（peak communication）：这是沟通的最高层次。是交谈双方达到一种完全一致的状态，产生了高度和谐的感觉，甚至不用说话就能体会到对方的体验和感受。这是沟通交流所达到的最高境界。这种感觉往往是短暂的，不是所有的人际沟通都能达到这种层次的沟通，只有非常相知的人才能达到这种共鸣性沟通。

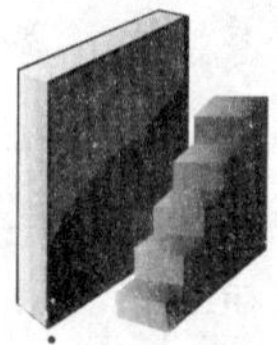

知识拓展

语言沟通的基本原则

言之有礼：交谈中用语言要讲究礼节。

言之有的：交谈中要根据谈话的宗旨，紧扣主题，交谈要针对谈话对象的特点，因人施语。

言之有益：从一定原则去选择有益健康的话题。

言之有物：交谈内容要有利、有据、有情，并且要以说真话为前提。

言之有理：说话要有道理，合乎逻辑。

言之有度：交谈时对语言、表情、动作要掌握分寸，力求谦恭得体，自然大方。

言之有序：做到“众理虽繁，而无倒置之乖；群言虽多，而无棼丝之乱。”

（二）非语言性沟通

1．非语言性沟通的概念　非语言性沟通是指不以自然语言为载体，而是以人的仪表、服饰、姿态、动作、神情等作为沟通媒介（载体）进行的信息传递。非语言沟通传递的信息是一种模糊的信息，但它往往比语言信息更为真实，因为它更趋于自发和难以掩饰。非语言性沟通包括面部表情、目光接触、手势、身体运动和姿势、气味、着装、沉默以及空间、时间和物体的使用等。美国研究非语言性沟通的心理学家艾伯特·梅热比曾提出一个公式：

信息的全部表达 =7% 的语调 +38% 的声音 +55% 的面部表情

这一公式说明，在人类沟通过程中互动双方所获得的信息有很大一部分来自非语言沟通，它具有语言所不能替代的功能。

2．非语言性沟通的特点

（1）广泛性：即使是语言差异很大的情景中，人们也可以通过身体语言表达自身的想法，达到相当有效的沟通。

（2）持续性：非语言性沟通可以保持持续不间断的沟通。语言沟通是间断的，而非语言性沟通是持续不断的，只要人们在一起就持续存在。

（3）模糊性：即非语言性沟通表达的意思不确定。语言性沟通表达的含义清楚明白，社会规范性强，而非语言性沟通表达的含义往往较为含蓄晦涩，社会规范性较差。

（4）真实性：一般情况下，不自主的表情动作居多，不自主的体态是下意识的，是人受外界刺激的本能反应。身体语言往往比语言性沟通更能体现一个人内心的真实想法。

（5）简约性：非语言性沟通有时比语言性沟通得到的认识更深刻、更充分。例如，护士需要了解患者的情况，去病房看一看患者就可以得知，这时候，花几秒钟看上一眼所获得的信息远比一个小时的文字叙述来得直观。

（6）通用性：即表示非语言性沟通具有跨文化的特征。非语言性沟通几乎可以在任何文化背景的人之间发生。例如表达喜悦、高兴的感情，几乎都用笑的形式；表达痛苦、忧伤的感情，几乎都用哭的形式等。

（7）民族性：虽然非语言性沟通具有通用性，但受种族、地域、历史、文化等影响，也有很大差异，每种文化都具备自身独具一格的非语言性沟通形式。例如，美国人用拇指和示指组成一个圆圈，其他三个指头竖起表示“OK”的意思，而巴西人用这个手势则代表“肛门”。

3．非语言性沟通的形式

（1）外表：外表包括衣着、装束等。端庄稳重的仪容、和蔼可亲的态度、训练有素的举止，不仅是护士的外表美，也使患者在一定程度上更信任护士，产生良好的沟通效果。而穿戴不整齐则给人凌乱、心理健康欠佳的不良印象。

（2）举止：举止能反映一个人对他人的态度或自身的放松程度。同样，一个人的站姿、坐姿以及与人沟通时的手势也能在一定程度上反映出个体的素质、修养、社会地位等信息。

（3）触摸：触摸如握手、轻拍肩臂等，可传递关心、牵挂、体贴、安慰、理解等情感。触摸是用以补充语言沟通及向他人表示关心、体贴、理解、安慰和支持等情感的一种重要方式，伴随语言性沟通的触摸比单纯语言性沟通更有安抚作用。

（4）距离：美国人类学家爱德华·霍尔将人际沟通中的距离分为四种（表3-1）。

表3-1　人际沟通中的距离

名称	物理距离	适用人群	感受
亲密距离	15cm	极亲密的人之间或护士为患者进行某些技术操作时	可以感受到对方的体温、气味和气息
个人距离	50cm	熟人及朋友	友好而有分寸
社会距离	1.2 ~ 3.7m	公务联系	公开而正式
公众距离	3.7m	公共场合陌生人之间	疏远

（5）环境：环境的选择与安排可以体现出信息发出者对沟通的重视程度。选择熟悉、非正式的环境，表示本次沟通较为轻松、随意；选择封闭、私密的环境，表示此次沟通可能具有保密性质。

四、护患关系中常用的沟通技巧

（一）治疗性的会谈技巧

1．治疗性会谈的概念　治疗性会谈（therapeutic communication）是护患双方围绕与患者

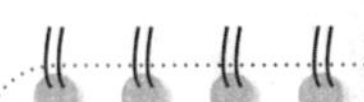

健康有关的内容进行的有目的性的、高度专业化的相互沟通过程。要求护士对会谈的时间、地点、目的、内容及形式进行认真的组织、安排及计划，并实施好计划，最后评价会谈的效果。

2．治疗性会谈的过程

（1）准备会谈阶段：为使会谈成功，会谈前应做好周密的准备工作，包括：①全面了解患者的有关情况；②明确会谈的目标；③拟定具体的会谈内容，并列出提纲，使会谈能紧扣主题；④选择好会谈时间，以会谈双方皆感方便的时间为宜；⑤准备好会谈环境，保证安静，注意环境的隐私性；⑥护士自身准备，做好会谈前的身心准备，仪表端庄。

（2）开始会谈阶段：与患者会谈开始时，护士应做到：①有礼貌地称呼患者，使患者有相互平等、相互尊重的感觉；②主动介绍自己，如自己的姓名、工作职责范围，获得患者的信任；③帮助患者采取适当的体位；④向患者介绍会谈的目的、会谈大概所需要的时间；⑤创造一个无拘无束的会谈气氛。

（3）正式会谈阶段：在相互熟悉之后护士需要做到：①根据会谈的目标及内容。护士应用会谈技巧，提出问题；②以特定的会谈方法向患者提供帮助；③注意观察服务对象的各种非语言表现；④应用倾听、沉默、核实等沟通技巧以加强会谈的效果。

（4）结束会谈阶段：一般会谈结束时需要做到：①让患者有心理准备，如护士对患者说“我们今天只有 8 分钟的谈话时间了”等；②尽量不要再提出新问题；③简要总结会谈的内容并询问患者有无补充；④对患者表示感谢，并安排患者休息；⑤必要时预约下次会谈的时间。

3. 会谈时的注意事项　护士在会谈时需做到：①对患者要有同情心、责任感，关心患者；②尊重患者的人格，对患者的称呼要得当，语言措辞要得体；③要尊重事实，实事求是；④善于体谅患者；⑤会谈时要紧扣主题；⑥尽量少用专业词汇或者术语；⑦应用人际沟通技巧；⑧注意患者的非语言行为；⑨仔细做好会谈记录。

（二）日常护患沟通技巧

沟通技巧体现在包括护理评估、咨询、健康教育、护理措施实施及护理评价等所有护理环节中，贯穿于日常护理工作的每个部分。因此，护士在日常护理工作中，应注意从以下几个方面应用沟通技巧：

1．具有同理心　同理心，又称换位思考、神入、移情、共情，是站在对方立场思考的一种方式，即进入并了解他人的内心世界，并将这种了解传达给他人的一种技术与能力。在护患沟通中，护士既要学会做患者的“熟人”，又要做患者的“专家”。要注意角色转换，设身处地地想患者之所想、急患者之所急、帮患者之所需，融洽护患关系，达到有效的双向沟通。生病及住院后患者及其家属面临着巨大的压力，特别当患者疾病较严重时，患者会有一系列心理和行为表现，如对周围的一切很敏感、情绪易激动，他们也经常从护士的言行、面部表情等方面来猜测自己的病情及预后。因此，护士良好的、支持性的、明确的沟通技巧可以帮助患者度过这段痛苦的经历。如果护士能理解患者的感受，会减少患者的恐惧及焦虑。反之，如护士对患者漠不关心，会使患者产生不信任感，甚至是敌意。

2．尊重患者的人格，维护患者的权利　在日常护理活动中，护士应该将患者看成一个具有完整生理、心理、社会、精神、文化需要的综合体。无论患者的社会地位、种族、性别、经济等如何，都应该一视同仁。在与患者沟通的过程中，对患者说话时语气要温和、诚恳，注意维护患者的自尊及人格，并尽量鼓励患者说出自己的想法，注意倾听，不只是听患者所说的词句，还应注意其音调、流畅程度、面部表情、身体运动姿势和动作等非语言行为，防止不耐烦地打断患者讲话或粗暴地训斥患者。

3．及时对患者的需要做出反应　在一般情况下，护患沟通时都会传递出当时特定环境下的需要及信息。护士一定要注意核对自己的理解是否准确，如可以采用重复对方谈话的内容和所说的话。用不同的词句复述对方的话，但要保持原意。将一些模棱两可、含糊不清、不够完整的话加以澄清。要注意重视患者所反映的语言或非语言信息并及时做出反应。这样不仅可以及时处理患者的问题，满足其需要，而且使其感受到关心、温暖及被重视。

4．及时给患者提供有关健康的信息 在护理实践中，护士应利用各种机会为患者提供信息或实施健康教育。如患者缺乏对自身疾病知识的了解，由此对自身疾病状况进行无端猜测，或患者即将面临痛苦的检查或治疗时，会出现焦虑、恐惧及不安等心理和行为表现，护士应仔细观察患者的表现，及时给予讲解、提供指导并安慰。对一些长期住院、失去工作或生活能力的患者，容易产生情绪问题甚至会有轻生的念头，护士应加强与他们沟通，及时了解患者的心理变化，并应用相应的社会心理学知识为其提供心理护理及情绪疏导，并帮助他们尽快康复，重新达到心理平衡，使患者在现有情况下仍然具有良好的生活质量。

5．注意对患者信息的保密 患者的个人隐私有时为了治疗及护理，需要告诉护士。但护士务必牢记无论在什么条件下，都要保证对患者隐私的保密。除非某些特殊的原因要将患者的隐私告诉其他人时，但也要事先征得患者的同意。如果患者的隐私对康复没有影响或帮助，绝不应向其他人扩散或泄露。对于涉及患者隐私的问题护士应注意交谈环境和言语的保密性。特别是对于特殊病情治疗者的情况更要保密，不能随意暴露患者的隐私。

（三）特殊情况下的沟通技巧

由于个人的经历、文化背景、宗教信仰等方面的差异，护士在日常护理工作中会碰到形形色色的患者，每个患者所患的疾病不同，并且不同人患病后的表现也千差万别，即使有时患相同疾病的人，患病后也有不同的表现方式。而针对那些特殊的护理对象，护士应观察他们的特殊反应并分析他们做出这些特殊反应的原因，应用一定沟通技巧，巧妙灵活地与此类护理对象进行沟通，减少护患之间的矛盾。

1．愤怒者 在护理工作中，护士会遇到一些愤怒的护理对象，他们通常表现为要求苛刻，稍有不满就会发脾气，愤怒地指责别人，有时会无端地仇视周围的人，甚至会出现一些过激行为，如拒绝治疗护理，不断地指使护士立刻为他提供某个方面的护理。面对这种护理对象，护士可能会失去耐心，或被护理对象的过激言行激怒，或者采取回避的方法。护理对象的愤怒一般都是有原因的，护士应注意与其沟通，并对护理对象的愤怒做出正面反应，视护理对象的愤怒为一种健康的适应性反应，尽量为他们提供发泄的机会，并应用倾听技巧了解和分析护理对象的感受及愤怒的原因，对他们遇到的困难及问题及时做出理解性的反应，并尽所能满足他们的需要，减轻其愤怒情绪，促使他们身心恢复平衡。

2．要求过高者 这类护理对象对别人要求挺高，抱怨周围的一切。护士应该清楚地认识到：一般要求过分的护理对象，特别是长期住院者，可能是认为自己患病后没有得到别人足够的重视及同情，从而以苛求的方法来唤起护士的注意。此时护士应多与他们沟通，理解他们的行为并仔细观察其表现，允许他们抱怨并对其提出的合理要求及时做出回应，有时可应用幽默或非语言的沟通技巧。对一些无理要求或抱怨，如果没有特殊的原因，护士要对其进行一定的限制。

3．不合作者 这类护理对象往往不遵守医院的各项规章制度，不愿与医务人员配合，不服从治疗护理等，护患之间可能会有矛盾甚至会使护士感到沮丧。此时，护士应了解护理对象不合作的原因，努力使护理对象更好地面对现实，积极地配合治疗与护理。

4．抑郁者 这类护理对象一般是被诊断为绝症或因其他原因出现抑郁反应。他们表现为漫不经心、注意力不集中、说话慢、反应迟钝。护士在与他们沟通时，应尽量表示体贴及关怀，以亲切、和蔼的态度提出一些简短的问题，并以实际行动及时对护理对象的需要做出反应，使他们感受到护士的关心及重视。

5．悲哀者 当护理对象遇到较大的心理打击或患了绝症，意识到自己将永远失去所热爱的一切时，会产生巨大的失落感，出现沮丧、哀伤等悲哀反应，可能在行为上有哭泣或退缩，

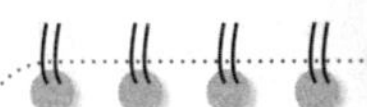

愿意独处或希望有一个自己信任及喜欢的人在身边。护士应允许其独处，鼓励其发泄、表达自己的悲哀，并尽可能地陪伴，倾听对方，表示理解、关心及支持，使其恢复平静。

6．**病情严重者**　在护理对象病情严重或处于危重状态时，护士与其沟通时应尽量缩短时间，避免加重其病情。会谈的时间一般不可超过 10 ～ 15min。对意识障碍者，护士可以重复一句话，以同样的语调反复与其交谈，以观察其反应。对昏迷者可以根据具体情况适当增加刺激，如采用触摸，与护理对象交谈，以观察其是否有反应。

7．**感知觉障碍者**　有听力或视力等感知觉障碍的护理对象，护士与其沟通时可能会出现一些困难或障碍。因此，护士应学会与此类护理对象的沟通技巧。如对听力障碍者，护士可以应用面部表情、手势等非语言沟通技巧，或应用图片等书面语言与其沟通。对视力障碍者，护士应先自我介绍，并用触摸的方式让其感受到护士的关心，在接近或离开护理对象时要及时解释或告知，不要使用服务对象不能感知的非语言沟通。对言语障碍者，使用的句子要简短，可用点头方法，若患者听得见却很难表达，绝不可心急，可用记号板的方式进行沟通。

8．**幼儿和老年人**　护理幼儿时应注意儿童不同发育阶段的特点，以其相当年龄水平的方式与之交流，但须牢记当其患病时常会倒退到其发育的幼稚阶段。角色扮演是发现儿童感觉的一种方法。护理老人要像亲人一样对待，要掌握分寸，要尊重他们。老年人往往有重听，千万不能大喊大叫，可贴近老人耳朵，并要使用重复技巧。

五、护理工作中常见的沟通误区

不当的沟通技巧会导致信息传递途径受阻，甚至产生信息被完全扭曲或沟通无效等现象，从而影响甚至破坏护患关系。因此，在护患沟通过程中，护士应尽量避免以下不良的沟通方法：

1．**突然改变话题**　在与患者沟通过程中，护士如轻易地直接打断谈话，由接受信号转为发出信号，或直接或间接地利用无关的问题突然改变话题，或转移谈话的重点，会阻止患者说出有意义的信息。

2．**主观判断或说教**　在沟通过程中护士使用一些说教式的语言，采用简单化的批评或发表个人的见解，并过早地表达自己的判断，使护理对象没有机会表达自己的情感，甚至会感到护士根本不理解自己，不会尝试与护士探讨自己所担心的问题。

3．**虚假的或不恰当的保证**　在临床护理工作中，有时当护理对象表示对病情、治疗或护理的害怕或焦虑时，护士为了使他们高兴，而说一些肤浅的宽心话，给他们以虚假的保证。这样的保证是无效的，因为只会显示出护士对护理对象的问题的不重视，使护理对象不愿意或无法将自己真实的感受表达出来。

4．**信息发出的量或速度超载**　人患病时由于身心的不适，会对沟通过程中的信息接受能力下降，而护士有时在工作繁忙的情况下，会急于求成，特别是在进行健康教育或健康指导时，信息量太大，速度太快，会影响患者的理解从而影响教育的效果。

5．**言行的不一致**　护士的语言及非语言消息表达不一致，会使护理对象产生误解。他们会从护士的表现来猜测自己的病情，而产生护患沟通障碍。

6．**匆忙下结论或阐述自己的观点**　护士如果在沟通中没有经过思考很快对一个问题做出回答，往往会回答不全或根本回答不对题，这样往往不能解决患者的真正问题或全部问题，也会阻断患者要表达的感情及信息，反而会使患者增加新负担，感到孤立无助、无法被理解。

7．**过度发问或调查式提问**　指对护理对象持续提问，对其不愿讨论的话题也要寻求答案，这会使护理对象感到不被尊重或被利用，而对护士产生抵触情绪。因此，护士应该注意护理对象的反应，在他们感到不适时及时停止互动，避免对他们采用调查式的提问。

六、促进及培养护士的沟通交流技巧

良好的沟通交流技巧是护士的一种基本技巧及能力，需要从以下几个方面注重培养护士的沟通技巧：

1．从管理者角度 管理阶层应加强对护士进行有关护理工作中的人际沟通培训，如举办护理沟通技巧学习班或进行相关的训练，使护士掌握有关的沟通技巧，为做好良好的护患间及其他专业性的人际沟通奠定基础。

2．从个人角度 护士个人应加强知识的学习，日常生活中要注重人际沟通，尤其是要培养自己的人际沟通技巧，注意疏导及控制自己的不良情绪，重视人际关系在护理中的重要性。

沟通既是一种工作方法，也是一门艺术，是护理工作中的一个重要环节。护士良好的沟通技巧，可以建立良性的人际关系，使护理工作在友好的气氛中进行。因此，护士应具备有效的护患沟通技巧，发展及促进良好的护患关系，及时满足护理对象的需要，使他们真正接受科学的、整体的、全方位的现代护理。

小　结

1. 护士的专业角色有健康照顾者、计划者、管理者及协调者、教育者、健康咨询者、代言人及维护者、研究者。

2. 我国于1993年3月26日发布《中华人民共和国护士管理办法》，并于1994年1月1日开始实施。该办法规定要成为法律意义上的护士，必须经执业注册取得护士执业证书。2008年5月12日起实行的《护士条例》严格规范了护士的执业行为。

3. 患者在角色转换过程中常常会有一些适应不良的行为，主要有：角色行为缺如、角色行为冲突、角色行为消退、角色行为强化、角色行为异常。

4. 护患关系是一种工作关系，是以治疗与护理为主的专业关系，是多元化的互动关系，是不对等的相互作用，护理人员是护患关系后果的主要承担者。

5. 护患关系分为主动—被动型、指导—合作型、共同参与型三种模式。护患关系的建立与发展一般可分为三期，即初始期、工作期和结束期。

6. 护患沟通应有特定的内容、复杂全面的沟通内容，应以患者为中心、多渠道沟通且应保护患者的隐私。

7. 在护患沟通过程中，护士应尽量避免以下不良的沟通方法：①突然改变话题；②主观判断或说教；⑧虚假的或不恰当的保证；④信息发出的量或速度超载；⑤言行的不一致；⑥匆忙下结论或阐述自己的观点；⑦过度发问或调查式提问。

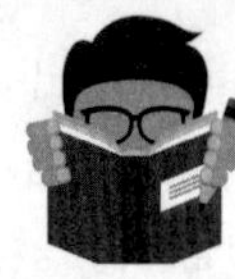

思考题

第三章思考题参考答案

1．你认为应该采取哪些措施提高患者的角色适应能力？

2．你认为应如何建立良好的护患关系？

（马小琴）

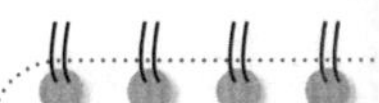

第四章　需要与护理

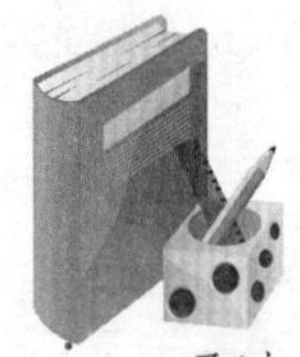

学习目标

通过本章内容的学习，学生应能够：

◎ 识记

1．准确复述需要的概念。

2．正确描述马斯洛的人类基本需要层次论、卡利什的人类基本需要层次论、韩德森患者需要模式的主要内容。

◎ 理解

正确解释马斯洛的人类基本需要层次论，说明需要理论在护理实践中的作用。

◎ 运用

针对具体病例，应用需要理论，为患者制订有关需要的护理措施。

人是生物和社会的整体，在社会的生存与发展中，必然产生一定的需要。当人的需要得到满足时，就处于一种平衡状态，从而可以保持健康；反之，人可能由于处于紧张、恐惧、愤怒等负性情绪中，而影响生理功能，甚至导致疾病。护理人员只有充分认识人类基本需要的特点和内容，才能帮助人们满足其基本需要，维持机体平衡状态，达到维持和促进健康的目的。

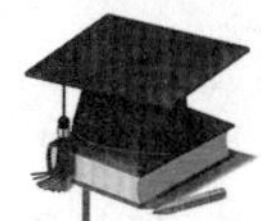

案例 4-1

案例 4-1 分析

患者，李某，女性，68 岁，小学文化，农民。主诉：发作性胸闷，气短 5 年，持续心前区疼痛 5h。患者于 5 年前出现劳累后胸闷、气短，当地医院诊断为“冠心病，劳累型心绞痛”，经治疗后症状缓解出院。此后，每于劳累后经常出现上述症状，含服硝酸甘油可缓解，未再入院系统治疗。入院前 4h，患者再次于劳累后突然出现心前区疼痛，向左肩及背部放射，含服硝酸甘油不缓解，大汗，伴恶心、呕吐，家人急送医院。急诊以“急性心肌梗死”收住入院。患者育有两子，配偶于 2 年前因“肺癌”病故。儿子均身体健康，与长子生活在一起，家庭关系融洽，经济状况一般，性格开朗。平素喜食肥肉，无吸烟饮酒史。患者及家属对所患疾病的有关知识了解较少。

问题与思考：

1．目前李某有哪些需要？

2．应用人类基本需要层次论，如何为李某提供符合各层次需要的护理？

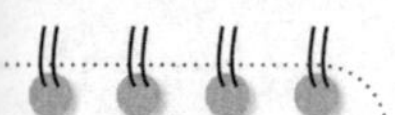

第一节　概　述

需要是个体、群体对其生存、发展条件所表现出来的依赖状态，是个体和社会的客观需求在人脑中的反映，是人的心理活动与行为的基本动力，是个体行为积极性的源泉。正是个体这种或那种的需要，推动着人们在各个方面进行积极的活动。

一、需要的概念

需要（need）是人脑对生理与社会要求的反映。需要是个体在生活中感到某种欠缺而力求获得满足的一种内心状态。常以一种“缺乏感”体验着，以意向、意愿的形式表现出来，最终成为推动人们进行活动的动机。需要总是指向某种东西、条件或活动的结果等，具有周期性，并随着满足需要的具体内容和方式的改变而不断发展和变化。

人是自然属性与社会属性的统一体，对其自身与外部生活条件有各种各样的要求，如对空气、食物、水、阳光等自然条件的依赖，对交往、劳动、学习、创造、运动等社会条件的要求。当这些必需的事物反映在人脑中，就成为人的需要。因此，人的需要是客观要求作用于主体时的心理体验。这种体验如被个体感知，称为意愿；未被感知时，称为意向。

需要是个性倾向性的基础，是个性积极性的源泉，它与人的行为的发生有密切关系。人的活动总是受某种需要所驱使，需要一旦被意识到并驱使人去行动时，就以活动动机的形式表现出来。需要激发人去行动，并使人朝着一定的方向去追求，以求得到自身的满足。同时人的需要又是在活动中不断产生与发展的。当人通过活动满足了原有的需要时，人和周围现实的关系就发生了变化，又会产生新的需要。因此说，需要是人的活动的基本动力。

二、需要的分类及特征

（一）需要的分类

对需要种类的划分有不同的角度，通常从需要的起源和需要的对象两个角度进行分类。

1．从需要的起源划分　需要包括生理需要和社会需要。生理需要是为了保存和维持有机体生命和种族延续所必需的。生理需要包括：维持有机体内平衡的需要，如饮食、运动、睡眠、排泄等需要；回避伤害的需要，如对有害或危险的情景的回避等；性的需要，如配偶、嗣后的需要。生理需要是生而有之的，人与动物都存在，但人与动物表现在生理上的需要有本质区别，人的生理需要已被深深地烙上社会的痕迹，已不是纯粹的本能驱动。社会需要是人们为了提高自己的物质和文化生活水平而产生的社会性需要，包括对知识、劳动、艺术创作的需要，对人际交往、尊重、道德、名誉地位、友谊和爱情的需要，对娱乐消遣、享受的需要等。它是人特有的在社会生活实践中产生和发展起来的高级需要。人的社会需要因受社会的背景和文化意识形态的影响而有显著的差异。

2．按需要的对象划分　需要包括物质需要和精神需要。物质需要是指人对物质对象的需求，包括对衣、食、住、行有关物品的需要，对工具和日常生活用品的需要。物质需要是人对于物质文明产品依赖性的心理状态的反映，因此，物质需要既包括生理需要又包括社会需要。精神需要是指人对社会精神生活及其产品的需求，包括对知识的需要、对文化艺术的需要、对审美与道德的需要等。这些需要既是精神需要又是社会需要。

对需要的分类，只具有相对的意义。如为了满足求知的精神需要就离不开对书、笔等学习工具的物质需要；对食物的需要虽然是生理需要，但其对象的性质又是物质的。因此不同种类的需要之间是既有区别又密切联系的。

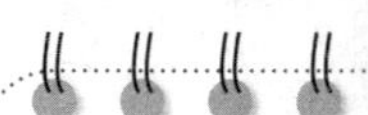

（二）需要的特征

1．对象性 人的需要不是空洞的，而是有目的、有对象的，并且随着满足需要的对象的扩大而发展。人的需要的对象既包括物质的东西，如衣、食、住、行，也包括精神的东西，如信仰、文化、艺术等；既包括个人生活和活动，如，日常的物质和精神方面的活动，也包括参与社会生活和活动以及这些活动的结果。例如，通过相互协作带来物质成果，通过人际交往沟通感情，带来愉悦和充实；既包括想要追求某一事物或开始某一活动的意念，也表现为想要避开某一事物或停止某一活动的意念，这些意念的产生都是根据个人需要及其变化决定的。各种需要间的区别，就在于需要对象的不同。但无论是物质需要、还是精神需要，都必须有一定的外部物质条件才能满足。例如，居住需要房子，出门要有交通工具，娱乐要有场所等。

2．阶段性 人的需要是随着年龄、时期的不同而发展变化的。也就是说个体在发展的不同时期，需要的特点也不同。例如，婴幼儿主要是生理需要，即需要吃、喝、睡等；少年时代开始发展到对知识、安全的需要；青年时期又发展到对恋爱、婚姻的需要。

3．社会制约性 人不仅有先天的生理需要，而且在社会实践中，在接受人类文化教育过程中，发展出许多社会性需要，这些社会需要受到时代、历史的影响。在经济落后、生活水平低下的时期，人们需要的是温饱；在经济发展、生活水平提高的时期，人们需要的不仅是丰裕的物质生活，同时也开始需要高雅的精神生活。

4．独特性 人与人之间的需要既有共同性，又有独特性。由于生理因素、遗传因素、环境因素、条件因素不同，每个人的需要都有自己的独特性。不同的年龄、身体条件、社会地位或经济条件，都会在物质和精神方面有不同的需要。

第二节 人类基本需要的有关理论及模式

19 世纪 50 年代以来，心理学家、哲学家和护理学家等从不同角度对人的基本需要进行了研究，形成了不同的理论。其中以马斯洛的人类基本需要层次论最为著名、最有影响力，并在许多领域得到广泛应用。此外，还有卡利什的人类基本需要理论和韩德森的患者需要模式。

一、马斯洛的人类基本需要层次论

马斯洛（Abraham H. Maslow，1908—1970）是美国人本主义心理学家。他在 1943 年发表的“人类动机理论”一文和 1954 年发表的《动机与人格》一书中，提出人类基本需要层次论（hierarchy of basic human needs theory）。马斯洛认为，人的需要分为基本需要和特殊需要。所谓基本需要应具有如下特点：“缺乏它引起疾病；有了它免于疾病；恢复它治愈疾病；在某种非常复杂的、自由选择的情况下，丧失它的人宁愿寻求它，而不是寻求其他的满足；在一个健康人身上，它处于静止的、低潮的或不起作用的状态中。”这些基本需要是人类共有的。特殊需要是人在不同的社会文化条件下形成的各自不同的需要，如嗜好、服饰等。当需要得不到满足时，机体内部就会处于焦虑状态，这种焦虑会激发其产生行为动机，导致某种行为的形成。如果某种需要持续处于不能被满足的状态，则将直接影响健康。

（一）人的基本需要层次

马斯洛认为人的基本需要是人类维持生存、最佳生长发育和健康所必需的生理和心理需要。马斯洛把人类的基本需要具体划分为生理需要、安全需要、爱与归属的需要、尊重的需要和自我实现的需要五个不同的层次，并用金字塔结构排列（图 4-1）。

1．生理需要（physiological needs） 指维持生命所必需的各种需要，属于最低层次，但须优先满足。包括：食物、水、氧气、体温维持、排泄、休息与睡眠、活动、性、免于疼痛与

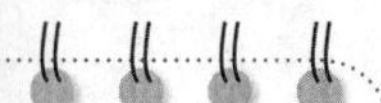

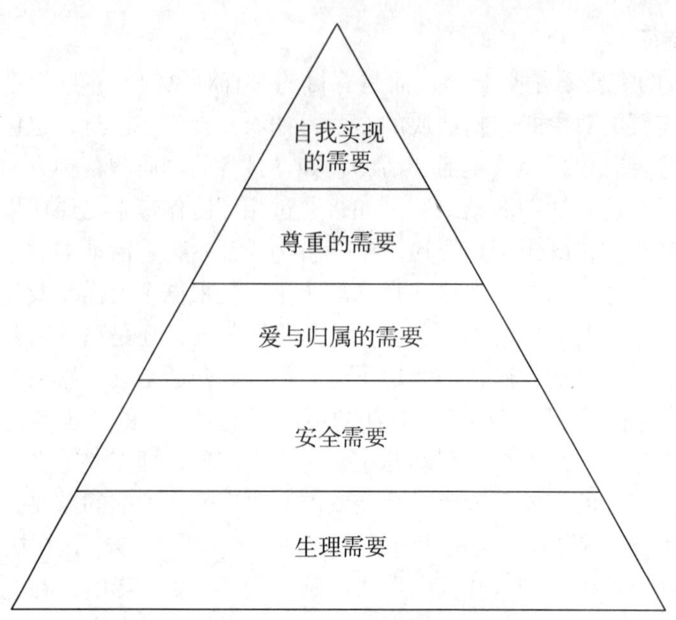

图 4-1　马斯洛的人类基本需要层次论示意图

不适等。生理需要是驱使人们进行各种行为的强大动力，是其他需要产生的基础。只有当人们的生理需要得到满足以后，更高层次的需要才能产生。

2．安全需要（safety needs）　包括生理安全和心理安全。生理安全是指一个人希望得到保护，避免现存或潜在的身体伤害，即人需要处于安全的状态。心理安全是指一个人希望能够信任别人，避免恐惧、焦虑和忧愁等，即人需要对生理环境、物理环境及其人际关系等社会环境在心理上感到安全。例如，当生活环境具有一定的稳定性，有一定的法律秩序，所处的环境中没有混乱、恐吓、焦虑等不安全因素时，人感到心理安全。人在熟悉的环境中往往感到安全，在陌生的环境或经历第一次住院、检查或手术时易产生心理不安全感。

3．爱与归属的需要（love and belongingness needs）　又称社交需要。在人们的生理需要和安全需要得到一定程度的满足后，人们会很自然地产生社会交往的需要。给他人以帮助并得到来自社会的关心与温暖，是人们正常生活不可缺少的组成部分。在这种需要的驱使下，人们会主动地交朋友，寻找喜欢自己的人和自己所喜欢的人。如渴望父母、朋友、同事、上级等对其的爱护与关怀、温暖、信任、友谊以及爱情等。人们还渴望自己有所归属，成为某团体的一员，在团体中与他人建立深厚的感情，保持友谊和忠诚。若爱与归属的需要未被满足，就会产生孤独感、自卑感和挫折感，甚至对生活产生绝望。

4．尊重的需要（esteem needs）　每个人都有自尊以及受他人尊重的需要。自尊是指希望自己能自立、有实力、有信心、有成就和有价值，对周围环境产生影响力。受到他人尊重是指希望自己的能力和才华得到他人公正的承认与赞赏，自己的工作得到社会的认可，在团体中有自己的地位。尊重需要的满足可以使人坚强、充满信心、有成就感，具有独立性和自主性，一旦受挫就会产生自卑感、无助感和挫折感，从而失去信心。

5．自我实现的需要（self-actualization needs）　是最高层次的基本需要，即实现自我价值和发挥自我潜在能力的需要，在这种需要的驱使下，人们会尽最大的力量发挥自我潜能，实现自我目标和价值。主要有以下特征：①能不断学习，追求知识，并接受新思想；②敏锐的感知力，较强的推理能力和决策能力；③具有完整的人格特征，自信和自尊，正确地评价任何事物，致力于自己的事业；④积极面对生活中各种问题，有效解决问题；⑤有高度的自主性、创造性、灵活性和探险性精神。自我实现的需要不仅仅局限于科学家、伟人等，应包括所有希望实现自我价值而不懈努力工作的人。

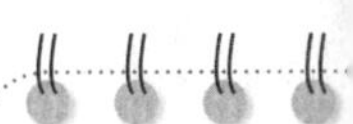

在人类需要层次理论中，除了上述五种需要外，马斯洛还提到了另外两种需要：认知需要和审美需要。认知需要是指个体寻求知识，认识和理解未知事物的需要。审美需要是指个体对美的物质、现象的追求，对行为完美的需要。马斯洛提到这两种需要也是人类普遍存在的、共有的需要。

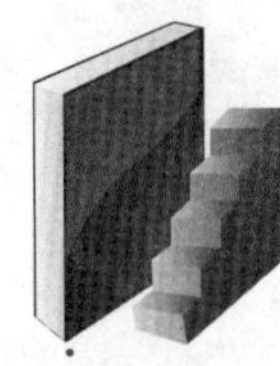

知识拓展

马斯洛的“超自我实现”理论

超自我实现（over actualization）是马斯洛在晚期时所提出的一个理论。这是当一个人的心理状态充分地满足了自我实现的需求时，所出现短暂的“高峰体验”，通常都是在执行一件事情时，或是完成一件事情时，才能深刻体验到的一种感觉，通常都是出现在音乐家或是艺术家身上。例如一位音乐家，在演奏音乐时，所感受到的一种“忘我”的体验。一位艺术家在绘画时，感受不到时间的消逝，他在绘画的每一分钟，对他来说和一秒一样快，但每一秒却过得比一个星期还充实。

（二）各基本需要层次之间的关系

1．人的需要从低到高有一定层次性，但不是绝对固定的。

2．不同层次需要的发展与个体年龄增长相适应，也与社会的经济水平及文化教育程度有关。

3．人的行为是由优势需要决定的。同一时期内，个体可存在多种需要，但只有一种占支配地位，优势需要是不断变化的。

4．需要可以分为两级，其中生理需要、安全需要和爱与归属的需要都属于低层次的需要，这些需要通过外部条件就可以满足；而尊重的需要和自我实现的需要是高层次需要，通过内部因素才能满足，而且一个人对尊重和自我实现的需要是无止境的。

5．需要的满足过程是逐级上升的。当较低层次需要满足后，就向高层次发展。这些层次的需要不可能完全满足，层次越高，越难满足，满足的百分比越少。

6．高层次需要的满足比低层次需要满足的愿望更强烈，同时，高层次需要的满足比低层次需要的满足要求有更多的前提条件。

7．各层次需要互相依赖，彼此重叠。当较高层次需要发展后，较低层次的需要依然存在，只是对人的行为影响的比重降低。

8．人的需要满足程度与健康成正比。在其他因素不变的情况下，任何需要的满足都有助于健康发展。

马斯洛认为，需要的产生由低层次向高层次的发展呈波浪式地推进，在低层次需要没有被完全满足时，高层次的需要就产生了，而当低层次的需要高峰过去了但需要未完全消失时，高层次的需要就逐步增强，直到占绝对优势（图 4-2）。

二、卡利什的人类基本需要层次论

在马斯洛提出人类基本需要层次论若干年后，美国护理学家卡利什（Richard Kalish）将该理论加以修改和补充，又增加了一个层次，即刺激的需要（needs of stimuli），列在生理需要和安全需要之间，包括性、活动、探索、好奇和操纵（图 4-3）。卡利什认为知识的获取是人类好奇心和探索所致。性和活动的需求虽然也属于生理的需要，但卡利什认为，这些需要必须在氧气、水分、食物、排泄、温度、休息、免于疼痛等生理需要得到满足之后，才会寻求此需

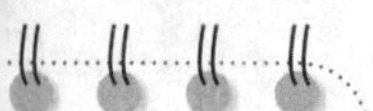

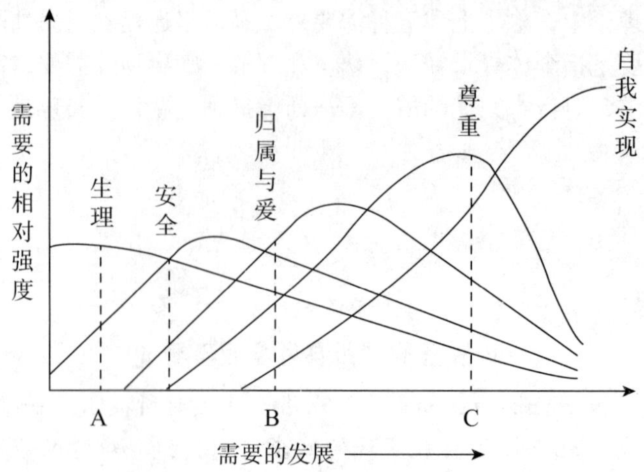

图 4-2　需要层次发展示意图

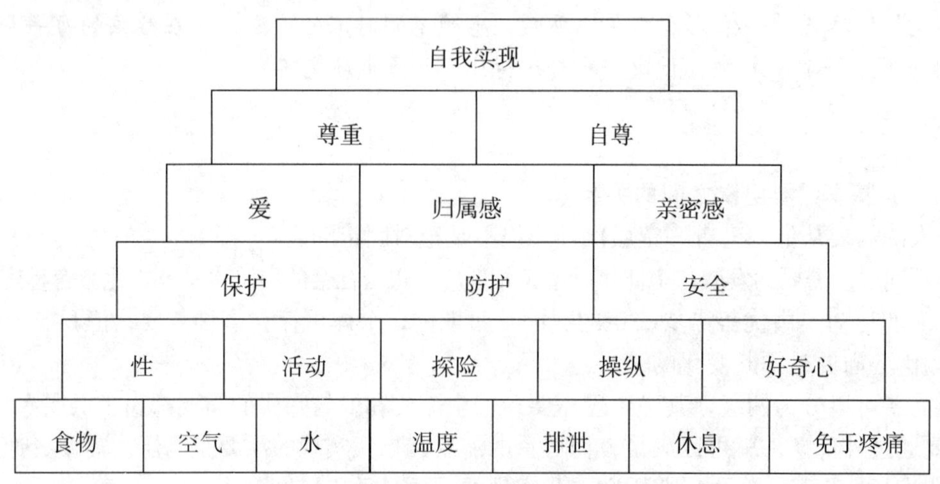

图 4-3　卡利什人类基本需要层次论示意图

要。因此将其列在生理需要之后。此外，人们为了满足好奇心，常在探索或操纵各项事物时忽略了自身的安全性。因此，好奇、探索和操纵等需要的满足应优先于安全的需要。

三、韩德森的患者需要模式

韩德森（Virginia Henderson）是美国护理学家，认为护理的独特功能是协助个体从事有益于健康、促进康复或安详地死亡等活动，并帮助其尽可能地获得独立。韩德森提出了十四项满足人类基本需要的日常活动。

1. 正常地呼吸。
2. 适当地摄入食物、水。
3. 通过各种途径排出代谢废物。
4. 移动并维持所期望的姿势，如走路、端坐、卧位和改变姿势等。
5. 充足的睡眠和休息。
6. 选择恰当的穿着。
7. 通过调整穿着或环境，使体温维持在正常范围。
8. 保持身体清洁和良好修饰，保护皮肤的完整性。
9. 避开环境中危险因素，并避免伤害他人。
10. 通过表达自己的情绪、需要、观点，与他人进行沟通。

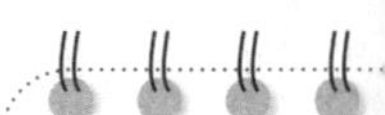

11．遵照自己的信仰从事相关活动。
12．从事可带来成就感的工作。
13．参与不同形式的娱乐活动。
14．学习、发现、满足各种促进正常发展的健康的好奇心。

第三节　人类基本需要理论在护理实践中的应用

马斯洛认为，基本需要的满足与否及其满足的程度与个体的健康水平是密切相关的。当一个人的大部分需要得到满足时，就能够保持平衡状态，维持机体的健康；当基本需要得不到满足时，就会出现失衡状态而导致疾病。这些观点符合现代护理观，在护理实践中得到广泛应用。

护理人员在护理患者时，一方面应满足患者的基本需要，另一方面是更具有积极意义的方面，就是激发患者依靠自己的力量恢复健康的需要，只有当患者意识到自己有力量摆脱病痛获得康复时，才会积极参与护理活动，与医护人员良好合作。在这种需要的满足过程中，患者的自护能力得到了发展。

一、需要理论对护理实践的意义

需要理论对护理思想与活动产生了深刻的影响，使护理人员认识到护理的任务就是帮助患者满足其基本需要，以恢复健康、维持健康、促进健康。需要理论对护理实践的指导意义如下：

（一）帮助护理人员识别患者未满足的需要

护理人员可按照人类基本需要层次论，从整体的角度，系统地收集资料，评估并识别患者在各个层次上尚未满足的需要，这些未满足的需要就是需要护理人员提供帮助和解决的护理问题。例如，患者思念亲人，表明其爱与归属的需要尚未得到满足；患者住院期间担心得不到良好的治疗和照顾，对各种检查和治疗护理工作产生怀疑，则表明其安全的需要未能得到满足；患者担心因疾病影响工作和学习，则是在寻求自我实现的需要。

（二）帮助护理人员更好地领悟和理解患者的言行

需要理论有助于护理人员领悟和理解患者的言行。例如，患者住院后想家，希望亲友常来探视和陪伴，这是爱与归属的需要；因化疗而脱发的患者，即使在夏天也要戴上帽子或头巾等饰物，这是尊重需要的表现；手术前患者表现为焦虑不安，这是对安全需要的表现。

（三）有利于护理人员预测患者即将出现或未表达的需要

护理人员根据需要理论，逐一对照梳理，预测患者即将出现或未表达出的需要，针对患者可能出现的问题，积极采取预防措施。例如，患者入院时，护理人员热情接待，为患者及时介绍环境、规章制度、主管医生、责任护士及病友，可预防患者由于对环境不熟悉而引起的紧张、焦虑等情绪；在为患者实施侵入性的护理操作前，预测患者可能出现的紧张心理，做出必要的解释和承诺，会让患者对护理人员充满信任、产生亲切感，能减轻其紧张和焦虑等情绪。

（四）有助于护理人员识别患者需要的轻重缓急

护理人员按照基本需要的层次及各层次需要之间的相互影响，识别护理问题的轻、重、缓、急，按其优先次序制订和实施护理计划，并针对影响需要满足的因素，采取最有效的护理措施，满足患者的各种需要。

二、应用需要理论满足不同服务对象的基本需要

（一）不同服务对象的基本需要

1．住院患者　个体在健康状态下能识别和满足自己的基本需要。但在患病时，疾病导致

个体某些需要增加，个体满足自身需要的能力明显下降，需要他人给予帮助。因此，护理人员应全面评估患者各种需要的满足情况及这些需要对健康的影响，分析其未满足的需要，针对性地帮助其满足。住院时患者可能出现的未满足的需要如下：

（1）生理需要：疾病常常导致患者各种生理需要无法得到满足。

1）氧气：是需首要满足的生理需要，尤其对于危重患者，必须立即给予，否则危及生命。常见问题有呼吸困难、呼吸道阻塞、呼吸道感染等所致的缺氧。

2）水、电解质：常见问题有脱水、水肿、酸碱平衡紊乱、电解质失衡等。

3）营养：由于摄入不足、吸收不良或过度损耗营养素所造成的营养不足，但也可能包含由于暴饮暴食或过度地摄入特定的营养素而造成的营养过剩。人体患病时常伴有不同程度的代谢变化，需要特定的饮食及营养来辅助治疗，促进康复。

4）排泄：常见问题有便秘、腹泻、大小便失禁、尿潴留、多尿、少尿、无尿等。引起排泄异常的因素很多，例如心理因素、个人习惯、环境问题、液体和饮食的摄入、气候变化、治疗检查、疾病等因素。

5）温度：包括人体体温与环境温度。体温过高或过低、环境温度急骤改变或长期处于过冷、过热环境中，不仅给患者造成一系列身体上的不适反应，如寒战、头痛、高热、冻伤等，还会带来心理上的反应。

6）休息与睡眠：常见问题有各种睡眠型态紊乱、疲乏等。造成患者睡眠需要不能满足的原因很多，如疾病、环境改变、药物因素、心理因素、食物因素、个人习惯、频繁的治疗与护理等。

7）舒适：各种急、慢性疼痛、眩晕、活动障碍等均会给患者带来身心痛苦。

（2）刺激需要：人在患病时，对活动、探索、好奇等刺激的需要表现不太明显，但并非完全消失。护理人员应协助长期卧床的患者进行翻身、皮肤按摩、主动或被动的肢体活动，避免皮肤受损、肌肉萎缩等。患者长期缺乏感官刺激和娱乐活动，可能会导致情绪低落、反应迟缓等。因此，护理人员应根据患者的具体情况以及医院的具体条件设计满足刺激需要的活动，尽量激发感官刺激，如病房环境的颜色搭配、适当的娱乐活动等。

（3）安全需要：通常人们对熟悉的环境、习惯的常规、依赖的人和熟知的事物会产生安全感。反之，当人们处在陌生的环境里，日常生活受到干扰时，或在与不相识的人相处时，对周围事物不熟悉的情况下，往往会感到安全受到威胁。住院患者面对生活中的改变，加之疾病使人虚弱，极易产生安全危机，以致在日常生活中特别容易发生意外伤害，如跌倒、自伤、感染等。护理人员应具有评估影响个体及环境安全的知识和能力，懂得安全护理的重要性，对患者进行安全健康教育，为患者提供一个安全的治疗休养环境，以满足患者的安全需要。

（4）爱与归属的需要：患者住院时，因为与家人分开，无助感增强，希望得到亲友及周围人的关心、爱护、理解和支持，表现为爱与归属的需要增强。护理人员应调动患者的各种社会支持系统，鼓励家属和朋友的探视，多关心患者，增进病友之间的交流，让患者感受到被关怀、被重视；建立良好的护患关系，提供心理支持、关怀及鼓励，满足患者爱与归属的需要。

（5）尊重需要：患者住院期间需要做一些检查或护理，个人隐私得不到保护；知情同意权、个人习惯易被忽略；因某些疾病导致的形象改变等，会使患者自我形象紊乱。因此，护理人员应在进行各种操作时注意遮盖患者身体的隐私部位，保护患者隐私；使用礼貌用语，尊重其个人习惯和宗教信仰；让患者在了解自己将面临的风险、付出的代价和可能取得的收益的基础上自由做出选择；指导患者适应疾病带来的形象改变，满足患者尊重的需要。

（6）自我实现的需要：疾病会影响患者各种能力的发挥，尤其是某些疾病会导致一些能力的丧失，如偏瘫、截肢、失语、失明等。但战胜疾病也会对人的成长起促进作用，从而对自我实现有所帮助。由于自我实现需要的内容和满足方式因人而异，护理人员应鼓励患者表达自

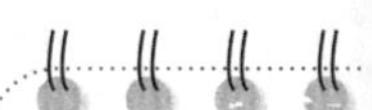

己的感受，根据具体情况，重新建立人生目标，教给患者适当的技巧以发展其潜能，并通过积极康复和加强学习，为自我实现创造条件。

2．社区服务对象　社区服务对象包括社区中的儿童和青少年、中老年人和妇女等不同人群中的个体及社区中的家庭，护理人员应结合服务对象的特点，指导和帮助他们更好地识别和满足自身的基本需要，以维持和促进健康。

（1）社区儿童：处于成长发展的关键阶段的儿童，在各层次需要方面有其特殊性，护理人员应指导家长认识和满足其基本需要，促进儿童的正常发育。

1）生理需要：儿童身体各系统的结构和功能正处于不断发育成熟的时期，应注意饮食中各种营养成分的满足。护理人员应指导家长满足儿童营养的需要，养成良好的饮食、排泄、卫生、休息和活动的习惯。

2）刺激需要：儿童正处于认知发展的重要时期，好奇心强，喜欢探索周围的世界和学习新的动作技巧。因此，护理人员应指导家长根据儿童不同的发展阶段，提供适合其特点的感官刺激和游戏等，以促进智力的发展。

3）安全需要：儿童对危险的判断、认识和处理能力存在一定局限，护理人员应指导家长为其提供安全的生活环境，避免各种意外伤害，引导儿童和青少年增加对危险的辨别和自我保护能力。

4）爱与归属的需要：在儿童的成长过程中，他们与同龄人及周围人的交往逐渐增多，需要逐渐学习遵守规则，学习与人交往。这不仅需要来自父母和家人的关爱，还需要与老师、同伴建立良好的关系，满足其爱与归属的需要。

5）尊重需要：儿童希望自己的行为和表现得到家长、老师及同伴的赞扬和认可。因此，应让儿童多与同伴接触，鼓励其表达自己的感受，适当地对其行为给予赞赏和肯定。

（2）社区青少年：青春期是成长发展的另一个关键阶段，各层次的需要也有其特殊性。

1）生理需要：青春期是生长发育的加速阶段，性器官及其功能发育成熟，第二性征开始出现，膳食中的营养成分必须能满足青少年生长发育的需要，同时，需注意节制饮食，避免营养过剩，预防肥胖症。

2）刺激需要：青少年具有较强的探险意识，对新鲜事物有强烈的好奇心，并开始对异性产生爱慕感。如果缺乏正确的引导，可能从不正当途径去探索两性知识，或受到不良信息的诱惑，甚至走入歧途。因此，应及时进行性生理、性心理、性道德等教育，使其平稳度过此期。

3）安全需要：青少年对社会的认识能力还不够成熟，缺乏辨别是非的能力，有时会不顾一切地去尝试新奇和刺激，而不考虑后果。因此，护理人员应帮助他们全面分析问题，提高辨别是非的能力，避免因错误判断和缺乏理智而导致的危险后果。

4）爱与归属需要：青少年在社会交往中，对同伴的信任及依赖甚至胜过家长和老师。同伴对青少年的影响非常大，如果与好的同伴结交，可以相互鼓励，共同进步；反之，与不好的同伴结交，则会沾染不良的习惯和嗜好。同时青少年开始对同龄异性产生爱慕，希望得到美好的爱情。因此，应给予正确引导，帮助青少年结交对其有正面影响的同伴，树立正确的爱情观，发展健康积极的人际关系。

5）自尊需要：青少年的独立意识和自我意识发展很快，在广泛的社会交往和接触中，不希望成人过多地干预，倾向于独立完成一些事情。但有时对自己的能力不能正确和恰当地评价，会因一时的失败或挫折而产生自卑情绪。因此，应尊重青少年的个人意见，积极引导青少年客观公正地评价自己和他人，尊重他人，并保持自信和积极的人生态度。

6）自我实现需要：青少年在成长的过程中逐渐对未来产生憧憬，拥有人生理想，但由于独立能力及认识社会的能力欠缺，会影响其进行正确地自我定位。因此，应给予积极的引导，让其能够正确评估自己，树立正确的人生观和价值观。

(3) 社区中、老年人：中年期和老年期是人生命过程中的两个重要阶段，此阶段人处于衰退与衰老的过程，许多重大的生活改变导致了相应的生理、心理和社会需求的改变。

1) 生理需要：中、老年人会出现一系列与衰老有关的生理改变，常会面临的健康问题包括关节炎、高血压、糖尿病、心脑血管病变、痴呆以及泌尿、生殖、呼吸、消化等各系统的退行性改变等。因此，护理人员应为中、老年人普及各种健康保健知识，对疾病做到早发现、早诊断、早治疗，满足中、老年人的健康需求。

2) 安全需要：中年人是家庭经济的重要保障。维持生活的安定、稳定的职业和收入对中年人尤为重要。因此，社区护理人员应指导中年人增强自我防护意识，预防各种职业性危害，保持健康的心态。老年人容易出现骨质疏松，反应力降低，感知觉下降。因此，护理人员应指导老年人避免在活动中发生跌倒，注意在生活环境中采取必要的安全措施。同时，老年人往往患有多种慢性病，需服用多种药物，应注意用药安全。

3) 爱与归属的需要：中年人在社会生活中承担多重角色，社会交往较多。因此，应指导中年人从容应对来自家庭、工作岗位和社会环境的变化与紧张刺激，正确处理各种人际关系。老年人因退休，配偶、亲友的死亡及与子女分开生活等，容易产生孤独感。因此，在社区提供必要的活动中心，定期为老年人举办各种有意义的社会活动等，有利于满足老年人爱与归属的需要。

4) 尊重需要：中年人需要在生活中承担家务、教育子女和赡养父母的重任，需要胜任繁重的工作，并有所成就。因此，应指导中年人积极面对现实，保持乐观进取的人生态度，积极寻求外界的帮助，对生活充满自信心，增加自我价值感。老年人因退休导致社会地位的缺失、收入减少、精力下降，容易产生自我价值感降低，而产生无能、无用的感觉。因此，应该协助老年人寻找一些自己感兴趣的事情去做，提高自我价值感。

5) 自我实现需要：中年人对自己的能力及社会地位有准确的定位，能根据个人条件，选择生活目标及实现的方法。但因生活和工作的压力，会出现焦虑和疲惫现象。因此，护理人员可以帮助中年人适应压力，缓解焦虑和疲劳，帮助中年人克服种种矛盾和冲突，实现自己的人生追求。老年人习惯于对自己的人生进行评价和反思，有时会因人生的一些遗憾和错误而焦虑。因此，根据老年人的特点，结合其爱好、文化知识基础和生活条件，协助老年人找一些有益、有趣的事情来做，缓解其焦虑情绪。

(4) 社区妇女：妇女也是社区中的重点人群，包括围婚期妇女、孕产妇和围绝经期妇女，护理人员应识别和帮助她们满足在不同时期的特殊需要。

1) 围婚期妇女：围婚期妇女的需要是获得计划生育和优生优育的有关知识。护理人员应通过适当的方式为其提供有关的信息指导，如婚前健康检查、计划生育的咨询与指导等。

2) 孕产期妇女：孕期妇女的需要包括孕期保健知识和常见症状的管理指导、定期产前检查，孕期膳食和运动，孕期心理调适等；围产期妇女的需要包括产褥期护理、分娩知识、产后保健、新生儿喂养、围产期心理调适等。

3) 围绝经期妇女：围绝经期妇女的需要包括围绝经期保健知识的指导、心理调适、饮食和活动指导、定期健康检查等。

(二) 满足不同服务对象需要的方法

在明确了服务对象上述各个方面尚未满足的需要之后，护理人员应按照人的基本需要层次排列护理问题的优先次序。一般来说，维持生存的需要是最基本的，必须优先予以满足。各层次需要之间是相互联系、相互影响的，不能将其孤立地看待。护理人员应把服务对象视为整体的人，在满足低层次需要的同时，考虑较高层次的需要。同时，护理人员应注意由于服务对象的社会文化背景、个性心理特征不同，各层次需要的优先次序可能会有所不同，对于较高层次

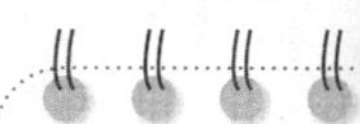

需要的满足方式存在差异。

1．对于一些暂时或永久性失去某些需要自我满足能力的服务对象，护理人员应帮助其全面满足其基本需要，以减轻痛苦，维持生存。

2．对于能够部分自行满足基本需要的服务对象，护理人员应鼓励服务对象尽可能独立完成力所能及的活动，同时，有针对性地给予必要的帮助和支持，提高服务对象的自护能力。

3．对于能满足其基本需要但缺乏知识和技术的服务对象，护理人员可以通过健康指导和咨询、科普讲座等形式为服务对象提供相关知识，解除满足需要的障碍，促进服务对象需要层次的不断调整，提高其健康水平。

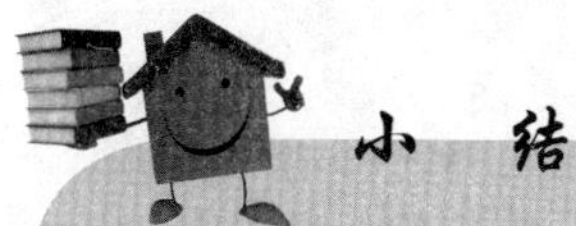

小　结

1. 需要是人脑对生理与社会要求的反映。需要是个体在生活中感到某种欠缺而力求获得满足的一种内心状态。常以一种"缺乏感"体验着，以意向、意愿的形式表现出来，最终成为推动人进行活动的动机。需要总是指向某种东西、条件或活动的结果等，具有周期性，并随着满足需要的具体内容和方式的改变而不断变化和发展。

2. 人类基本需要的有关理论及模式有马斯洛的人类基本需要层次论、卡利什的人类基本需要理论和韩德森的患者需要模式。马斯洛认为人的基本需要是人类维持生存、最佳生长发育和健康所必需的生理和心理需要。马斯洛把人类的基本需要具体划分为生理需要、安全需要、爱与归属的需要、尊重的需要和自我实现的需要五个不同的层次，并用金字塔结构排列。

3. 需要理论可以帮助护理人员识别患者未满足的需要，帮助护理人员更好地领悟和理解患者的言行，有利于护理人员预测患者即将出现或未表达出的需要，有助于护理人员识别患者需要的轻重缓急。护理人员可以应用需要理论满足不同服务对象的需要。

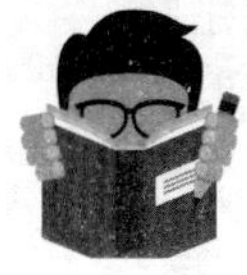

思考题

第四章思考题参考答案

1．描述马斯洛提出的各层次基本需要之间的关系。

2．简述需要理论对护理实践的意义。

（刘晓慧）

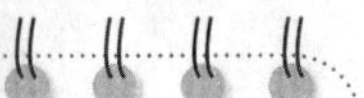

第五章　多元文化与护理

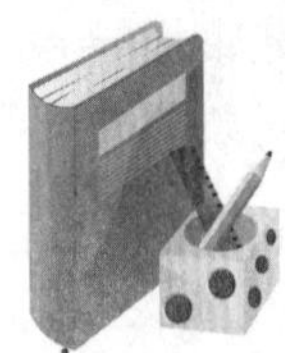

学习目标

通过本章内容的学习，学生应能够

◎ 识记

1. 正确阐述多元文化护理及文化休克的概念。
2. 准确描述文化的特征、文化休克的过程、表现及预防。

◎ 理解

结合莱宁格跨文化护理理论，说明护理在满足患者文化需要的作用。

◎ 运用

以某一服务对象为例，从护理程序角度，分析有关需要及文化的护理诊断、护理措施及护理评价。

人类的生存和发展离不开需要的满足，而人的需要受个人文化背景的影响而变化。随着经济全球一体化的迅速发展，各个国家、各个区域的人际接触和交往增多，在此基础上很多国家地区出现了多文化的人共同生活的社会，被称为多元文化社会体系。同时，不同患者在不同时期精神需求也不同。护理人员既要安抚患者，还要消除患者的“文化休克”现象，满足患者的精神需求，协调患者的身心健康。因此，护理工作者不但必须具备高度的责任心和文化修养，而且应不断学习，掌握良好的专业知识，扩展自己的知识面来适应多元文化的发展及生物、心理、社会医学模式的转变，满足服务对象的多元文化护理的需要，提高护理工作质量和护理工作者的地位。

案例 5-1 分析

案例 5-1

约翰，50岁，英国人，大学文化，讲英语，信仰伊斯兰教，忌食猪肉，从事环保技术工作，于1个月前来中国工作。因糖尿病伴发高血压就诊入院，患者住院后，不适应中国病房的设施及饮食，讨厌护士戴口罩，并要求固定的护理人员提供护理服务。在住院期间，患者甚至多次拒绝不符合自己习惯的护理服务。

问题与思考：

1．约翰发生了哪些与文化相关的问题？

2．如何为约翰提供适合其文化的护理？

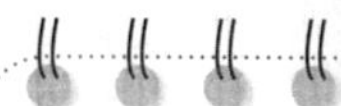

第一节 概 述

一、多元文化概述

文化是一定历史、社会、地域、经济和政治的反映。人类社会生活的各个方面都可以归结为各种文化现象，包括社会化、社会群体、社会制度、社会互动、社会变迁等。文化现象联系着社会生活和社会运行的各个方面，因此，护士有必要理解有关文化的基本知识以及文化与护理的关系。

（一）文化的概念

1．文化 文化（culture）的定义有广义和狭义之分。广义的文化是指人类创造的一切物质产品和精神产品的总和；狭义的文化专指语言、文学、艺术和一切意识形态在内的精神产品。不同学科对文化有不同的定义，目前比较公认的文化的定义是：文化是在某一特定社会或群体的生活中形成的，并为其成员所共有的生存方式的总和，包括语言、知识、艺术、法律、价值观、信仰、风俗习惯、风尚、生活态度及行为准则，以及相应的物质表现形式。

文化现象一般包括三个方面：物质文化、精神文化和方式文化。物质文化是一个社会普遍存在的物质形态，如书籍、衣服、工具、机器、计算机等。精神文化是指理论、观念、心理以及与之相联系的科学、符号、文化、艺术、法律、道德、宗教等。方式文化包括生产方式、生存方式、生活方式、思维方式、组织方式、行为方式、社会遗传方式等七个方面，是文化现象最基本的内容。

任何社会都有主流文化和亚文化之分，主流文化是主流社会和统治阶层所倡导的文化，代表了社会的主要发展方向。当一个社会的某个群体形成一种既包含主流文化的某些特征又包含一些其他群体所不具备的文化要素的生活方式时，这种群体文化被称为亚文化，如中华民族文化拥有汉、满、蒙、回、维、藏等多种民族亚文化。社会的主流文化和亚文化是社会文化的两个方面，二者相辅相成，不可分离。

2．多元文化

（1）多元文化：多元文化是指世界上多种民族各自具有不同的文化。随着经济全球一体化的迅速发展，各个国家、各个区域的人际接触和交往增多，在此基础上很多国家地区出现了多文化的人共同生活的社会，被称为多元文化社会体系。

（2）多元文化护理：多元文化护理是指对世界上不同文化的民族进行探讨并分析，重点研究其不同传统照料方式、对健康与疾病的认识、人们的信念和价值观，并运用这些知识为不同民族的人们进行共性和个性的护理。多元文化护理又可以称为跨文化护理，其护理的核心是人文和护理照顾，主要是讨论不同文化的差异对患者所产生的影响，以文化为背景，为个体、家庭和群体的健康提供个体化护理。多元文化护理是在现在所提出的新的整体护理的基础上增加了文化护理的内容，是对整体护理的补充和完善。

（二）文化的特征

文化是一个内涵丰富、外延广泛的复杂概念，具有以下特征：

1．超自然性 自然界本无文化，自从有了人类，凡经过人类耕耘的一切均属于文化。文化的第一要素在于它是对人的描述，只与人与人的活动有关，包括人类创造的一切物质的和非物质的财富。人与原生自然客体之间的自然关系，只是纯粹的物理或生理关系，如看月亮、吃野果。但若人在观赏月亮时联想到唐诗或在吃野果时讲究卫生，这种自然关系便有了文化的成分。

2．超个人性 文化是对一个群体或一类人的描述，它所体现的是群体本质、群体现象，或类的本质或类的现象。文化的超个人性在于个人虽然有接受及创造文化的能力，但是形成文化的力量却不是个人。

3．地域性和超地域性 人类的出现首先是分地域的，并且相互隔绝。因此，各个人群便按照各自不同的方式来创造自己的文化，所以文化在发生初期便带有鲜明的地域特征，使得各个区域的文化相互区别。另外，文化也具有超地域性。首先，有些文化可发生和存在于不同的地域，它不是某一特定地域的特定文化，而是许多地域的共同性文化，或全人类性文化，即文化的人类性。其次，有些文化首先只在某个特定的地域发生、发展。但这种文化又可以被其他地域所接受、吸收和同化。这种文化在被其他地域接受之前，属于地域文化，而在之后就成为超地域文化或人类性文化。例如，我国文化遗产中的造纸术、印刷术、火药、指南针，首先是地域性的文化，然后成为全人类所共有的一种超地域性文化。

4．时代性与超时代性 文化具有鲜明的时代特征，不同时代的文化有明显的差异。文化有原始文化、中世纪文化、现代文化，或传统文化与现代文化。同一民族文化中各时代文化共同的东西可以看作是超越时代特征的文化，这种文化与整个民族相随，是这个民族的永恒性文化，即文化的超时代性。如孔子的儒家思想经过了汉唐经学、宋明理学等发展阶段，其精神实质未发生根本性变化，成为中华民族的道德意识、精神生活、传统习惯的准则。

5．象征性 文化现象具有广泛的意义，其意义一般会超出文化现象所直接指向的狭小范围。例如人们把颜色作为一种文化因素时，它便有了广泛的象征性，如红色象征喜庆，白色象征纯洁等。

6．传递性 文化的传递性指文化一经产生就会被世人利用和模仿。传递可分为横向传递和纵向传递。横向传递是指在不同民族、地域之间的传播，纵向传递是指将文化一代一代地传递下去。从历史来看，文化传递的过程既有纵向的继承，也有横向的开拓。

（三）文化的分类

文化是社会物质文明和精神文明的总和。根据分类角度不同，文化有不同的分类方法。具体介绍以下两种常用分类方法：

1．硬文化和软文化 根据文化现象的不同特点，文化可分为硬文化和软文化。硬文化是指文化中看得见、摸得着的部分，如物质财富是文化的表层结构。软文化是指活动方式与精神产品，是文化的深层结构。在文化冲突中，硬文化较易随冲突而改变自身，也容易被外来文化理解和接受。而软文化则不易在冲突中改变，尤其是软文化的“心理积淀”部分最难改变，且不易被理解和接受。如中国春节放鞭炮的习俗，鞭炮是硬文化，而利用鞭炮来驱鬼神的思想则属于软文化。外国人容易理解“放鞭炮”这一行为，但对于“驱鬼神”则不易接受。

2．专业文化和社会文化 根据文化的固有性质及其与社会的关系不同，文化可分为专业文化和社会文化。社会文化是在相应社会系统和社会关系中获得社会属性，具有社会功能的文化现象、文化客体，包括获得社会属性、社会身份的文化人。专业文化充分体现人的创造性文化本质，以相对专业性、专业化形式存在，如自然科学、生产技术、工艺技能、体育竞技等文化活动及相应产品。

二、文化与健康

文化背景不同，包括教育程度、个人经历、宗教信仰、生活习俗等方面的差异，会导致人们对健康和生命的不同认识，对死亡的不同理解，对悲伤的不同表现形式，以及对护理的不同需求。当人们出现生理、心理或精神问题需求帮助时，护理人员要理解服务对象的文化背景对健康、疾病的影响，结合其文化模式做出全面的护理评估，才能提供个体化的整体护理。

（一）文化背景影响疾病发生的原因

文化中的价值观念、态度或生活方式，可以直接或间接地影响某些疾病的发生。例如，我

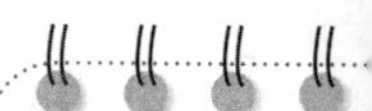

国西北的人们以豪饮为荣，以酒交友、待客，劝酒不饮被认为是无礼行为，结果当地发生酒精成瘾和慢性酒精中毒性精神障碍的发病率高于其他地区；有些少数民族地区则因近亲婚配，发育迟滞和精神分裂症等遗传病发病率较高；也有研究发现西南地区因多食辣椒而高血压和肥胖患病率明显低于北方。

（二）文化背景影响服务对象对疾病的反应

性别、受教育程度、家庭支持等文化背景会影响服务对象对同一疾病、病程发展的不同阶段的反应。

1．性别　不同性别的服务对象对疾病的反应不同。例如，确诊癌症后，女性服务对象比男性服务对象的反应更积极。因为中国文化要求女性贤惠、宽容，当女性遭受癌症打击时，能承受由此产生的痛苦和压力，表现出情绪稳定和积极态度；而社会要求男性挑起社会和家庭的重担，面临癌症时，男性认为自己没有能力为家庭和社会工作，产生内疚和无用感，感到悲观和失望。我国社会文化更多容忍女性表达各种情绪，如当众哭泣等；而男性不能转移自己的痛苦，转而把自己和他人、社会隔绝开来，出现不同程度的社交障碍。

2．受教育程度　服务对象的受教育程度也会影响其对疾病的反应。一般情况下，受教育程度高的人患病后能够积极主动地了解疾病的原因、治疗和护理效果；受教育程度低的人可能认为治疗和护理是医务人员的事情，与己无关。病情恶化时，抱怨医务人员，更换求医途径，甚至寻求民间偏方。有时还会出现认知错误，导致情绪障碍，如子宫切除后的妇女认为自己失去了女性的特征和价值，担心失去吸引力被丈夫抛弃，或认为不再能进行性生活而导致性欲降低和性冷淡。

（三）文化背景影响就医方式

当个体遭遇生理、心理或精神问题时，面对如何就医、寻找何种医疗系统、以何种方式诉说困难和问题、如何依靠家人或他人来获取支持、关心、帮助等一系列就医行为，常常受社会与文化背景的影响。

1．经济条件　服务对象的经济条件会影响其就医方式。经济条件好的人出现健康问题后会立即就医，而经济条件较差的人则会忍受疾病的痛苦而延迟就医。

2．宗教观念　宗教观念影响着人们的就医行为。例如，我国某些少数民族信奉的宗教认为疾病是被人诅咒或鬼神附体，所以对患者的治疗首先请宗教领袖或巫师“念经”或“驱鬼”，祈求真主保佑患者免除灾祸。当上述措施无效、病情严重时才送到医院救治。

3．传统文化　在中国传统文化背景影响下，中国人有“混合”或“综合”的习惯，就医方式为混合就医。如同时求医于几个医院，用药则是中药、西药、补药同时服用，药物治疗和气功治疗等同时应用。

（四）文化背景影响疾病的临床表现

文化背景不同，患病的临床表现亦可不同。如个性长期受压抑的个体在出现心理问题时往往不以心理症状表现，而是通过躯体症状来表现，常以“头疼、头晕、失眠、精神不振”主诉求医，并否认自己的心理问题。

（五）文化背景影响人们对死亡的认识

死亡是生命的终结，对生命终结的认识与社会文化密切相关。

1．中国传统文化死亡观　中国传统的死亡心态文化包括死亡心理文化和死亡意识文化。例如，对待自杀的态度、死亡价值观等。中国传统的死亡行为文化包括不同民族的居丧习俗。如临终关怀习俗、哭丧习俗等。

2．西方文化死亡观　西方人认为生命从开始到死亡是一个过程，每个活着的人都将面临死亡并走向死亡，因此西方人能轻松地看待死亡，敢于正视死亡。近些年，很多西方国家也越来越重视生命质量，提出安乐死（详见本书第十四章），据统计世界上已有 14 个国家为安乐

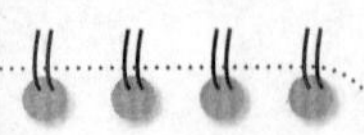

死立法。此外，西方国家也对孩子进行死亡教育，这不仅可以改变人们对死亡的态度，而且可以提升生活质量。

安乐死立法的14个国家

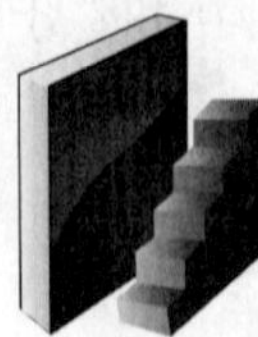

知识拓展

中国传统文化中的死亡观

佛教认为，人死后会进入五道轮回，而只有“天道”是去往西方极乐世界，其他的“四道”（阿修罗道、人道、畜牲道、饿鬼道）都是去往人间或者地狱的。这使得中国人恐惧死亡，害怕死亡，拒绝死亡。

儒家文化相信生死轮回，死亡只是肉体的消亡，相信灵魂。儒家的死亡观是积极的、入世的，通过立功、立德超越死亡。

道家文化认为死亡是一个自然的过程，顺其自然。生死天定，所以既不能悦生，也不能恶死，顺应天道，活在当下。

三、文化休克

不同文化背景的人会形成不同的健康观、疾病观及价值观。当一个人从熟悉而固定的文化环境进入另一个陌生的文化环境时，常会由于价值差异而出现危机与陌生感，这种现象被称为文化休克。

（一）文化休克的概念

文化休克（culture shock），又译为文化震撼或文化震惊，特指生活在某一种文化环境中的人初次进入到另一种不熟悉的文化环境，因失去自己熟悉的社会交流的符号与手段所产生的思想混乱与心理上的精神紧张综合征，是1958年美国人类学家奥博格（Kalvero Oberg）提出来的一个概念。

（二）文化休克的原因

引起文化休克的主要因素是突然进入到一个陌生的环境，从而出现以下几个方面的问题：

1．沟通交流（communication） 沟通包括语言沟通和非语言沟通，沟通的发生通常会受到某种情景或文化背景的影响。当个体（如案例中的约翰）从熟悉环境到陌生环境时，会遇到语言沟通和非语言沟通交流问题。倘若无法解决，就会产生文化休克。

（1）语言沟通：文化背景、文化观念的差异可能导致语言不通。例如，应用方言土语或语种不同等。即使采用同一种语言、同样的内容，也可因文化背景不同产生不同的含义。

（2）非语言沟通：非语言沟通指运用非语言方式进行的交流，通过身体运动、声音、触觉及运用空间等进行信息的传递。不同文化背景下的非语言沟通模式不完全相同，所代表的信息含义也不同。

2．日常生活活动差异（mechanical difference） 每个人都有自己熟悉而规律的日常生活和活动。当文化环境改变时，其日常生活习惯，如新环境中的住宿条件、作息制度、交通工具等会发生变化，案例中的约翰表现为“不适应中国病房的设施”，从而需要人们需要花费精力去适应新环境。在这个适应过程中，人们会产生烦恼甚至挫折感，从而引起文化休克。

3. 孤独（isolation） 个体在异域文化中因对新环境感到生疏，又与亲人和朋友分离，或因沟通交流障碍，产生孤独、无助感，表现出焦虑、恐惧等情绪，出现文化休克。

4．风俗习惯（customs） 随着文化环境的改变，个体必须去了解和适应新环境的风俗习惯、风土人情。如新环境的饮食、服饰、居住、消费等，案例中的约翰来到中国后也不适应这

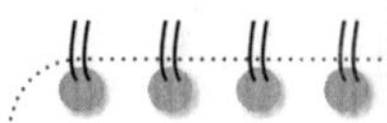

里的饮食。这些文化的差异可能使人短时间内难以接受。

5. 态度和信仰（attitudes and beliefs） 态度是人们在一定的社会文化环境中，与他人长期相互作用而逐步形成的对事物的倾向和评价。如约翰“讨厌护士戴口罩，并要求固定的护理人员提供护理服务”。信仰是对某种主义或主张的极度信任，并以此作为自己的行动指南，主要表现在宗教信仰上，如案例中的约翰信仰伊斯兰教。当个体的文化环境突然改变，其长时期形成的原文化价值观与异域文化中的某些价值观产生冲突，从而造成其行为无所适从。

以上造成个体文化休克的五个因素，同时出现的因素越多越强烈时，个体产生文化休克的强度越大。

（三）文化休克的过程

文化休克大体经历四个阶段，其变化过程一般呈“U”型曲线图（图 5-1）。

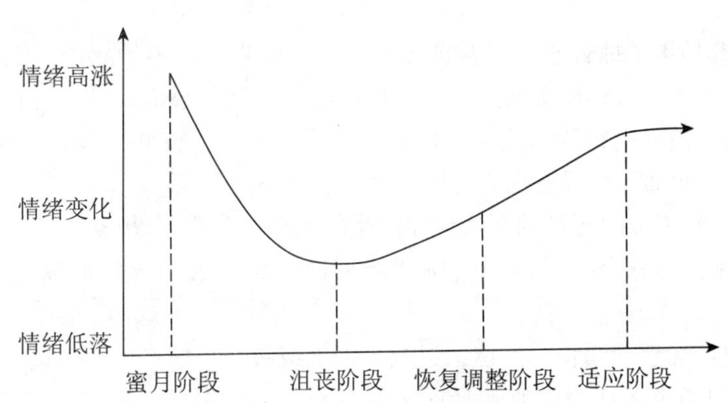

图 5-1　文化休克过程图

1. 蜜月阶段（honeymoon phase） 蜜月阶段又称兴奋期，指人们初到一个新的环境，由于有新鲜感，心理上兴奋，情绪上亢进，处于乐观的、兴奋的“蜜月”阶段。来到异域文化中，个体往往被新环境中的人文景观和意识形态所吸引，渴望了解新环境中的风俗习惯、风土人情，此阶段一般持续几个星期到半年的时间。

2. 沮丧阶段（anxiety or rejection phase） 沮丧阶段又称意识期，是文化休克综合征中最严重、最难度过的一期。此期个体由于生活方式、生活习惯等方面与原有文化的差异，出现价值观的矛盾和冲突，兴奋感渐渐被失望、失落、烦恼和焦虑等情绪所替代，进而感到迷惑、挫折。此阶段一般持续几个星期到数月，往往出现以下两种表现：

（1）敌意：表现为看不起本地人，嘲笑所在的地区或国家；有的人还可能损害个人或公共财产来发泄敌意。

（2）回避：回避与当地文化的接触。

3. 恢复调整阶段（regression and adjustment phase） 恢复调整阶段是个体开始解决文化冲突问题的时期，又称转变期。在经历了一段时间的沮丧和迷惑之后，个体开始寻找应对新文化环境的方法，重塑自我，逐渐了解、熟悉新环境中的“硬文化”和“软文化”，适应异域文化，沮丧、失落、孤独感逐渐减少，即进入恢复调整阶段。

4. 适应阶段（acceptance and adaptation phase） 适应阶段是个体建立符合新文化环境的行为、习惯、价值观念等的时期，又称接受期。随着文化冲突问题的解决，个体能与本地人和谐共处，沮丧、烦恼、焦虑情绪消失，融入本地风俗习惯，适应新的文化环境。一旦需要再次离开新环境回到旧环境中，又会重新经历一次新的文化休克。

（四）文化休克的表现

在文化休克的不同阶段，个体有不同的表现，并且会随年龄、健康状况等的变化而变化。

通常有以下表现：

1．焦虑 焦虑是指个体处于一种模糊的不适感中，是自主神经系统对非特异性或未知威胁的一种反应。

（1）生理表现：面部紧张、瞳孔散大、眼神接触差、声音发颤、手颤抖、出汗、尿频、恶心/呕吐、坐立不安、失眠、疲乏，心率增加、呼吸频率增加、血压升高，特别动作增加，如反复洗手、喝水、进食、抽烟等。

（2）情感表现：自诉不安、警惕性增强、忧虑、持续增加的无助感、悔恨、过度兴奋、容易激动、缺乏自信、爱发脾气、哭泣、自责、谴责他人、常关注过去而不关心现在和未来，害怕出现意料不到的后果。

（3）认知表现：心神不定，注意力和思想不能集中，对周围环境缺乏注意，健忘或思维中断。

2．恐惧 恐惧是指个体处于一种被证实的、有明确来源的惧怕感中。文化休克时，恐惧的主要表现是躲避、注意力和控制缺陷。个体自诉心神不安、恐慌，冲动性行为和提问次数增加，有哭泣、警惕、逃避的行为，疲乏、出汗、晕厥、失眠、夜间噩梦，口腔或咽喉部干燥、腹泻、尿频、尿急，面部发红或苍白，呼吸短而促、血压升高等。

3．沮丧 由于对陌生的环境的不适应而产生的失望、悲伤等情感。

（1）生理表现：部分个体可出现胃肠功能衰退现象，表现为食欲减退、体重下降、便秘等。

（2）情感表现：忧愁、懊丧、哭泣、退缩、偏见或敌意。

4．绝望 绝望指个体认为没有选择或选择有限，万念俱灰，以致不能发挥主观能动性。出现文化休克时，绝望的主要表现是生理功能低下、感情冷漠、言语减少、表情淡漠、不愿理睬别人，凡事处于被动状态，对以往的价值观失去评判能力。

（五）文化休克的影响因素

1．新旧文化间的差异 文化差异不仅是指各国之间、各民族之间的不同，同样的在某一种主流文化之中也存在与非主流文化的差异。文化差异越大，个体应对越困难。

2．新文化对原文化的包容性 指新文化用强大的同化力去影响和改造原文化，使之具有新文化的特色，也不丧失原来的文化特色。包容性越强，个体越易适应新文化环境。

3．个体因素

（1）健康状况：身体健康的人在应对文化冲突时，其应对能力较强于身体衰弱的个体。

（2）年龄：年龄越大，原有的文化模式越根深蒂固，越不易轻易放弃熟悉的文化模式而去学习新的文化模式，较易出现文化休克。

（3）以往应对生活改变的经历：生活改变经历越多，并对各种改变适应良好的个体，在应对文化休克时，较生活中缺少改变的个体困难越少，文化休克症状也较轻。

（4）应对类型：积极外向、对变化做出一般性反应和易适应的个体，相较消极内向、对变化易做出特殊反应的个体，应对文化休克的能力较强，其异常表现也较轻。

（六）文化休克的预防

1．预先了解新环境的基本情况 在进入新环境之前，应提前了解熟悉新环境中的各种文化模式，如所在地的风俗习惯、人文知识等，预防突然产生强烈的文化冲突。

2．针对新文化环境进行模拟训练 进入新环境前，应针对性地对生活方式以及生活技能进行模拟训练。

3．主动接触新文化环境中的文化模式 在出现文化冲突时，个体应打开社会圈子，踊跃参加一些有益的社会活动以开拓视野，并主动理解新环境中文化现象的主体，适应新的文化环境。

4．寻找有力的支持系统　在文化冲突时，个体应积极寻求可靠有力的支持系统，包括有关的政府组织或团体等正规的支持系统和亲属朋友、宗教团体等非正式的支持系统。

5．培养跨文化沟通交流能力　社会文化环境是无法改变的，但文化调适却是可以做到的。在个体面临体验文化冲突时，不仅需要其具有保持健康的自我概念和重塑个体文化需求的良好愿望，更重要的是培养个体的跨文化沟通交流能力。

第二节　多元文化护理相关理论

从20世纪60年代开始，世界性的多元文化研究在护理学方面取得了很大进步，形成了多元文化护理学。多元文化护理理论就是指在对服务对象进行科学常规的护理照顾的同时，也必须照料到服务对象的文化护理需求。这些理论及学说从不同角度阐述了不同文化背景的人对健康、疾病、治疗、护理、保健等方面的认识和需求。学习这些理论，可以帮助护士全面评价护理对象的文化背景因素，从全方位多角度满足服务对象的生理、心理及社会文化护理需求。

一、莱宁格跨文化护理理论

莱宁格（Meadleine Leiniger）是美国著名的跨文化护理理论学家，也是获得人类学博士学位的第一位专业护士，从20世纪50年代中期开始了自己的跨文化护理研究。她最先发现了人类学、社会学和心理学等其他相关学科对护理学的影响，并首次把这些学科的概念引用到护理学中。经过她的努力，美国人类学学会于1968年批准成立了护理人类学分会。1974年美国成立了国家跨文化护理协会。此后，美国护士协会多次召开了跨文化护理与护理关怀专题研讨会，为人类护理关怀的发展及研究做出了重要贡献。

（一）跨文化护理理论的主要概念

每个文化都有关怀，但在不同的文化中，关怀的表达、过程和形式是不同的，这很大程度上是源于文化背景的不同。莱宁格的跨文化护理理论认为：关怀是护理的目标，是为个体、家庭和群体的健康提供与文化相应的护理照顾。其理论重点是“文化”，“文化关怀”是护理的本质和中心思想。她围绕“文化”和“文化关怀”提出了一些新的概念。

1．文化（culture）　文化指不同个体、群体或机构通过学习、共享和传播等方式形成的模式化的生活方式、价值观、信仰、行为标准、个体特征和实践活动的总称。它可以形成一种定势，以代代相传的方式传承，用来指导个体的思维方式，生活决策和行为活动。

2．关怀（care）　是指对有某种需要或丧失某种能力的人提供支持性的、有效的和方便的帮助，从而满足其需要，改善机体状况或生活方式，促进健康，更好地面对伤残或平静地面对死亡的一种行为相关现象。莱宁格认为关怀在护理学中占统治地位，是护理的中心思想。

（1）一般关怀（common caring）：是指在文化中通过模仿、学习而得到的民间的、传统的、固有的文化关怀知识与技能。

（2）专业关怀（professional caring）：是通过大学、学院或临床机构传授的、经过规范学习可获得的专业关怀知识和技能。

3．文化关怀（culture caring）　是指为了满足维护健康，应对伤残、死亡或其他状况的需要，用一些符合文化、能被认可和接受的价值观、信念和定势的表达方式，为自己和他人提供符合相应文化背景的综合性的支持、帮助和促进性的关怀行为。

（1）文化关怀的多样性（diversity in culture caring）：是指不同文化之间或文化内部、群体之间或某群体内部、个体之间在关怀的价值观、信念、含义、模式、特征表现和生活方式等方面的差异性，从而衍生不同的关怀意义、价值形态和标志，使关怀与文化相适应，表现

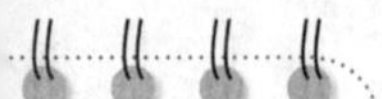

为多样性。

（2）文化关怀的共性（university in culture caring）：指从人们对待健康、环境、生活方式或面对死亡的文化中衍生而来，共同的、相似的或一致的关怀的意义、定势、价值、标志及关怀方式等。

4．跨文化护理（transcultural caring） 指通过文化和文化环境来影响服务对象的心理，使其处于良好的心理状态，以利于疾病康复或达到最佳的健康状态。

（二）跨文化护理理论的内容

莱宁格形象地将跨文化护理理论描述为“日出模式（sunrise mode）”（图 5-2）。在这个模式中，文化关怀的世界观和社会观直接影响到个体的健康和幸福安宁的状况及对关怀的表示和执行。莱宁格的“日出模式”包含以下四个层次：

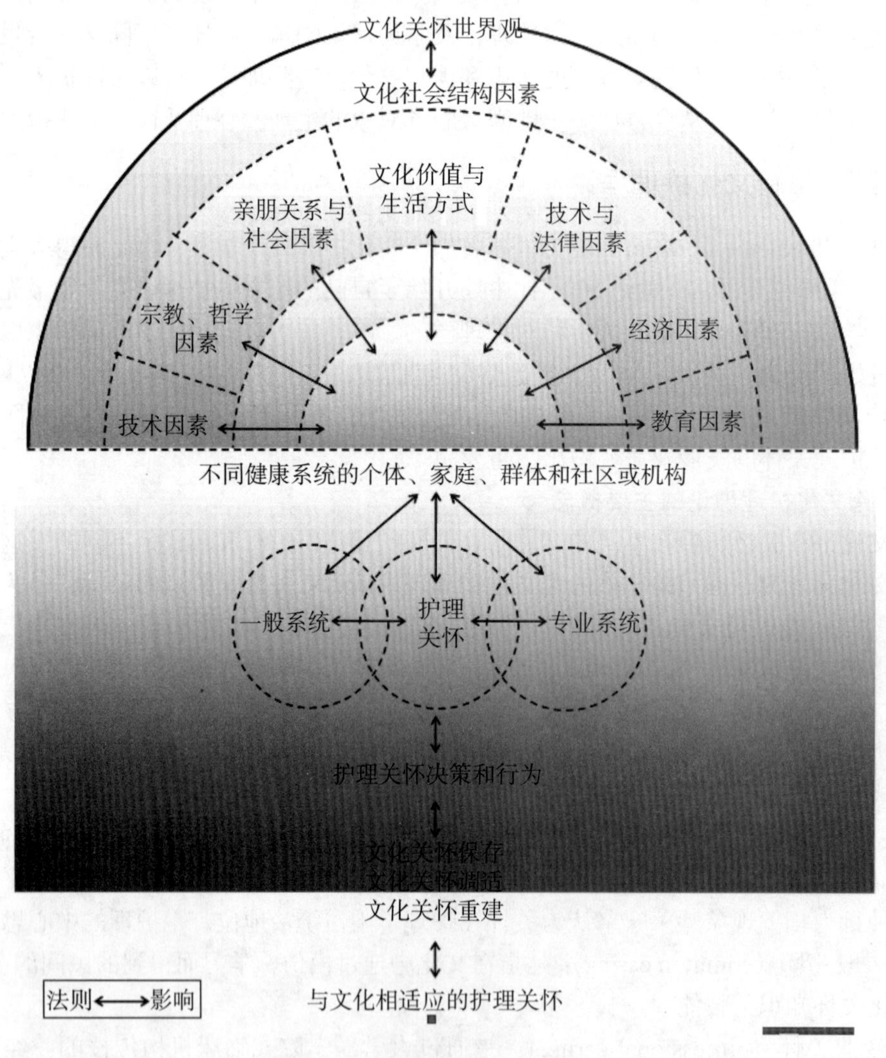

图 5-2 莱宁格的“日出模式”图

第一层：世界观和文化社会结构层，也称超系统。此层包括教育、经济、政治与法律、文化社会准则与生活方式、亲缘与社会、宗教与哲学、技术等，是针对特定的个体了解其世界观以及社会体系的相关因素。用于指导护理人员评价和收集影响护理对象关怀表达方式和关怀实践的因素。

第二层：文化关怀与健康层。此层提供解释个体、家庭、群体、社区或机构的健康、疾病及死亡的社会文化结构、文化关怀表达方式等与健康密切相关的因素，针对个体了解其特别含

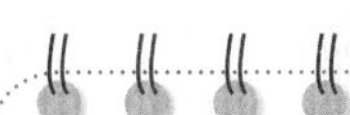

义、表达方式及有关信息。

第三层：健康系统层。此层阐述了个体、家庭、群体、社区或机构的不同的健康系统及其相互影响，包括一般关怀、专业关怀及护理在内的各种健康系统，着重于阐述一般关怀系统、护理专业关怀系统的特征及方式。

第四层：护理关怀决策和行为层。此层揭示了护理关怀的决策和行为，通过维持文化、调整文化、重建文化的护理关怀来实现，以最大限度满足护理对象的需要，提供与文化一致的有利于健康、积极面对伤残或死亡的护理关怀。

“让阳光升起并普照大地”，这是莱宁格博士对“日出模式”的描绘和诠释，意味着护理人员要开拓视野，综合考虑到服务对象文化的各个层面，了解其文化观念和行为对健康的影响。该模式指导护理人员准确地观察健康、疾病、伤残或死亡在文化层次上的影响因素，是护理实践和护理研究的理论指南。

（三）跨文化护理理论与护理实践

在临床实践方面，莱宁格跨文化护理理论的“日出模式”与护理程序基本一致，两者都描述解决问题的程序，只是“日出模式”强调要理解服务对象的文化。

1．评估　在“日出模式”中，评估分两步进行：首先评估“日出模式”的最外层，评估和收集关于服务对象所处的文化的社会结构和世界观方面的知识和信息，包括环境背景、宗教精神、亲缘社会关系、政治法律制度、经济、教育、科技、文化价值观、哲学、历史和语言等因素。然后评估服务对象的普通照顾、专业照顾及护理照顾的价值观、信仰和行为。对于案例中的约翰，评估并收集到的资料包括：男性患者、年龄50岁、外籍患者、信仰伊斯兰教，收入稳定，文化程度较高，无家人陪伴，因糖尿病并发高血压，精神状态不好，因语言关系可能不能与其他人进行有效沟通，没有安全感等。

2．护理诊断　通过评估鉴别和明确跨文化护理中的共性及个性，做出护理诊断。根据服务对象的文化背景，动态了解服务对象的健康问题，并密切注意服务对象对健康的表达以及陈述的方式。对案例中的约翰提出护理诊断时可考虑以下几个方面：患者患有糖尿病并发高血压，外籍患者，需考虑文化需求，尊重患者的宗教信仰等。

3．护理计划和实施　在护理关怀决策和措施层进行计划和实施，除对共性问题进行护理关怀外，应考虑用其文化上能接受的方式进行护理。护理措施包括：①文化关怀的维持和保留：对于和健康状况不相冲突，甚至有利的文化成分应鼓励和监督服务对象继续保持；②文化关怀调适：对于部分与现有健康不协调的文化成分，取其有利方面而调整不协调部分，使其适应健康的需要；③文化关怀重建：对于与现有健康相冲突的文化成分，要从健康角度出发，改变其文化习惯，建立新的、有利于健康的、有效的、促进的文化生活。针对案例中约翰的护理诊断，应制订出详细的护理计划，包括常规护理、专业护理及多元文化护理。

4．评价　对护理关怀进行系统性评价，以明确何种关怀行为符合服务对象的文化习俗和生活方式，提供有利于服务对象的疾病康复和心理健康的行为模式。

二、其他多元文化护理理论

（一）文化关怀理论

美国的简·怀森（Jean Watson）博士提出了文化关怀理论（culture caring theory）。

1．理论简介　简·怀森认为，关怀是一种道德法则，是两个个体之间的一种人际关系的体验，这种体验表现为关怀者和被关怀者都能进入对方的内心世界，从而使关怀活动的双方彼此在人格上得到升华、认知上得到认同、文化上得到同化，形成超越语言的超越式文化关系，并通过非语言的交流、心灵的感悟、精神的体验、超越文化间的关怀行为等特有的方式表达出来，即超越式文化关怀理论。

2．主要内容　在上述观点和假设的基础上，简·怀森提出要实施超越文化的护理关怀，必须以下述10个因素为基础，展开超越文化的思维和认识：

（1）赋予和延伸个体的意义，形成助人为乐的人生价值体系。

（2）在护理人员与患者之间灌输希望与忠诚的理念对促进健康有积极意义。

（3）加强通过认可和接纳他人达到自我实现。

（4）在超越式人际关怀中，帮助与信任式关怀是形成积极护患关系的基础。

（5）促进和接受积极或消极的情感体验与表达，对护理人员与服务对象双方都是一种挑战，双方都必须做好获得积极或消极反馈的两手准备。

（6）将决策理论中系统的、科学的解决问题的方法应用于护理关怀过程中。

（7）将关怀与治疗区分开来。

（8）护理人员必须识别和评价与患者的健康和疾病相关的环境状况，包括精神心理情况等内在环境和舒适与安全等外在环境，从而保证为患者提供准确性和支持性的护理，建立适合患者身体、心理和精神的社会文化环境。

（9）应用人类的需要理论，护理人员在满足较高层次需要前，应先认识和满足患者的较低层次的需要。

（10）人类的思维和对现实的理解促进自我认识水平提高，从而有助于理解与自我文化不同、现实生活中存在的令人困惑的现象或状况。

（二）坎目平赫及博卡图的健康服务的文化能力

坎目平赫（Campinha）及博卡图（Bacoto）定义了健康服务中文化能力的形成。文化能力包括文化认知、文化知识、文化技能、文化邂逅等。

1．文化认知（culture awareness）　是对某一文化偏见的自我反省，对自己的文化和专业背景的深刻反思。

2．文化知识（culture knowledge）　是对跨文化等有关知识的了解程度。应关注三个方面的整合：与健康有关的观念、实践；疾病的发病率、患病率；文化价值观。

3．文化技能（culture skills）　指收集与文化相关的资料以进行文化评估以及进行与文化相适应的体格检查。

4．文化邂逅（culture encounters）　医务人员与来自不同文化背景的患者进行与文化有关的面对面交流，以改变自己对这一文化群体形成的刻板印象，避免歧视。

随着护理理论的发展，护理的概念已不单纯表现在对护理对象身心的照顾和关怀，而是更广义地体现为具有文化特色的照顾和关怀。这就要求护理人员在护理活动过程中，面对不同国家与民族，不同语言与风格和不同宗教信仰等具有多文化因素的服务对象，既要为其提供适合他们需要的共性护理服务，提供与其文化和健康相适应的关怀，又要保证适应个体文化背景需要的特殊性护理服务，提供有利于健康水平提高的有效关怀。

第三节　多元文化理论在护理实践中的应用

一、满足患者文化需求的护理策略

在健康服务系统里，护理人员既要帮助服务对象减轻、解除文化休克，也要帮助服务对象尽快适应医院文化环境。随着护理理论体系的形成，护士角色向复合角色发展，在多元文化护理中，护士的作用主要有：

1．综合管理者　专业护士有责任组织及管理服务对象的护理全过程。对于住院的服务对象，护理过程中可采取多方面的护理措施，如饮食护理、心理护理、支持护理等，使服务对象尽快适应医院的文化环境。

2．整体协调者 实施多元文化护理时，不仅要考虑到服务对象本人的因素，还应评估其家庭、文化社会因素，争取得到各方面的支持、合作和帮助。注意协调护理过程中所涉及的各类人员之间的关系，以高质量的护理，帮助服务对象适应医院的文化环境。

3．健康促进者 多元文化护理的目的之一就是调动服务对象的主观能动性和潜能，在护理过程中护士应配合服务对象的文化需求，鼓励服务对象的参与，使其积极配合治疗、护理，并采取促进健康的良好行为。

4．教育咨询者 在住院期间，服务对象有获取疾病相关信息、知识的需要，护士应根据服务对象的文化背景，有目的、有计划、有步骤地对服务对象进行健康教育。护士可采用个别或集体指导方法，通过讲解、多媒体、宣传册等形式，进行疾病预防、治疗、护理和康复知识宣教，使服务对象能正确认识疾病，积极参与疾病的治疗和护理，对疾病预后充满信心。

二、帮助服务对象适应医院文化环境的策略

服务对象因疾病而住进医院，离开了原来熟悉的生活和工作环境而进入陌生的医院环境，可能会出现不同程度的文化冲突或文化休克。护士在护理过程中应尊重不同文化背景下服务对象的文化需求，向服务对象提供适合其文化环境的全方位、高水平的护理。

（一）促进服务对象有效沟通

在交流时除使用正确的称呼、礼貌用语外，还要结合服务对象的文化背景与其保持合适的距离。护士应理解沟通交流中文化的差异，使用语言和非语言的沟通交流技巧建立良好的护患关系，帮助服务对象预防和减轻住院期间产生的文化休克。护士需要考虑以下三点：

1．建立良好的护患关系 在人际关系中，服务对象会区别对待接触的人，将他们分成“自己人”和“外人”。对“自己人”较信任，畅谈心事，期待关心；而对“外人”保持距离，不够信赖。护士在护理过程中，应积极与服务对象建立起有治疗性的护患关系，尽早成为服务对象的“自己人”，取得服务对象的信赖和合作。

2．语言沟通 语言的沟通是最有效的沟通。在护理过程中，护士可以通过选择合适的语种或风格与服务对象进行交流。同时，在医院的环境中，医护人员应尽量少用医学术语，如医学诊断名称、化验检查报告、治疗和护理过程的简称等，以免造成服务对象与医护人员之间沟通交流的障碍。同时少用备皮、灌肠、导尿、胃肠减压、闭式引流、空肠造瘘、房缺、室缺、血气分析、胆囊造影等医学名词，否则会使服务对象对自己疾病的诊断及检查的结果迷惑不解，感到恐惧甚至误解，加重服务对象的文化休克。

3．非语言沟通 除了语言沟通，非语言沟通，如姿势、身势、手势、眼神交流等也会传递一些信息。有些姿势、手势的含义在全世界是通用的，有些姿势、手势的含义则是千差万别的。比如“OK”的手势，在中国和许多西方国家表示“好、赞同”的意思；而在日本和韩国表示的是“金钱”的意思；在法国则表示“零”或“没有”的意思。因此，护士应准确理解并合理使用非语言沟通。

对于案例中的约翰，病房可为其提供英语读物，同时安排双语护士为其提供护理照顾，营造与其文化相适应的英语语言环境。

（二）帮助服务对象尽快熟悉医院环境

通过入院介绍使服务对象尽快熟悉医院的文化环境，如医院、病区、病室的环境、设备、工作人员、医院的规章制度等。在可控制范围内减少医院体制、医院制度给服务对象造成的文化冲突：例如，对于每天都要做“礼拜”和“净身”的回族患者，结合患者的实际需要留下符合医院规定的特殊生活用具如铜壶、铜盆，并将此患者安排到无重症患者的病房内，以免打扰到其他患者的日常生活。

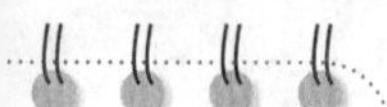

另外西方国家的就医制度是预约制，且医院环境好，患者较少，而中国的医疗制度则是患病后直接去医院看病，且医院环境较为嘈杂，患者多。所以在日常护理工作中，护士要根据不同文化的人群特点采取相应的措施。如为案例中的约翰提供一对一的医疗服务，重新布置病房，适当播放音乐，提高其住院生活质量。

（三）尊重服务对象的风俗习惯

首先在饮食方面充分尊重服务对象的风俗习惯。例如我国回族、塔吉克族、维吾尔族等民族信仰伊斯兰教，禁食猪肉、死物，每年九月斋戒期间从黎明到日落禁止进食和饮水；满族、锡伯族禁食狗肉等。此外，护士应注意不要触犯服务对象的特殊忌讳和民族习俗。如南方人认为数字“4”与“死”谐音，不吉利，所以在安排床位上应尽量避开服务对象所忌讳的数字；某些民族患者的术前准备不宜剃阴毛，有的民族术前要进行祈祷。此外，在病情观察、疼痛护理、临终护理、尸体护理和悲伤表达方式等方面要尊重服务对象的文化模式，例如应对信仰伊斯兰教服务对象的尸体进行特殊的沐浴。

（四）帮助服务对象寻找支持系统

家庭是服务对象的重要支持系统之一，因此护士应了解服务对象的家庭结构、家庭功能、亲子关系、教育方式等情况，利用家庭系统的力量预防和解除文化休克。例如在住院儿童的护理中，可充分利用父母的爱心和责任心，依靠他们帮助住院儿童克服孤独感。

（五）注意价值观念的差异

护士应注意不同文化背景的服务对象的价值观念差异。例如在道德观念上，中国人主张“孝道”，对住院的老年人往往照顾得无微不至，却使得老年人丧失了自我、独立。不少服务对象由于受到文化观念的影响，对护士持有双重态度：想依赖而不愿依赖。服务对象一方面期望护士替自己解决困难，依赖性很强；另一方面不一定听从护士的意见和安排，同一个问题会同时要求其他医务人员解决。作为护士应顺应老年服务对象、服务对象家属的价值观念，理解服务对象对待护士的态度和行为，满足服务对象的文化需求。

护士应明确服务对象对疾病的反应：护士在实施护理的过程中，应动态性地了解服务对象的健康问题，以及服务对象对健康问题的表达方式。东方文化强调人与人、人与自然之间的和谐。当人们的心理挫折无法表露时，常常把它压抑下来，以“否认”“合理化”“投射”等防卫机制来应对，或以身体的不适如头疼、胸闷、胃口不好等作为求医的原因。此时护理人员不应直接指出服务对象存在的是心理问题而不是生理问题，以免触犯服务对象对心理疾病的社会否认。

护士也应理解服务对象的求医行为：了解服务对象对医院、医生、护士的看法与态度，结合服务对象对治疗和护理的期待进行护理，同时根据具体情况进行健康教育、辅导和指导，以取得服务对象的同意和合作。

（六）重视服务对象的心理体验和感受

不同文化背景的人对同一个问题有不同的解释模式，当服务对象使用了与护士不同的文化模式来解释事情的发生及健康问题时，护士不能认为服务对象荒唐、可笑而取笑服务对象，更不能认为服务对象不可理喻而不予理睬。例如面对某化疗患者在炎热夏天拒绝摘下帽子时，或某患者认为身体不适是死亡的亲人的灵魂附身时，护士要理解服务对象的心理与行为，根据服务对象的年龄、知识结构等文化背景与服务对象沟通。

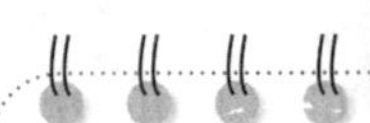

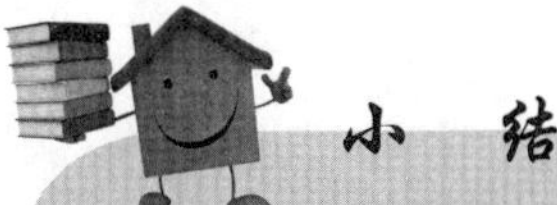

小　结

1. 文化休克，又称为文化震撼、文化震惊。特指生活在某一种文化环境中的人初次进入另一种不熟悉的文化环境，因失去自己熟悉的社会交流的符号与手段所产生的思想混乱与心理上的精神紧张综合征。文化休克经历蜜月阶段、沮丧阶段、恢复调整阶段、适应阶段。

2. 莱宁格的跨文化护理理论称为"日出模式"。莱宁格指出护理的核心是文化关怀，通过文化关怀保持、文化关怀调适、文化关怀重建，提供护理关怀，包括护理的一般关怀和专业关怀。

3. 文化休克产生的原因主要有沟通交流差异、日常生活活动差异、孤独感的产生、风俗习惯以及态度和信仰的差异等，护理人员在护理过程中应尊重不同文化背景下服务对象的文化需求，向服务对象提供适合其文化环境的全方位、高水平的护理。采取有效措施帮助服务对象尽快熟悉医院环境，促进其有效沟通、帮助服务对象寻找支持系统，同时要注意价值观念的差异，尊重服务对象的风俗习惯，重视服务对象的心理体验和感受。

思考题

1．请简述多元文化护理及文化休克的概念。
2．结合自己的亲身经历，你认为应如何预防文化休克？

第五章思考题参考答案

（张丽梅）

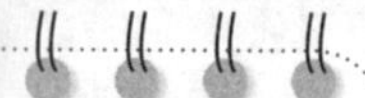

第六章　成长与发展

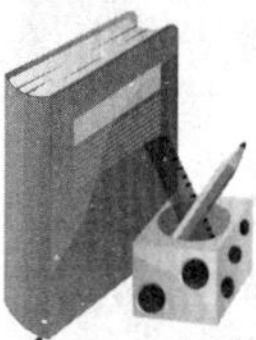

学习目标

通过本章内容的学习，学生应能够：

◎ 识记

1．正确说出成长、发展、成熟、发展任务、关键期的概念。

2．正确陈述弗洛伊德、艾瑞克森、皮亚杰、科尔伯格等成长与发展理论的基本内容和主要观点。

◎ 理解

1．分析影响成长与发展的因素，举例说明成长与发展的规律。

2．准确阐述弗洛伊德、艾瑞克森、皮亚杰、科尔伯格的理论各个发展阶段的特点。

◎ 运用

根据各个发展阶段的特点，分别应用艾瑞克森的心理社会发展理论与皮亚杰的认知和科尔伯格的道德发展理论，为不同阶段的服务对象提供适当的护理。

护理服务的对象包括从出生到死亡各年龄阶段的人，人在生命过程的各个发展阶段都会面临不同需要解决的问题，了解各个发展阶段的心理特点、行为特征、基本需要和成长与发展的规律，有助于护理人员明确不同年龄阶段护理对象的基本需要，从而把握各年龄阶段护理对象特有的身心特点及其与健康的关系，有助于护理人员为护理对象提供适时、有效的、高水平的整体护理。

案例 6-1 分析

案例 6-1

玛丽，3 岁，美国人，于生日当天入幼儿园，教师需了解玛丽的生长发育状况，玛丽妈妈自述，玛丽 3 个月时抬头较稳，能以笑、停止哭啼、发音等行为表示认识父母，7 个月时有意识从仰卧位翻至俯卧位，8 个月时能坐稳并能左右转身，并表现出认生行为，9 个月学会了爬行，11 个月时能独立站片刻，喜欢玩变戏法和躲猫猫游戏，15 个月时可独自走稳，18 个月时学会跑并能独自玩很久。18 个月前由妈妈独自带养，玛丽很早就能敏感地感受到妈妈的情绪，妈妈高兴时，玛丽也能产生相应的情绪体验。玛丽 2 岁时能简单说出家庭成员称谓，爱表现自己，喜欢听故事，看动画片。3 岁能指认常见的物品、图画，会说短歌谣，人际交往更熟练，与人一起玩游戏，能基本遵守游戏规则。

问题与思考：

1．玛丽各器官功能的生长发育遵循了成长与发展的哪些规律？

2．谈谈影响玛丽当前成长与发展的最主要因素是什么？

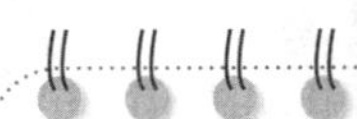

第一节　概　述

一、成长与发展的基本概念

成长与发展又称为生长与发育，是人在整个生命周期中必然经历的一个动态变化过程。了解成长与发展的基本概念、规律及其影响因素，有利于护理人员正确评估护理对象的成长发展水平，促进护理对象正常的成长发展。

1．成长 成长（growth）是指人生理方面的改变，是由于细胞增殖而产生的生理方面的改变。表现为机体整体和各器官的长大，即机体在量方面的增加。成长是可测量、可观察的，如身高、体重、骨密度、牙齿结构的变化等均为人体成长的客观指标。成长的形态改变包括增量性生长、增生、肥大与更新四种基本类型。

2．发展　发展（development）是指生命中有顺序的可预期的功能改变，是个体随着年龄的增长以及与环境间的互动而产生的身心变化过程。表现为细胞、组织、器官功能的成熟和机体能力的演进，如行为改变、技能增强等。发展不仅包括生理方面的变化，还包括认知、心理及社会适应方面的改变。发展是学习的结果和成熟的象征，往往不易用量化指标测量。

3．成熟　成熟（maturation）是指遗传基因所决定的个体内部生长因素与环境相互作用，获得生理和心理、功能与能力的比较完备的状态。它包括了生理上的生长发育和心理社会的发展。成熟的过程由遗传基因决定，环境因素可以促进或抑制成熟。个体心理社会成熟的重要标志之一是不断调整自己，使自己不断适应变化的客观环境，从中获得所需要的知识和能力，从而达到完善状态。

成长、发展和成熟三者之间相互影响、相互依存、相互关联，不能将其截然分开。成长是发展的基础，成熟是成长与发展的综合结果，在某种程度上发展的成熟状态又反映在成长量的变化上。

二、成长与发展的基本内容

护理对个体成长与发展的了解和评估主要表现在以下六个方面：

1．生理　主要指体格的生长和各系统功能的增强和成熟。如体重增加、肌力增强、动作协调、器官功能完善等。

2．认知　主要指获得和使用知识、技能有关的发展。包括感知、知觉、记忆、想象、思维、推理和对知识的运用能力的增强。

3．情感　主要指人对客观事物的态度和内心体验，是一种主观的经历。如喜、怒、哀、乐、爱、恶、欲等。

4．精神　主要指人在成长发展过程中所产生的对生命意义及生存价值的认识，是物质的最高产物。

5．社会　主要指个体在社会交往过程中，有关社会态度和社会角色的形成、社会行为规范的确立等方面。

6．道德　主要指个体的道德认识、道德情感、道德意志、道德行为等方面的发展。

以上内容除生理方面以外，都属于心理社会的领域。但各部分是相互联系、相互作用的，从而构成人的整体。发展是按顺序进行的，是可预测的期望行为。例如：个体生理方面的不适可能导致注意力或学习能力下降，也可能使个体情绪低落；个体外形发生异常或丧失重要的生理功能，则可能会影响到其自我概念的发展。

三、成长与发展的规律

人的成长发展过程非常复杂，受许多因素的影响，所表现出的成熟方式具有差异性，但总体上也遵循一定的规律。

（一）规律性和可预测性

人的成长发展遵循一定的规律，以一定的顺序、可预测的方式进行，且这种顺序不可逾越和不可逆转。心理社会发展也是按照一定顺序进行的，如小孩子开始学会行走的时间不同，但每个孩子在会走之前，都先学会翻身、爬行和站立。

（二）顺序性

人体各器官功能的生长发育都遵循一些预期的特定顺序。一般遵循由上到下、由近到远、由粗到细、由低级到高级、由简单到复杂的顺序或规律。其主要特征是：

1．由上到下 由上到下或由头至尾是指身体和动作技能的发展沿着从上至下（从头至脚）的方向进行。如胎儿的头部发育较早且较大、较复杂，而肢体发育较晚、较小、较简单。

2．由近到远 指身体和动作技能发展沿着从身体中心部位向身体远端方向进行的规律。如控制肩和臂的动作先发展，控制肘、腕、手、手指的动作发展较晚。

3．由粗到细 指动作技能的发展常常先会用全手掌握持物品，再发展到能以手指捏取物品。

4．由简单到复杂 指幼儿最初的动作常为全身性、简单、不精确的，逐渐发展为局部、复杂、精确的动作。

5．由低级到高级 指幼儿先学会观看、感觉和认识事物，再发展到记忆、思维、分析和判断，儿童的情绪较简单、短暂、外显，而成人的情感较复杂、稳定且不易外露。

（三）连续性和阶段性

成长和发展是一个连续的过程，在人的整个生命阶段不断进行，且并非等速进行，表现出明显的阶段性特征。每个阶段都有其特定的发展任务，下一个阶段的顺利发展必须依赖前一阶段的发展。如体格生长的特点是年龄越小，增长越快，1 周岁内的婴儿生长非常迅速，周岁后基本稳步成长，至青春期又是迅速加快的时期，成年后则处于相对稳定的阶段。心理社会的发展同样具有连续性和阶段性，每个发展阶段各具有一定的特征。

（四）不平衡性

在人的体格生长方面，各器官系统的发育快慢不同、各有先后，具有非等速、非直线的特征。如生殖系统发育先慢后快，至青春期才迅速发育。心理社会发展同样存在不平衡性，如语言发展以 3 ～ 5 岁最快。

（五）个体差异性

人的生长发展虽然有一定的发展顺序，都会经历相同的发展过程，但由于遗传、环境等因素的影响，每个人在通过各个发展阶段时，都会表现出自己独特的方式和速度。如相同年龄组的健康儿童在活动能力方面，有的能力较强，有的相对较弱。心理社会方面的发展也因社会文化背景、家庭教养等不同而存在较大差异，并随着年龄增长个体差异性也会增大。

（六）关键期

关键期是指个体在成长发展的过程中，某些行为的获得发展最快的时期，如果在这一时期受到不良因素影响则容易造成缺陷。如若错过关键期，将会对以后的成长发展带来难以弥补的影响。如孕期前 3 个月是胎儿发育的关键期，最容易受到病毒、药物或化学因素的影响，如果孕妇不注意，则胎儿发生先天畸形的比例增高，出生第 1 年，婴儿与父母情感联系的建立对其一生的心理社会发展都十分重要，如果不能得到亲情的爱抚，将影响人格的形成。

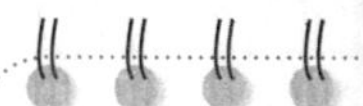

四、成长与发展的影响因素

遗传特性和环境因素是决定人的成长和发展进程的两个最基本因素。遗传因素的影响作用始于卵子受精，决定机体发育的可能范围；个人能力的培养与发挥则与外界环境因素密切相关。

（一）遗传因素

遗传是个体成长与发展的基本因素，它为个体的身体与心理的发展提供物质前提。父母双方基因遗传影响人的生长发展，决定了性别、头发的颜色、肤色和面部特征等生理方面的特征；同时也决定了人的性格、气质、智力和学习方式等方面的特点。

（二）环境因素

环境包括自然环境和社会环境。良好的居住环境、卫生条件、充足合理的营养、有效的健康保健措施、和谐的家庭气氛、父母的角色示范、家庭成员间的相互关怀及良好的学校和社会教育等，为个体的成长与发展提供了条件，促进了个体的发展。

（三）内稳定

内稳定是指不论外界环境如何改变，机体都保持内部稳定状态的能力。内稳定机制能在机体遇到障碍时帮助其获得新的平衡。个体只有维持生理和心理稳定，才能保障生存和达到自我实现的目标。

（四）动机

动机是使人采取某种行为的内在驱动力。当个体产生生理或心理需求时，就想采取各种应对措施来满足需要。动机对个体学习掌握各种技能以促进自己的发展起重要作用。

（五）学习

学习是指接受知识和获得技能的过程。它影响到个体的智力、道德、行为、个性和能力等方面的发展。

（六）社会化

社会化是指人类逐步学到社会所期望的、掌握特殊行为和技能的过程。社会化主要通过个体的家庭成员、同伴及整个社会对个体的角色行为起规范作用。

（七）自我控制感

自我控制感是指每个人控制自己命运的一种力量。每个人都有选择和改变自己生活方式、促进自我智慧、心理、精神、社会以及生理方面发展的权利和能力，都具有主观能动性，都应对自己的行为负责，都能对促进自身的发展做出努力。

第二节　成长发展的相关理论

几个世纪以来生物学家、社会学家、心理学家分别从不同角度对人的成长发展进行了深入研究，并提出了各有侧重点的理论。学习不同的发展理论可协助护理人员更明晰地认识人的发展过程，从而为不同阶段的护理对象提供适合的整体护理，以促进服务对象身心健康的发展。

一、心理社会发展理论

（一）弗洛伊德的性心理发展理论

奥地利神经病学家弗洛伊德（Sigmund Freud，1956-1939 年）被誉为“现代心理学之父”，是精神分析学派的创始人，他通过精神分析法观察人的心理、行为发展，形成了心理学的精神分析流派，又被称为古典精神分析理论。弗洛伊德认为人的本能是追求生存、自卫及享乐，而刺激人活动的原动力是原欲或称为性本能。其理论包括意识层次、人格结构和性心理发展阶段三个要点。

1．意识层次 弗洛伊德把人的心理分为意识、前意识和潜意识。意识是指个体能够直接感知的心理活动部分。潜意识是个体无法感知到的心理活动部分，这部分主要是不被外部现实和道德理智所接受的各种本能冲动、需求和欲望。前意识又称无意识，是指个体无法意识到的深层次的心理成分，是人的原始冲动、本能、被压抑的欲望，介于意识和潜意识之间。潜意识的心理活动是一切意识活动的基础，其中潜伏的心理矛盾、心理冲突等常常是导致个体产生焦虑不适乃至于心理障碍的症结。

2．人格结构 弗洛伊德认为人格是由本我、自我和超我三部分构成。

（1）本我（id）：是人格最原始的部分，它包含遗传的各种内容，是由先天的本能与原始的欲望组成。本我完全是无意识的，受快乐原则支配，目的在于争取最大的快乐和最小的痛苦。本我所关注的是用最容易、最快捷的方法来获得自我满足。

（2）自我（ego）：是人格中理智而符合现实的部分，介于本我与超我之间。在精神范畴中有意识、有能动性的部分。自我不仅包含对自己的确认，而且包含对自己躯体与外界接触后所形成的各种感觉的确认。自我的功能是在本我的冲动和超我的控制发生对抗时进行协调和平衡，使人的行为适应社会和环境。遵循自我考虑现实、唯实的原则。

（3）超我（superego）：是人格系统中构成良知与道德价值观的部分，是精神范畴中理性的部分，是维持社会准则的一种特殊结构，属良心和道德范畴。弗洛伊德认为超我由两部分组成，一部分为良心，告诉个体什么不该去做，当个体违反良心要求时，以犯罪感来处理个体感知；另一部分是自我理想，由积极的雄心壮志构成，例如为真理而斗争等。

弗洛伊德认为本我是与生俱来的，自我由本我发展而来，超我又来自于自我。三者相互补充、相互对立，形成特定的人格动力关系。当三者处于平衡状态时，个体能较好地适应社会，如果一旦自我脆弱，人格丧失平衡，就会导致压抑、焦虑、紧张甚至精神异常。

3．人格发展理论

弗洛伊德认为人格发展的内在动力是“性本能”，即某些特定器官会出现性感官的能量。由于弗洛伊德的人格发展理论主要强调性的概念，人们认为他是泛性论者，因此，人格发展理论又被称为性心理发展理论。性心理发展可分为五个阶段，每个阶段均有一些“本我”和“超我”之间的矛盾冲突，需要“自我”运用防卫机制给予解决。成功地解决这些矛盾就会使个体获得和保存足够的精神能量，为进入下一个阶段做好准备；反之，若不能很好地解决冲突，将导致能量减少，影响下一个阶段的发展。

（1）口欲期（oral stage）：0 ~ 1 岁，此期原欲集中在口部。原欲是一种原始本能冲动。婴儿的吸吮和进食欲望若能得到满足，可带来舒适和安全感；若未得到满足或过于满足则会造成人格的固结现象，从而形成以自我为中心、过度依赖、悲观、退缩、猜疑等人格特征，且以后可能出现吮手指、咬指甲、饮食过度、吸烟、酗酒等不良行为。

（2）肛欲期（anal stage）：1 ~ 3 岁，此期原欲集中在肛门区，儿童肛门括约肌的神经系统已经成熟到一定的程度，通过对肛门括约肌的控制获得满足感。是训练幼儿大小便习惯的时期，如果父母对幼儿的大小便训练得当，则会使幼儿养成讲卫生、守秩序的习惯，并能自我控制，为以后人际关系奠定基础。如若训练过早过严，则会形成洁癖、刻板、吝啬、冷酷、过分注意细节等人格特征。如果训练过松，则会形成自以为是、暴躁等人格特征。

（3）性蕾期（phallic stage）：3 ~ 6 岁，原欲集中在生殖器，开始觉察到性别的差异。儿童最初的性情感是向双亲发展，而此期男孩通过恋母情结而更喜欢母亲，女孩则通过恋父情结偏爱父亲。健康的发展在于克服恋母恋父情结的危机，努力与自己同性别的父亲或母亲建立起性别认同感。此期固结则会造成性别认同困难或难以建立正确的道德观念。

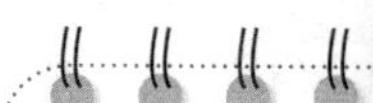

（4）潜伏期（latency stage）：6 ~ 12 岁，随着抵御恋母恋父情结超我的建立，孩子进入潜伏期，把性和攻击的冲动埋在潜意识中，而将精力集中在智力和身体活动上。愉快来自于外在的环境，喜欢与同性别的伙伴一起玩游戏或活动。如果顺利发展，可获得丰富的人际交往经验，促进自我发展；否则此期固结则会造成压迫或强迫性人格。

（5）生殖期（genital stage）：12 岁以后，原欲又重新回到生殖器。注意力从双亲转移到年龄接近的异性身上。主要任务是摆脱父母的约束，寻找自己喜欢的异性对象，逐渐养成独立性和自我决策的能力，性心理的发展趋向成熟。若此阶段发展不顺利，可导致一些病态人格。

（二）艾瑞克森的心理社会发展学说

美籍丹麦心理学家艾瑞克森（Erikson EH）的发展理论又称新精神分析理论或心理社会发展学说。他在性心理发展学说的基础上，将弗洛伊德的理论扩展至社会方面，提出文化及社会环境在人格发展中的重要作用，形成了心理社会发展学说。心理社会发展理论把人的一生发展划分为 8 个心理社会发展时期，即婴儿期、幼儿期、学龄前期、学龄期、青春期、青年期、中年期和老年期。每个时期各有一主要的心理社会危机要面对，既与前一阶段发展有关，又影响后一阶段的发展。

1．婴儿期（口感期，oral sensory stage） 出生 ~ 1.5 岁。心理社会性发展问题：信任对不信任。婴儿主要通过自身需要的满足与否产生基本的信任感，包括对自身的信任。良好的照料和关怀是发展婴儿信任感的基本条件。若婴儿没有得到所需要的关爱和照顾，则可形成不信任感，不相信自己，也不相信他人，缺乏安全感。

2．幼儿期（肛肌期，anal-musculature stage） 1.5 ~ 3 岁。心理社会性发展问题：自主对羞愧或怀疑。此期幼儿开始学习自己吃饭、控制大小便、独立玩耍，运用自己最初习得的运动和语言技能与周围世界互动，感受自己的能力，出现自主性要求。若得到适当的鼓励，可形成自主性，而过度保护或过分苛求，则会使幼儿怀疑自己的能力并产生羞愧感。

3．学龄前期（生殖运动期，genital-locomotors stage） 3 ~ 6 岁。心理社会性发展问题：主动对内疚。随着身体活动能力和语言的发展，儿童探究的范围扩大，充满好奇心。如果对他们的好奇与探究给予积极鼓励和正确引导，则有助于他们的主动性发展；若干涉批评，则会使他们产生内疚感，探究精神和好奇心受到压制。

4．学龄期（潜伏期，latency stage） 6 ~ 12 岁。心理社会性发展问题：勤奋对自卑。这是个体生长发展过程中的一个重要阶段。儿童学习文化知识和各种技能，学会遵守规则。如果在此阶段儿童出色地完成任务并受到鼓励，获得成功的体验，则可发展竞争意识和勤奋感。如果遭受挫伤或指责，获得太多的失败体验，就会产生自卑心理和无能感。

5．青春期（puberty stage） 12 ~ 18 岁。心理社会性发展问题：同一性对角色混乱。此期个体关注自我、探究自我，经常思考我是怎样一个人或适合怎样的社会职业的问题。如果解决得好，可使个体获得自我认同感和自我发展方向。否则，就会导致角色混乱，缺乏生活与发展的目标。

6．成年前期（early stage） 18 ~ 40 岁。心理社会性发展问题：亲密对孤独。此期在确立稳定的同一性基础上才能发展与他人的友谊和亲密伴侣关系，承担应有的责任和义务，相互理解、支持和帮助。未形成自我同一性的人则会导致孤独的体验，不能与人建立真诚、亲密的关系。

7．成年期（adulthood stage） 40 ~ 65 岁。心理社会性发展问题：繁衍对停滞。此期个体获得繁衍感，兴趣扩展到生育和培养下一代，发展关爱他人的品质，在工作和生活上也有创造和成就。如果没有解决危机，则可能出现发展的停滞而成为以自我为中心、人际关系不良的人。

8．老年期（maturity stage） 65 岁以上。心理社会性发展问题：完善对失望。此期顺利走过一生旅程的人会产生一种满足感和自我完善感，能以充实、安宁的态度接受死亡。如果在以往发展中遭受过挫折，又不能合理总结，正视失败或随遇而安，就会产生失望、失落、悲观等消极心理，畏惧死亡。

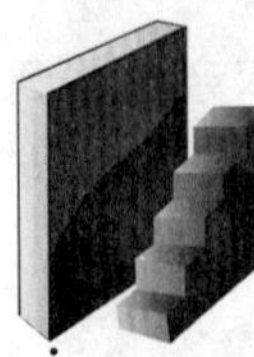

知识拓展

基本信任对不信任与人格障碍的关系

根据艾瑞克森的观点，婴儿期的心理社会性发展问题是信任对不信任。婴儿从安全型依恋获得的温暖、信任和安全感为以后健康的心理发展奠定基础。如果看护者经常忽略婴儿的行为或者诉求，或者经常处于消极回应婴儿的状态，最终会导致婴儿的消极情绪，包括由于依恋需要的获得受挫及维持与依恋对象接近的失败而产生的痛苦、由于无法对痛苦做出有效联合调节而产生的痛苦及在面对威胁时认为自己孤单和脆弱的认知而产生的痛苦，因此婴儿会逐渐建立起对他人和自己的负性表征，形成不安全依恋，最后发展成焦虑矛盾型婴儿、回避型婴儿以及反抗型婴儿。

二、认知和道德发展理论

（一）皮亚杰的认知发展理论

认知是指获得和使用知识。认知过程包括识别、解释、组织、储存和运用信息，以及应用知识解决问题等有关行为。认知发展就广义而言，包括个体的智力、感知觉、记忆、思维、推理和语言使用等能力的发展；狭义上指个体在成长过程中的智力发展。皮亚杰认为，认知发展的内在动力是失衡，个体因为失衡产生寻求再平衡的心理状态，因而产生了适应。皮亚杰（Piaget J）是瑞士一位杰出的心理学家，他通过对儿童行为的详细观察发展了他的认知发展学说。他认为儿童思维的发展并不是由教师或父母传授给儿童的，它是通过儿童与环境相互作用，逐步将简单的概念集合成较复杂概念来完成的。即认知发展是儿童通过自身活动的一个主动发现与积极形成的过程，这个过程是通过适应来完成的。皮亚杰将认知发展过程分为四个阶段：

1. 感觉运动期（sensor motor stage） 0 ~ 2 岁，此期思维的特点是婴幼儿通过他身体的动作与感觉来认识周围的世界，其间经历六个亚阶段，主要成就是获得语言，形成自主协调运动，开始出现心理表征，特别是形成客体永久性观念。

（1）反射练习阶段（use of reflexes）0 ~ 1 个月，新生儿以先天的条件反射活动来适应环境，反复练习使之更为巩固并且扩展。如吸吮奶头是一种先天的条件反射。

（2）初级循环反应阶段（primary circular reaction）1 ~ 4 个月，婴儿不断练习吸吮、抓握等原始动作，开始协调来自不同感官的动作图式，并整合个别动作形成新的动作。例如将物体抓握后开始吸吮。

（3）二级循环反应阶段（secondary circular reaction）4 ~ 8 个月，为有目的的动作逐步形成时期。在此阶段，婴儿的手眼不断协调，对动作的结果发生兴趣，于是为了得到结果或目的而不断重复动作，形成循环反应。

（4）二级图式协调阶段（coordination of secondary schemata）8 ~ 12 个月，可以通过协调两个或更多的动作以达到目的，动作具有明显的目的性。该阶段是感知运动期智力发展的一个质的飞跃阶段。

（5）三级循环反应阶段（tertiary circular reaction）12 ~ 18 个月，幼儿会根据情景，有意调节和改变自己的行为，并观察种种改变带来的结果，通过主动尝试和探索，了解事物并解决

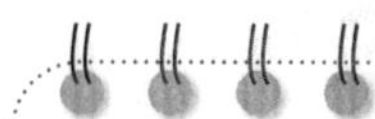

问题。

（6）表象思维开始阶段（inventions of new means）18 ～ 24 个月，具有心理表征的能力，幼儿能将外在的事物内化，形成了内化的思维过程，在解决问题时，先通过思考和简单的计划再开始行动。开始逐步理解并形成时间、空间和因果关系等概念。该阶段是感觉运动性思维向表征性思维过渡的时期。

2. 前运算阶段（preoperational stage） 2 ～ 7 岁，此期儿童的思维发展到了使用符号的水平，即开始使用语言和象征性游戏等手段来表达自己的需要。思维具有单线性、不可逆性和自我中心的特点，观察事物时只能集中于问题的一个方面而不能持久和分类。此阶段又可分为两个时期：

（1）概念形成前期：(preconception stage)：2 ～ 4 岁，由于语言和象征性思维的发展，幼儿越来越多地利用象征的图式在头脑里进行思维，如进行各种象征性游戏，把玩偶当作小朋友，把木棍当作步枪等，但还不能表达物体或人物间的逻辑关系。

（2）直觉思维期：(intuitive thought phase)：4 ～ 7 岁，个体逐渐形成时间、地点、人物的概念，开始进行简单的数学运算，能了解事物的因果关系，具有一定的原始推理能力，但对因果关系的推理往往不现实或错误。

3．具体运算阶段（concrete operational stage）7 ～ 11 岁，儿童能进行心理运算，开始具有获取逻辑思维的能力，但逻辑思维建立在所接触到的具体事物上，仍不具备抽象思维的能力。此期儿童摆脱了自我为中心，能同时考虑问题的两个方面或更多方面，如能接受物体数目、长度、面积、体积和重量的改变。想法较具体，开始有了逻辑思维能力，标志性进展是形成守恒观念，即能认识到客体外形变化，其特有的属性可以不变，能够进行可逆性思维。

4．形式运算阶段（formal operational stage） 12 岁以后，个体的思维能力已经发展到了成熟阶段，以后增加的只是来自生活经验中增多的知识，而不会再提升其思维方式。此期儿童可以不再依赖具体形象进行抽象思维，不仅能从逻辑考虑现实的情境，而且能对可能的情境进行假设 - 演绎思维。在认识活动中，不仅能注意其结果，而且还能主动地监控、调整和反省自己的思维过程。

（二）科尔伯格的道德发展理论

科尔伯格（L.Kohlberg，1927—1987）是美国教育心理学家。在发展心理学领域内最早采用科学方法研究儿童道德发展的学者是皮亚杰。皮亚杰认为道德的发展以认知发展为基础。科尔伯格是继皮亚杰之后采用认知发展取向研究道德发展的最杰出代表，他在皮亚杰认知发展理论的基础上，提出了三级六段的道德发展理论（Theory of Moral Development）。其中三个级别的划分以习俗为标准，强调在面对道德两难情境时实施道德行为的理由。道德发展渐进式地分为以下几个水平：

1. 前习俗道德期（pre-conventional stage） 2 ～ 9 岁，又称道德他律期。道德判断标准是基于行为的后果，即“赏”或“罚”，为得到奖励或避免惩罚而遵守规则。在面对道德的两难情境进行道德判断时，带有自我为中心的倾向，不能兼顾行为后果是否符合社会习俗或道德规范问题，而是根据外界对其的控制、限制和成人的权威来遵守规则、判断是非。按照道德发展的心理取向不同分为以下两个阶段，即惩罚与顺从取向和相对功利取向。惩罚与顺从取向阶段的年龄范围是 2 ～ 6 岁，道德行为的理由是避免惩罚，儿童评定行为的好坏着重于行为的结果，为了避免惩罚而服从家长、老师等人的权威，此阶段是人类道德发展的最低水平。相对功利取向阶段的年龄范围是 6 ～ 9 岁，道德行为的理由是取得奖赏，满足自我的需要，而非社会规范，儿童评定行为的好坏主要根据是否符合自己的要求和利益，此阶段经常被视为道德相对主义。

2. 习俗道德期（conventional stage） 9 ～ 12 岁，又称道德循规期。对道德判断的标准基于对社会规范和他人期望的内化之上。行为的动机主要是为了符合父母、家庭及社会的期望。在面临道德两难情境时，常以社会习俗或规范为标准进行判断。按照道德发展的心理取向不同分为以下两个阶段，即好孩子取向与法律和规则取向。好孩子取向又称寻求认可阶段，凡取悦于别人、帮助别人以满足他人愿望的行为是好的，否则就是坏的。法律和规则取向阶段，儿童认为正确的行为就是尽到个人责任，尊重权威，维护社会秩序，否则就是错误的。

3. 后习俗道德期（post-conventional stage） 12岁以上，又称道德自律期。即将社会道德规范内化，形成个人的道德标准和价值观，以指导其行为。在面临道德两难情境时，凭自己的良心及个人的价值观进行是非的判断，不受权威或社会规范的限制。按照道德发展水平的不同分为以下两个阶段，即社会法制观念取向和普遍的道德原则取向。社会法制观念取向又称社会契约取向阶段。儿童认为道德法并非一成不变，应随民主随时做相应的修订，并将社会行为准则内化，在没有他人监督时，能够自觉遵守规章制度。普遍的道德原则取向又称放之四海皆准的价值观念取向，道德行为的理由是达到公正，避免自责。儿童认为人必须以自己高尚的道德标准及行为为他人做出榜样。

科尔伯格认为道德的发展依照这六个阶段依次进展，虽然人的道德发展水平与年龄有一定关系，但由于个人的遗传、社会环境及道德观念的不同，人的道德观念形成的时间并不完全相同，不是所有人都能达到最高水平。根据科尔伯格的观察及研究，只有少数人能达到第六阶段，大多数人的道德发展只能达到习俗道德期的第三、四阶段。

第三节　成长发展相关理论在护理实践中的应用

一、心理社会发展理论在护理实践中的应用

（一）弗洛伊德性心理理论在护理上的应用

弗洛伊德的性心理发展理论可以帮助护士了解身心发展过程，特别是健康人格形成过程中的心理需求，通过提供健康教育和相应的护理措施，促进服务对象健康人格的发展。

1. 指导护士为家长提供健康教育　护士通过对家长进行健康教育，帮助父母了解儿童不同年龄阶段人格发展的特点，正确理解儿童外在的焦虑、愤怒等不良情绪和反常行为所反映出的潜在需求，科学地培养和训练儿童。

2. 指导护士在护理中满足个体不同发展阶段的需求

（1）口欲期：注意满足婴儿口部的欲望，提供恰当的喂养和爱抚，以带给婴幼儿快乐、舒适和安全感，利于患儿正常情绪及人格的发展。

（2）肛欲期：对幼儿进行恰当地大小便训练，培养其自我控制的能力，并注意适当地鼓励和表扬，以带给幼儿愉快的体验，避免训练过早或过严。

（3）性蕾期：鼓励儿童对同性父母的认同，帮助其解决恋母情结的矛盾冲突，促进孩子性格角色的发展。

（4）潜伏期：为住院儿童提供各种活动的机会，包括游戏、体力活动等，鼓励儿童追求知识、培养学习兴趣、积极参加体育锻炼。

（5）生殖期：提供青少年为自己做决定的机会，鼓励其发展独立性和自我决策能力，正确引导青少年与异性的交往，建立良好的两性关系和正确的道德观。

（二）艾瑞克森的心理社会发展理论在护理中的应用

艾瑞克森的理论是最早涉及整个人生发展过程的理论之一，对护理实践和研究有较广泛的指导意义。运用艾瑞克森的理论，护士能够明确不同年龄阶段人的心理需求及人格与行为特

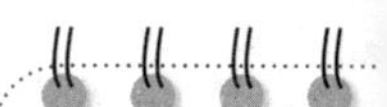

点，根据不同阶段的社会心理发展特点给予相应的护理，更好地识别不同阶段所面临的发展危机及其发展结果，以理解不同年龄阶段的人格和行为特点，从而针对不同服务对象制订和实施护理计划，帮助患者顺利解决各发展阶段的危机。

1．婴儿期　及时满足婴儿的各种需求，以促进信任感的形成。除满足其食物和卫生等生理需要外，还提供必要的安全感和爱抚，如经常抱起和抚摸婴儿，或与其轻柔交谈。

2．幼儿期　鼓励儿童进行力所能及的自理活动，如吃饭、穿衣及大小便等，为其提供自己做决定的机会，并对其能力表示赞扬。如若护理过程需要约束患儿，应向其做出适当的解释，给予抚慰，尽量缩短约束的时间。

3．学龄前期　鼓励和表扬儿童有益的主动行为，重视游戏的重要性。如若患儿要听诊器给布娃娃检查身体，可允许儿童使用无伤害性的医疗用具做游戏，倾听其感受，并耐心回答儿童提出的问题。

4．学龄期　帮助患儿在住院期间继续完成学习任务，让其尽快适应医院环境。在护理过程中，可允许儿童帮助准备或整理用物，如静脉输液后，可教会患儿正确按压注射部位，让其感受到成就感。

5．青春期　让其参与讨论自己关心的问题，提供机会让其谈论自己的感受，并在其做某些决定时给予支持和赞赏。帮助青少年保持良好的自身形象，尊重其隐私，适当安排青少年与同年龄组的病友一起娱乐和交流。

6．青年期　帮助患者保持与亲友的联系，为其提供尽可能多的机会与恋爱时期的人相处，避免住院产生的孤独感。此外，护士可作为咨询者，帮助患者设定现实的生活目标。

7．中年期　中年期的人在家庭和工作中承担多种角色，其健康状况的好坏对家庭影响较大，在护理中要充分调动社会环境因素，共同关心支持患者，帮助其尽快适应患病后的角色，并对其个人成就给予适当赞扬。

8．老年期　耐心倾听老人对往事的叙说，对其既往的成就给予肯定，鼓励其参加所喜爱的活动，与他人多交往。同时及时发现患者的抑郁、悲观情绪，采取相应的防护措施，避免发生意外。

二、认知和道德发展理论在护理实践中的应用

（一）皮亚杰的认知发展理论在护理中的应用

皮亚杰的认知发展理论有助于护士了解不同发展阶段儿童的思维和行为特点，也被护士广泛用于对儿童的意外防范、教育及与儿童的沟通等方面。护士可以通过了解儿童认知、思维、沟通等方式，对不同年龄阶段的儿童采用不同方式的交流和沟通；同时，设计出刺激和促进儿童发展的各种活动，以及适当、有意义的教育计划，并根据儿童不同时期智力发展水平为患儿提供治疗性游戏、玩具、图书、画片或阅读材料。如对两岁以下的儿童提供玩具时不宜体积太小，以防误吸；在治疗和护理儿童过程中，应注意避免使用抽象难懂的词句，从而达到有效沟通；在教授健康保健方法时，对 2 ～ 7 岁的儿童应提倡启发式教学、开展游戏等方式，寓教于乐，避免生硬的灌输式。

（二）科尔伯格的道德发展理论在护理中的应用

科尔伯格的道德发展理论有助于护士了解儿童道德观念的发展规律，在护理过程中针对不同时期儿童道德发展的水平适时地教育儿童，并指导家庭帮助儿童形成良好的道德观念。在前习俗道德期，护士可适当利用权威，通过适当的精神和物质奖励，对患儿提出的合理要求给予适当的承诺，让其配合护理。在习俗道德期，护士应向患儿说明规则制度，对其好的行为给予鼓励和表扬，促使其按照规章制度指导自己的行为。在后习俗道德期，护士应给对其给予充分的信任和选择机会。

小结

1. 成长是指人生理方面的改变，是由于细胞增殖而产生的生理方面的改变。发展指生命中有顺序的可预期的功能改变，是个体随着年龄的增长以及与环境间的互动而产生的身心变化过程。成长与发展是一个整体概念，包括生理、认知、情感、精神、道德、社会因素，具有预测性、顺序性、连续性和阶段性、不平衡性、个体差异性、关键期等规律。受学习、遗传因素、环境因素、内稳定、动机、学习、社会化、自我控制感等因素影响。

2. 心理社会发展理论包括了弗洛伊德的性心理发展理论与艾瑞克森的心理社会发展理论。弗洛伊德的性心理发展理论包括意识的层次、人格结构和性心理发展阶段，理论重视潜意识及其在人类行为中所起的作用，强调儿童早期经验对人格发展的决定性影响，有助于护士认识到潜意识对情绪和行为的支配作用，通过提供健康教育，促进服务对象健康人格的发展。艾瑞克森的心理社会发展理论强调个人发展的主要因素是来自文化及社会环境，并对整个生命过程分为8个发展阶段，通过对每个阶段个体心理发展的诠释，有助于护士识别不同阶段所面临的发展危机。

3. 认知和道德发展理论包括了皮亚杰的认知发展理论与科尔伯格的道德发展理论。皮亚杰的认知发展理论强调个体智能发展的重要性。并将智能发展分为感觉运动期、前运算期、具体运算期和形式运算期，有助于护士了解不同阶段儿童的思维和行为特点。科尔伯格的道德发展理论强调道德判断与认识发展有关，将道德发展分为前习俗道德期、习俗道德期、后习俗道德期，有助于护士了解儿童道德观念的发展。

思考题

第六章思考题参考答案

1．你认为护士应如何护理处于感觉运动期的婴儿?

2．结合自己的亲身经历，利用艾瑞克森的心理社会发展理论，谈谈自己每个阶段的发展危机?

（李莎莎）

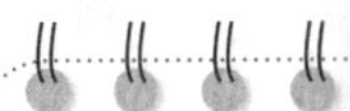

第七章 压力与适应

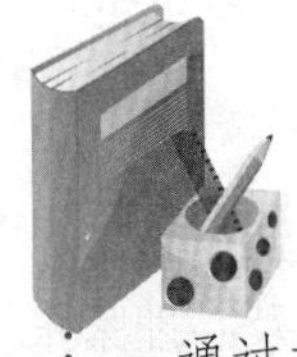

学习目标

通过本章内容的学习，学生应能够：

◎ 识记

1. 正确阐述压力的概念及压力源的分类。
2. 正确识别常见的压力反应。
3. 准确描述席尔的压力与适应学说、拉扎勒斯的压力与应对模式、霍姆斯和拉赫的生活事件与疾病关系学说的主要概念及内容。
4. 正确解释压力源、压力反应、适应、应对、工作压力、危机的概念。

◎ 理解

举例说明压力与健康、疾病的关系。

◎ 运用

1. 针对具体病例，对患者的压力进行全面评估，分析患者的压力源并提出预防及应对压力的策略及措施。
2. 结合工作压力的概念，分析护士的工作压力源并提出护士工作压力的应对策略。

现代社会，每个人都会经历各种各样的压力：上学、考试、毕业、结婚、生病、突发事件、丧偶等。在压力情况下会产生生理、心理、社会、精神等多方面的综合反应。如何更快地适应现代社会，如何更好地促进服务对象身心健康，是每个护理人员需要思考的问题。学习压力理论知识可以帮助护理人员明确服务对象的压力源及压力反应，采取相应的护理措施，帮助其减轻压力，提高其身心适应能力，以维护其身心健康。

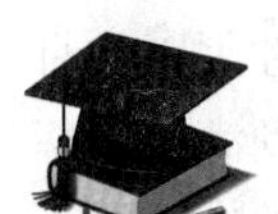

案例 7-1

案例 7-1 分析

患者王先生，男，68 岁，农民。入院诊断为“早期食管癌”，择期手术患者。入院后，病房责任护士发现该患者不愿多进食，沉默寡言。经交谈得知是因为患者担心食物对食管有刺激，而且认为自己身患不治之症，对生活失去信心；患者经常向医生、护士强调自己是自费的，尽量用最便宜的药；刚入院时曾与邻床患者因洗手间问题产生争执；当收到手术通知后，患者紧张焦虑，术前无法入睡。

问题与思考：

1. 案例中的王先生可能的压力源是什么？
2. 如何帮助该患者应对压力？

第一节 概 述

压力（stress）又称紧张或应激，来源于拉丁文“stringere”，其含义为紧紧捆扎或用力提取的意思。压力的概念最早应用于物理学，意为“张力”，后在医学及社会心理学中被广泛使用。

一、压力的概念

压力是个复杂的概念，不同的学科从不同角度对压力进行过解释。但目前普遍认为，压力是个体对作用于自身的内外环境刺激做出认知评价后引起的一系列非特异性的生理及心理紧张性反应状态的过程。此定义将压力看成包括刺激、认知评价及反应三个环节的动态过程。

（一）刺激

探讨引起压力反应的刺激物的特点，应重点关注刺激物的种类、性质、频率、强度及持续的时间，以控制和减少这些因素对个体的影响，减轻压力反应。

（二）认知评价

重点研究刺激与反应之间的过程，探讨刺激物与压力反应之间的中介因素的调节作用。强调压力反应中认知评价的主导作用。压力不是环境刺激物的直接结果，而是通过个体的认知评价，当环境刺激物被评价为紧张性的刺激物时，才能引起个体的压力反应。因此，压力是个体对刺激事件认知评价后的产物。认知评价与个体的先天素质、知识、能力、经历、应对方式及社会支持等有关。

（三）反应

认为压力是紧张性刺激物作用于个体后所产生的一种反应状态。重点探讨在压力状态下个体的生理、心理、行为等方面的反应。

二、压力源的概念

压力源（stressor）又称紧张源或应激源。凡能使个体产生压力反应、干扰其内稳态的内外环境中的刺激都是压力源。压力源没有绝对的好坏之分，根据其性质分为以下四类：

（一）躯体性压力源

指直接对个体产生刺激作用的各种刺激物，包括各种理化因素、生物因素及生理病理因素。物理性因素如过度的冷热刺激、过强或过暗的光线、噪声、放射线等；化学性因素如药物、水质污染、空气污染等；生物性因素如细菌、病毒等各种微生物的侵袭；生理性因素如月经期、妊娠期、更年期的改变，或基本生理需要如饮食、睡眠、活动、性等没有得到满足；病理性因素如各种病变（缺氧、脱水、电解质紊乱等）、外伤和手术等。以上各种刺激物不仅可以引起生理上的压力反应，也可以间接引起心理上的压力反应。

（二）心理性压力源

主要指大脑中能产生刺激作用的各种紧张信息。如参加考试或比赛、学习成绩不理想、工作难以胜任等导致个体产生焦虑、恐惧、抑郁等情绪反应的各种心理冲突或心理挫折。

（三）社会性压力源

指因各种社会现象及人际关系而产生的刺激。社会性压力源范围极广，包括全球性的、国家性的、地区性的、团体性及个人性的各种社会现象或人际关系。如战争、水灾、火灾、地震、工厂倒闭、下岗、失恋以及其他的人际关系纠葛等。

（四）文化性压力源

指因文化环境的改变而产生的刺激。如个体从一个熟悉的文化环境到一个陌生的文化环境后，由于语言、风俗习惯、信仰、价值观等方面的差异而引起的文化休克。

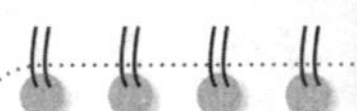

三、压力与健康、疾病的关系

压力对健康的影响是双向性的，它既可以有损健康，又可以有利健康。其关键在于压力源的种类、性质、强度、频率、影响范围、持续的时间、可预测性等因素，个体的先天素质、经历、知识、能力及社会环境，个体本身的感受、当时所处的情景以及所采用的应对方式等。

（一）压力与健康

压力是一切生命生存和发展所必需的。适度的压力对人具有不可忽视的积极意义：

1．适度压力是维持个体正常活动的必要条件　生命活动的维持需要一定水平的外界压力的刺激。人生的每个阶段都需要应对压力，没有压力就没有成长。例如，如果没有与“渴”有关的压力反应，个体将会因脱水而死亡。

2．适度压力可提高个体的适应能力　个体如果处于正常的压力环境并能应付内外环境中的刺激，则会正常成长；反之，如果经常处于压力较小的环境，则其适应能力会逐渐降低，易受各种刺激的伤害。例如娇生惯养的儿童出现的社会适应障碍。

3．适度压力可维持机体应对压力的警觉状态　适度的压力可提高机体的警觉水平，促使人们以更高的热情和积极的态度努力完善自我，做好准备以应对各种环境和生活事件的挑战。

（二）压力与疾病

现代压力学的研究证明，高强度的压力是疾病的诱因或原因之一，个体在遇到压力源时，都会采取各种方式去应对。如果适应成功，就会保持或恢复其内环境的稳定，否则，会产生各种身心反应甚至疾病，而疾病又将成为新的压力源，影响患者的身心健康。

1．持久而慢性的压力导致躯体疾病　持久而慢性的压力使人长期处于紧张状态，身心耗竭，免疫力降低，导致身心疾病。研究指出，高度工业化的社会中，50% ~ 80% 的疾病与压力有关。典型的心身疾病有原发性高血压、冠心病、胃及十二指肠溃疡、支气管哮喘及糖尿病等。

2．突然而强烈的压力导致出现心理障碍　突然而强烈的压力会造成个体的唤醒不足，使身心功能突然发生障碍或身心崩溃。例如，突发的交通意外或自然灾害等造成个体残疾或亲人离世会使个体产生抑郁、绝望、愤怒等消极情绪，产生各种心理障碍和躯体症状。

3．压力过大影响个体的社会功能　机体无法应对强烈的刺激时，会产生一过性的心理障碍或心理紊乱；机体经受持久而慢性的压力时，则易出现慢性疲劳、适应力减弱，学习、工作效率下降。这些都会影响人的社会功能，是引发药物依赖、自杀等现象的主要原因之一。过度的压力会改变一个人正常的社会文化角色、个体期望水平及社会功能，甚至可以改变个体对社会或人类的看法，成为一个与现实社会格格不入的人。

第二节　压力相关的理论

从 19 世纪中期开始，出现了许多与压力有关的生理学及社会心理学的理论学说。这些学说用来解释压力发生和作用的理论体系，能帮助我们深入理解压力的内涵、个体对压力源的反应以及个体如何与压力源相互作用，从而更有效地处理压力，对指导护理实践具有重要的指导意义。本节将重点阐述与压力有关的四个常用学说。

一、席尔的压力与适应学说

席尔（Hans Selye，1907—1982 年）是加拿大著名的生理心理学家。他于 1950 年出版了专著《压力》，其压力理论对压力研究产生了重要影响，被称为“压力理论之父”。

（一）压力与适应学说的基本概念

席尔从基本的生理观点阐述压力，因此压力与适应学说又称为压力的生理理论。此理论对压力源和压力反应的阐述如下：

1．压力源 席尔提出，引起全身系统反应的各种刺激称为压力源。对压力源不同的认知评价可以引起不同的压力反应。个体对压力源的认知评价分为积极压力（eustress）和消极压力（distress）两种。

2．压力反应 是指机体应对内外环境中各种因素刺激时所出现的紧张性、非特异性的反应。这种反应包括全身适应综合征及局部适应综合征。

（1）全身适应综合征：又称一般适应综合征（general adaptation syndrome，GAS），是个体对压力源的紧张性、非特异性的全身性反应。

（2）局部适应综合征（local adaptation syndrome，LAS）：是机体在出现全身反应的同时所出现的某一区域内或器官的反应。

（二）压力反应的过程

压力反应的神经内分泌途径

个体在面对压力源刺激的非特异性的全身性反应会涉及身体的各个领域，主要是神经及内分泌系统。其中下丘脑、垂体及肾上腺在压力反应中起重要作用。席尔认为，GAS 和 LAS 的反应过程分为三个阶段：

第一阶段：警觉期（alarm stage）。当个体感知到压力源的威胁，交感神经系统被激活，使机体产生搏斗或逃跑等防御、警戒反应，此期称为警觉期。表现为肾上腺皮质增大、激素分泌增加、心率加快、血压上升、血糖升高、肌肉紧张度增加等。警觉期较短暂，可从数分钟到数小时。机体会产生一系列自我保护性的调节反应，目的是唤起体内的防御能力以维持内稳态。如果该阶段防御有效，机体恢复正常。如果个体持续暴露于消极压力刺激下，在产生警觉反应后，就会转入第二阶段。

第二阶段：抵抗期（resistance stage）。此期以副交感神经兴奋及机体适应压力源为特征。在此期，机体的抵抗力处于与压力源抗衡、高于正常水平的阶段。若机体适应有效，警觉期所产生的各种反应，如加快的心率、升高的血压等在此期均趋于正常，内环境重建稳定。如果压力源的强度过大或持续存在，机体的抵抗能力无法克服压力源，则进入第三阶段。

第三阶段：衰竭期（exhaustion stage）。压力源过强或持续存在时，机体的所有适应性资源已被耗尽，抵抗力下降，已无法抵御压力源的损害，表现为体重减轻、肾上腺增大然后衰竭、淋巴系统功能紊乱、激素分泌先增加后耗竭，最终导致机体疾病、衰竭，甚至死亡。

虽然席尔的压力与适应学说对研究人类健康与疾病的关系有重大意义，但由于受生物医学模式的限制，过分强调压力状态下机体的生理反应，而忽视了心理及其他方面的反应。面对同样的压力情境，不同的人、不同的时间会出现不同的压力反应。席尔的压力生理理论难以解释这样的问题。因此，在席尔的研究基础上，许多学者展开了压力的社会心理学研究，促进了有关压力的心理理论的发展。

二、拉扎勒斯的压力与应对模式

众多压力的心理理论体系中，较具代表性的是拉扎勒斯的压力与应对（stress and coping）模式。拉扎勒斯（Richard S. Lazarus，1922—2002 年）是美国杰出的心理学家，获美国心理学会颁发的 1989 年度杰出科学贡献奖，是压力理论的现代代表人物之一。他从 20 世纪 60 年代开始对压力进行了心理认知方面的研究，提出了压力与应对模式。该模式强调认知因素在压力产生中的作用。

（一）压力与应对学说的主要概念

1．压力的概念 拉扎勒斯认为压力是个体与环境作用的产物。其中个体的认知与评价起了重要的作用。当个体认为内外环境刺激超过机体的应对能力及应对资源时，就会产生压力。因此，压力是由内外需求与机体应对资源的不平衡造成的。拉扎勒斯的压力与应对模式见图7-1。

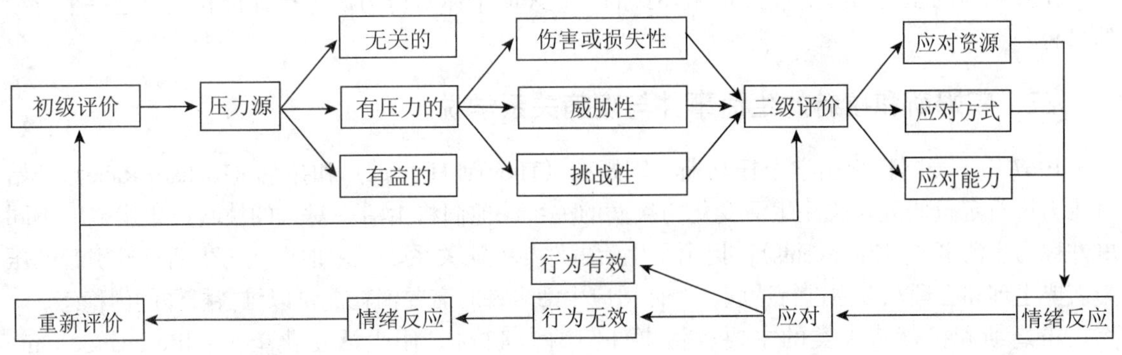

图7-1　拉扎勒斯的压力与应对模式

2．需求　需求是产生压力的根源。拉扎勒斯认为，需求主要包括机体的内部需求和所处环境的外部需求。内部需求包括机体的生理病理变化如青春期、更年期及妊娠期等。外部需求包括个人所处环境的变化如环境过热、过冷等。

3．认知评价（cognitive appraisal）　拉扎勒斯认为认知评价是个体觉察到刺激物是否对自身造成影响的认知判断过程，包括对压力源的感知和自身应对能力的评价。主要的心理活动包括感知、思考、推理及决策等。

（二）压力与应对学说的中心思想

压力源作用于个体后能否产生压力，主要取决于两个重要的心理过程：认知评价及应对过程（图7-1）。

1．认知评价　包含三种方式，即初级评价、二级评价及重新评价。

（1）初级评价（primary appraisal）：是指个体确认某种刺激事件或情境是否与自己有利害关系及与这种关系的程度。初级评价所要思考的问题是："我是否遇到了麻烦？"初级评价的结果分为三种：与个体无关的、有压力的、有益的。例如，当你静坐在家中，听到楼下有汽车防盗报警声，你可能不会理会这些声音，因为你会认为这与你自身无关。但是如果这个报警声与你停在楼下的汽车的报警声一样，你就会感到紧张，产生压力。当压力源被评价为有压力时，可能包括三个方面：伤害或损失性、威胁性、挑战性。一些事件可能对个体是有益的，表明这些事件不是负性的，对个体的应对技巧要求不高。

（2）二级评价（secondary appraisal）：若初级评价认为刺激物可能对自身造成压力，就开始了二级评价。二级评价是指对个体应对能力、应对资源及应对方式的评价，判断个体的应对与刺激事件之间的匹配程度。它所要回答的问题是："在这种情况下我应该做什么？"二级评价后会产生相应的情绪反应，如伤害或损失性评价会出现愤怒、悲伤、害怕、恐惧、惭愧、嫉妒等负性情绪；威胁性评价会产生焦虑性反应；挑战性评价会出现希望、信心十足等正性情绪。

（3）重新评价（reappraisal）：是建立在前两级评价基础上，个体评价自己的情绪、行为反应的有效性及适宜性的一种反馈性行为。如果重新评价表明行为无效或不适宜，个体就会调整自己对刺激事件的二级评价或初级评价，并相应地调整自己的情绪和行为反应。如评价为行为有效，会出现高兴、满足、骄傲、幸福等正性情绪。

2．应对（coping）　是指个体为处理机体的内外部需求以及需求之间的冲突，应用认知和行为的方法所做的持续性的努力。包括评价压力的意义、控制或改变压力源或相关情景、缓解由于压力出现的情绪反应。应对方式包括采取积极行动、寻求信息及帮助、顺其自然、回避、

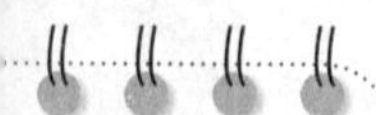

应用心理防御机制等。应对资源和能力包括健康及良好的机能状态、个人的生活态度、信仰及价值观、解决问题的能力及判断能力、社会支持系统以及物质财富等。应对的功能有两种：解决问题或缓解情绪。应对的结果会影响个体的人生态度及价值观、各种社会能力及身心健康等。

拉扎勒斯的压力与应对模式是循环式的，它表明个体对压力源进行评价和应对是一个持续的过程。

三、霍姆斯和拉赫的生活事件与疾病关系学说

1967 年，美国精神病学家托马斯·霍姆斯（Thomas Holmes）和拉赫（Richard Rahe）开始对压力进行定量研究，关注生活变化与疾病的关系，他们将生活中对人的情绪产生影响的不同事件称为生活事件（life events），提出了生活事件与疾病关系学说。他们认为生活事件引起的压力需要生理和心理双方面进行适应，个体适应生活事件时需要消耗能量以维持机体的内稳态。

霍姆斯和拉赫将人类的主要生活事件归纳为 43 种，用生活变化单位（life change unit，LCU）来表示每一生活事件对人影响的严重程度，编制了社会再适应评分量表（social readjustment rating scale，SRRS），具体内容见表 7-1。

表 7-1　社会再适应评分量表

生活事件	生活变化单位（LCU）	生活事件	生活变化单位（LCU）
1．丧偶	100	23．子女离家	29
2．离婚	73	24．姻亲间的不愉快	29
3．夫妻分居	65	25．个人的突出成就	28
4．入狱	63	26．配偶开始上班或失业	26
5．家庭成员死亡	63	27．开始上学或终止学业	26
6．受伤或患病	53	28．生活条件的变化	25
7．结婚	50	29．个人习惯的改变	24
8．被解雇	47	30．与上司发生矛盾	23
9．复婚	45	31．工作时数及条件变化	20
10．退休	45	32．搬家	20
11．家庭成员患病	44	33．转学	20
12．怀孕	40	34．娱乐方式的改变	19
13．性生活问题	39	35．宗教活动的改变	19
14．家庭添员	39	36．社交活动的改变	18
15．调换工作岗位	39	37．借贷一万元以下	17
16．经济情况的改变	39	38．睡眠习惯的改变	16
17．好友死亡	37	39．家人团聚次数的改变	15
18．工作性质的改变	36	40．饮食习惯改变	15
19．夫妻不和睦	35	41．休假	13
20．借贷一万元以上	31	42．圣诞节	12
21．丧失抵押品的赎取权	30	43．轻度违反事件	11
22．职位变动	29		

SRRS 于 1976 年发表，主要用于收集个体近一年内经历的主要生活事件，用量化方式评估其生活变化的程度，以推断个体患病的概率。霍姆斯和拉赫通过研究发现，LCU 与疾病发

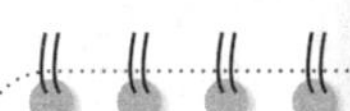

生密切相关，若一年内个体的 LCU 累计超过 300 分，次年患病可能性为 70%；若 LCU 总和在 150 ～ 300 分，次年患病的可能性为 50%；一年内 LCU 不足 150 分者，提示次年基本健康。霍姆斯认为评定的重点在于生活事件本身对当事人情绪变化的影响，所以不管期望或不期望的事件都与疾病的发生有关。

霍姆斯和拉赫忽视了个体差异对疾病的影响。因为生活事件只是疾病的诱发因素，是否真正出现心理问题还取决于个体不同的认知评价。

四、危机学说

危机（crisis）意为转折点、分开或决定。危机在社会生物领域的应用从 20 世纪 60 年代开始。危机研究专家杰拉德·卡普兰（Gerald Caplan）认为，危机是一个人重要的生活目标遇到利用常规解决问题的方法无法解决的障碍时，所引起的日常生活的混乱甚至瓦解。

（一）危机的分类

许多生活事件如果破坏了人们的日常生活规律，则会产生危机。按照危机的起源，可将其分为两类：

1．发展性危机（development crisis） 是指成长的各个阶段所面临的障碍，一般是可以预测的，如学龄期儿童的入学危机、青春期的心理认知危机、老年期的退休危机等。

2．情境性危机（situational crisis） 是指不可预测的突发事件所造成的困境，如家人突遭不幸、突然的婚姻破裂、严重的意外事故、突然失业等。

（二）危机的过程

危机是个体的一种紧急压力反应。危机过程主要包括以下几个阶段：

1．尝试阶段 当危机事件严重影响了个体的内平衡时，个体会尝试使用各种解决危机的方法。在此阶段，会产生紧张及焦虑感，适当的焦虑可以引导个体采取解决问题的行动。

2．不平衡状态阶段 当尝试解决问题的各种方法都不能成功时，危机中的个体会出现混乱，进入不平衡状态，此期焦虑感增加。

3．自我平衡恢复 当紧张焦虑感进一步增加时，个体会从各种角度考虑问题，也许放弃原来的目标，或动用所有的内外应对资源，企图重新恢复自我平衡。

4．危机的处理结果 如果处理得当，可以转危为安，个体在危机的应对中得到进一步的成长；相反，如果危机没有解决，个体则无法恢复原来的身心平衡，甚至会出现恶性循环，出现人格障碍，对生活失去信心，甚至出现自杀倾向。

面临危机，人们都会将它和危险联系起来。但危机除了破坏原有的平衡外，也预示着机会和转机。危机一词在中文含有危险及机遇两层意思。危机会对个体产生什么样的影响，取决于个体应对及处理危机的能力、技巧、资源，及其周围的影响因素。

第三节　压力相关理论在护理实践中的应用

个体在压力下会出现一定的身心反应，为了维持机体内稳态，个体必须使用一定的技巧来应对压力以适应环境。护理人员学习压力与适应可以帮助患者及自身提高自身适应能力，维护身心健康。

一、压力的反应

个体对压力源所产生的一系列生理、心理、行为等反应称为压力反应。压力反应有不同的分类方法，一般分为生理反应和心理反应两大类，两者经常同时出现。

（一）生理反应

压力的生理反应是客观的，且常可以观察或测量到。大量实验证实，机体处于压力作用下，可出现神经系统、神经内分泌系统、中枢神经介质系统及免疫系统等各个系统的变化，影响机体内稳态，出现器官功能障碍。常见的生理反应有：心率加快、血压升高、呼吸加快、掌心出汗、手足发凉、紧张性头痛、恶心、呕吐、腹泻、排尿频次改变、括约肌失去控制、体重改变、睡眠障碍、免疫力降低等。

（二）心理反应

压力的心理反应包括情绪反应、认知反应和行为反应三种。从心理反应的性质来看，可分为积极和消极两种。积极的心理反应有助于个体应对内外环境的各种刺激，而消极的心理反应会干扰个体有效应对压力源，不利于身心健康，因此本章将着重阐述消极的心理反应。

1．不良情绪反应 压力状态下不良情绪反应因压力事件的性质和个体的认知不同而存在个体差异。一般应激反应的不良情绪主要有焦虑、恐惧、抑郁、敌意、怀疑、否认、愤怒、自怜、失望、悲哀、绝望、痛苦等。

2．认知能力下降 消极的认知反应指情绪过度激动或抑郁，使认知能力降低，机体不能正确评价现实情境，因此不能选择有效的应对策略。认知能力下降具体表现为注意力分散、感知混乱、分析问题能力降低、判断失误、思维迟钝麻木、记忆力下降、非现实性想像、行为失控、自我评价丧失等。

3．行为自控能力降低 在压力作用下由于强烈的情绪反应及认知能力的降低，个体对行为的控制力降低或丧失，出现无目的性动作，行为混乱、无次序，行为方式与所处的时间、地点和人物不符。常见的消极行为反应有饮食习惯和睡眠方式的改变、来回踱步等无目的性动作增加、行为紊乱或退化、滥服药物甚至自杀。例如，在强地震过后，该地区幸存的某些学龄期儿童出现尿床等幼儿行为表现。

二、压力的应对

（一）压力的适应

适应（adaptation）意为使配合或适合，指个体为了维持恒定的状态所使用的一切技巧。道兰医学辞典（Dorland’s illustrated medical dictionary）对适应的解释为“生物体以各种方式调整自己以适应环境的一种生存能力及过程”。适应是一个动态的过程，是个体应对压力源以维持内稳态，达到健康生存的基础。适应是应对的最终目的。人类对压力的适应过程比其他生物更加复杂，所涉及的范围更广，包括生理适应、心理适应、社会文化适应及技术适应四个层面。

1．生理适应（physiological adaptation） 指个体通过代偿性的生理变化来适应外界环境的变化。如一个平时很少锻炼的人去参加长跑训练，初期会感到肌肉酸痛、筋疲力尽等不适，但坚持一段时间，这些感觉会逐渐消失。这是由于体内器官的功能逐渐增强，适应了长跑对身体的供氧增加的需求。有时机体也可以通过减弱感觉功能来达到适应，如“如入芝兰之室，久而不闻其香；如入鲍鱼之肆，久而不闻其臭”则是因为机体降低了对某种气味刺激的敏感性，适应了这种气味。

2．心理适应（psychological adaptation） 是指个体在经受心理压力时，通过调整自己的态度、认识与情绪来缓解压力。通常可采取一些心理防御机制（psychological defense mechanisms）来应对压力源，采取自我保护的心理策略以缓解焦虑、紧张和痛苦感。常见的心理防御机制有：

（1）否认（denial）：对已经发生但又无法接受的事实潜意识地加以拒绝，以期逃避心理上的痛苦，并不是有意否认事实。如癌症患者的第一心理反应就是否认，他们常常不承认自己患了绝症，认为是医生的误诊。

（2）潜抑（repression）：将不能被意识所接受的思想、冲动及感情，不知不觉地抑制到潜意识中去。许多人会忘却自己不愉快的事情，这就是潜抑的结果。

（3）抑制（suppression）：有意识地将不能接受的思想、冲动和事件抛到脑外，但这些事随时还能记起来。

（4）幽默（humor）：以自嘲的方式来缓解窘迫的处境及心理压力。如某单身青年笑说："我一人吃饱全家不饿。"

（5）转移（replacement）：将情绪、情感或行为从一个目标转移到另一个可以接受的目标身上。如在单位受气，不敢发怒，回家迁怒与家人或砸东西。

（6）投射（projection）：又称外射，将自己一些不良动机、欲望、感受或错误归咎于他人，并加以夸大，以解脱自己，维护自尊。如指责别人有许多不好行为（其实不一定存在），弱化自己有这些行为，以逃避本该面对的责任。

（7）反向形成（reaction formation）：极力否认自己所忌讳的动机及行为，采取与其动机完全相反的态度及行为，以掩盖其本来的愿望。如某患者害怕手术，但他尽量表现得漠不关心，还微笑着说："这没有什么"，以掩饰害怕。

（8）合理化（rationalization）：又称文饰。用有利于自己的理由为自己辩解，将面临的窘迫处境合理化，以掩盖或解释自己的行为动机或结果，以维护自尊和避免内疚。如"酸葡萄效应""难题效应""甜柠檬心理"。

（9）退化（regression）：是个体在遇到困难或挫折时，其心理阶段暂时脱离现实、恢复幼年幼稚的倒退性行为。如患病后为了争取他人的同情或照顾而像孩子一样哭泣。

（10）幻想（fantasy）：在遭遇挫折、困难无法克服时，个体用想入非非、做白日梦的方式来逃避现实，减轻痛苦。

（11）代偿（compensation）：有意识或潜意识地企图用种种方法克服或弥补事实上的或想像中的不足，以减轻内心的自卑感和不适感。如某相貌平平的女生刻苦学习，成绩优秀，以赢得别人的尊重。

（12）升华（sublimation）：将被压抑的、不易被接受的冲动和欲望，用符合社会要求的、建设性的方式表达出来。如贝多芬在贫穷、耳聋、失恋的打击下创作了《命运交响曲》；有些人以努力学习或工作来忘却其他的烦恼。

心理防御机制可见于正常人的心理活动，是人维护自尊及自我价值感的方法，如果使用得当，会帮助人减轻压力；相反，过度使用，会使人的精力大量消耗，心理弹性受损，甚至出现病态人格。

3．社会文化适应（social and cultural adaptation） 社会文化层次包括社会适应和文化适应。社会适应是调整自己的行为以适应各种不同的群体，如与家庭、专业集体、社会集体等的信念、习俗及规范相协调。例如，在医院工作的医护人员，需要掌握有关专业知识和技能，还必须熟悉并适应医院的各项规章制度，才能应对自如，做好本职工作。文化适应是调整自己的行为，使之符合某一特殊文化环境的要求。如"入乡随俗"就是一种社会文化层次的适应。

4．技术性适应（technologic adaptation） 是指人们在使用文化遗产的基础上不断进行技术革新和创造，以改变周围环境，控制自然环境中的应激源。如通过静脉输注液体和药物达到治疗疾病的目的，其中静脉输液技术、目前采用的一次性输液器等都属于技术性适应。但是现代技术在帮助人类的同时，也带来了不少需要应对的新的应激源，如水、空气及噪声的污染等，有待于人们进一步研究和适应。

（二）压力的应对原则

应对（coping）是指个体面对压力时所采用的认知或行为方式，是压力过程的另一中介变量，影响着个体的身心健康。应对的分类有很多，从对活动的态度看，分为积极应对和消极应对。从应对的主体角度看，分为行为应对（如回避、放松）和心理应对。其中心理应对是指个体面对压力源时，采取有意识的、主动的自我保护措施的应对策略，即个体通过积极调整自身价值体系，改变自己对压力的认识，来减少烦恼、焦虑等情绪反应，以保持身心健康。压力应对的重点在于预防压力的产生及减轻压力对健康的影响。根据压力过程的特点，参考国内外学者提出的不同压力应对方法，结合我国社会文化传统及社会现实，归纳出应对压力的五大原则：

1．减少压力的刺激 正确处理好学习、工作、生活中的各种事宜，可以减少甚至避免压力的产生或压力的刺激。包括培养良好的人际关系；通过有效管理时间减少由于时间紧张而产生的压力；利用将大目标分成小目标、逐步完成的方式将压力化整为零；将生活中可以授权的事情找适当的人来承担，不但可以减轻压力，而且依靠团队的力量也许可以获得更大的成功。

2．正确评价压力 拉扎勒斯提出："有效化解压力的关键在于对压力的积极评价。"认知评价是压力形成过程的重要中介变量。因此个体可采用正确评价压力的方式来减轻压力。采取积极的认知方式，首先认识到压力的必然性及必要性，其次正确评价自己，正确认识和对待周围事物。拥有一颗平常心，培养积极的学习、工作和生活态度，笑看得失，有效提高对压力的心理应对能力。

3．采用积极的应对方式 应对方式可以影响压力的应对效果，进而影响身心健康。心理学家研究表明，积极应对比回避应对更能减少压力所造成的不良影响，问题定向应对比情绪定向应对更有益于身心健康。同时必要时个体应寻求适当的发泄方式来宣泄情感，缓解压力。

4．减轻压力反应 大多数压力无可避免。只有找到压力的根源，提高身心的压力承受能力，才能减轻压力反应。常用的方法有：提高自己的能力，有效调节心理平衡，进行有规律的运动，注意饮食营养和适当的休息，应用各种放松技巧等。

5．寻求专业帮助 当压力的强度过大，个体通过以上方式均不能缓解压力的影响时，容易出现身心疾病。此时，必须及时寻求心理医生、专业咨询师或其他医护人员等专业人员的帮助。

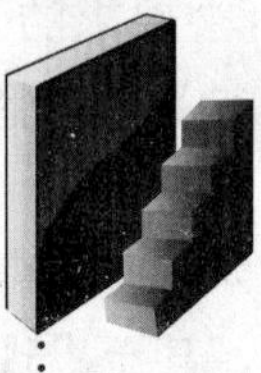

知识拓展

智慧故事：井底的驴

一天，一个农民的驴子掉到了枯井里。那头可怜的驴子在井里凄惨地叫了好几个钟头，农民在井口急得团团转，就是没有办法把它救起来。最后，他断然认定：驴子已经老了，这口枯井也该填起来了，不值得花这么大的精力去救驴子。于是农民把所有的邻居都请来帮他填井。大家抓起铁锹，开始往井里填土。驴子很快意识到发生了什么事，起初，它只是在井里恐慌的大声哭叫。不一会儿，令大家都很不解的是，它居然安静下来。几锹土过后，农民终于忍不住朝井下看，眼前的情景让他惊呆了。每一铲砸到驴子背上的土，它都做了出人意料的处理：迅速抖落下来，然后狠狠地用脚踩紧。就这样，没过多久，驴子竟然把自己升到了井口。它纵身跳了出来，快步跑开了。在场的每一个人都惊诧不已。

其实，生活也是如此。各种各样的困难和挫折，会如尘土一般落到我们的头上，要想从这苦难的枯井里脱身逃出来，走向人生的成功与辉煌，办法只有一个，那就是：将它们统统抖落在地，重重地踩在脚下。因为，生活中我们遇到的每一个困难，每一次失败，其实都是人生历程中的一块垫脚石。积极行动，把压力变成垫脚石，你就能快步前行！

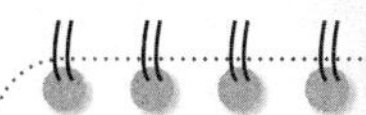

三、患者的压力应对与护理

（一）患者的压力评估

疾病造成患者身心健康状况的改变，对患者而言是一种压力源，同时各种诊断、检查、治疗、护理以及住院环境等都会成为新的压力源，这些都影响患者的生理、心理、社会及精神状况。护理人员应结合有关压力与适应的理论，评估服务对象现有或潜在的压力源、压力反应和应对水平，针对性地选择有效的护理措施，帮助服务对象应对各种压力。

1．患者的压力源评估　沃吏瑟（Vollicer）等于1977年编制的医院紧张性压力源量表，评价了住院环境对患者所产生的压力程度。该量表提出了医院环境中9个常见的压力源，即住院失去部分自由、不熟悉医院环境、与配偶分离、与家人分离、社交受限、经济问题、缺乏相关的信息、疾病的严重程度及其对个体的影响、诊断及治疗所造成的问题。表7-2是余真翻译的医院压力量表，对护理人员评估住院患者的压力源有一定的参考价值。护理人员根据此表可明确患者存在的压力源情况并计算紧张程度总评分，来确定该患者目前的压力紧张程度，以便采取相应的预防和护理措施。

表7-2　医院压力量表

排列次序	紧张程度评分	情况
1	13.9	你和陌生人睡在同一个房间里
2	15.4	进食时间非得违反你的以往习惯
3	15.9	不得不睡在陌生的床上
4	16.0	不得不穿上医院的病号服
5	16.8	你周围有陌生的仪器
6	16.9	夜间被护士惊醒
7	17.0	不得不由别人帮助洗澡
8	17.7	当你要报纸、收音机或电视时不能得到
9	18.1	与一位探望者特别多的患者住在一个病室
10	19.1	必须整天待在床上或房间里不出去
11	19.4	感到你的周围有异常的气味
12	21.2	与一位病情严重或不能与你讲话的患者住同一病室
13	21.5	必须用便盆排便
14	21.6	与一位不友好的患者住在同一病房
15	21.7	没有朋友看望你
16	21.7	在一间太冷或太热的病室里
17	22.1	以为自己的容貌在出院后发生变化
18	22.3	在假日或家庭的特殊纪念日住在医院里
19	22.4	以为你可因手术或测验过程中产生疼痛
20	22.7	担心配偶与你离婚
21	23.2	不得不吃冷的或乏味的食物
22	23.3	不能与家属或朋友通电话
23	23.4	换一名不熟悉你病情的医生负责医疗

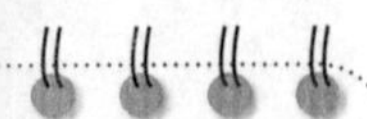

续表

排列次序	紧张程度评分	情况
24	23.6	由于意外事故而入院
25	24.2	预料不到检查何时完毕
26	24.5	看到医护人员处于一片匆忙之中
27	25.9	想到因为自己生病要减少收入
28	26.0	药物造成你不适
29	26.4	护士或医生说话太快或说了些你听不懂的话
30	26.4	感到你完全依赖药物
31	26.5	没有家属探望
32	26.9	知道你不得不进行一次手术
33	27.1	住的医院离家很远
34	27.2	出乎意外地突然住院
35	27.3	你按呼唤灯得不到答复
36	27.4	没有足够的保证付住院费
37	27.6	你提出的问题得不到医护人员的回答
38	28.4	失去配偶
39	29.2	靠滴管摄食
40	31.2	经过止痛药处理疼痛仍未减轻
41	31.9	不知对你治疗的结果或理由是什么
42	32.4	当你需要止痛药时却得不到
43	34.0	不知自己患的到底是什么病
44	34.1	没人把你的疾病诊断告诉你
45	34.5	以为自己可能耳聋
46	34.6	知道自己患一种严重的疾病
47	35.6	以为你可能失去一个肾或其他某种器官
48	39.2	以为你可能患癌症
49	40.6	以为你可能要失明

2．**患者的压力反应评估** 护理人员可从患者患病前一年内的压力水平及其目前的生理反应、心理反应、认知反应、行为反应几方面对患者的压力反应进行评估。

（1）患病前一年内的压力水平：一般可通过生活事件量表（表 7-1）来评估患者患病前一年内的压力水平，从而确定患者罹患该疾病的社会心理原因，有助于护理人员采取有效的心理护理措施，来帮助患者预防、减轻、或消除不良心理影响。

（2）生理反应：生理反应可来自不同的系统，因此评估压力的生理反应应从所有系统中收集资料。常见的生理反应包括：血压升高、呼吸心跳加快、瞳孔扩大、血糖升高、紧张性头痛、疲乏、颈肩及背部肌肉紧张度上升、掌心出汗、手足发凉、食欲改变、胃部不适、恶心、呕吐和腹泻、排泄频率改变、难以入睡或经常醒来、实验室检查结果异常改变等。

（3）心理反应：与压力有关的常用的心理评定量表有症状自评量表、抑郁自评量表、焦

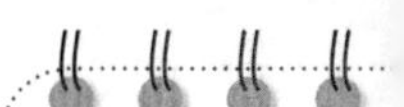

虑自评量表等。常见的压力心理反应包括焦虑、恐惧、愤怒、敌意、抑郁、悲哀、绝望、沮丧、孤独、无助等，其中以焦虑最常见。

(4) 认知反应：压力会影响个体对事物的认知评价，会出现思维混乱、分析问题能力降低、注意力分散、记忆力下降、工作效率和质量下降，容易出错等表现，导致患者无力解决问题和化解冲突。

(5) 行为反应：护理人员应通过多种途径收集资料，重视非语言信息。常见的行为反应有：饮食习惯、睡眠和活动方式的改变；易激惹程度上升；情感暴发和哭喊；健忘和说话不连贯；缺乏动力；无目的性动作（如来回踱步）；行为紊乱或退化、滥服药物、甚至自杀等。

3．患者的应对水平及资源的评估　采用一些量表如应对方式问卷、防御方式问卷、社会支持量表等来测量患者的应对水平及其应对资源（包括支持系统、各种人力及物力资源等），同时了解患者在压力过程中常采用哪些应对方式及这些方式的应对效果，帮助患者采用熟悉、有效的应对方式来适应所面临的压力。

（二）帮助患者预防压力的措施

1．为患者提供适宜的康复环境　舒适、优美、洁净、安全、温馨的环境会让个体心情愉悦。护理人员可以通过控制病房的布局、颜色、湿温度、空气的流通情况等为患者创造舒适优美的物理环境，通过改善患者相互间的关系、医患关系及护患关系等为患者营造愉快轻松的人文环境，从而减少患者因环境而产生的压力。

2．解决患者的实际问题　疾病会使患者的部分需要不能满足，可能导致紧张、抑郁、焦虑、恐惧等消极情绪。护理人员应及时了解患者各方面的未满足的需要，仔细评估患者的压力源，解决患者的实际问题，从而减轻压力。

3．及时为患者提供相关信息　护理人员应及时向患者提供有关疾病基本知识、检查、诊断、治疗、护理、预后等方面的信息，以解除患者由于信息缺乏而产生的不必要的担心与恐惧，增加其自我控制感和心理安全感。

（三）帮助患者应对压力的措施

1．心理疏导及自我心理保健训练　护理人员应鼓励患者通过语言、书信、活动等方式表达自己内心的真实想法与感受，对患者进行自我心理保健训练，允许患者运用自我言语暗示法、活动转移法、倾诉法、发泄法等来宣泄和改善自己的消极情绪，适时指导患者运用放松技巧缓解心理压力。

2．调动患者各种社会支持系统　社会支持系统可以降低个体的压力反应，促进身心康复，是压力状态下一种良好的应对资源。护理人员应协助患者利用这些支持系统，鼓励患者家人及朋友积极提供心理支持和关怀，使患者感到温暖。同时鼓励患者积极参加各种社会活动，减少其对压力的感知，提高应对能力。

3．指导患者进行放松训练　放松训练指在安静的环境中，按一定的要求完成规定的动作程序，通过反复性练习使个体学会有意识地控制自己的心理、生理活动，将注意力集中在呼吸、声音、想像等方面降低患者对周围环境的感应能力，以减轻交感神经的兴奋性，肌肉松弛，心理放松。主要包括：简易深呼吸训练，固定视物深呼吸训练，听音乐或其他美妙的自然声音，渐进性肌肉放松训练，引导想像放松训练，言语想像暗示放松训练。

四、护士的工作压力与应对

工作压力（job stress）又称职业压力。魔格瑞斯（Mograth，1976）指出：所谓的工作压力就是指当个体的能力与需求不能与工作环境相匹配时所引起的从业人员的身心压力状态。对工作压力的研究证明：面对工作压力大多数人会表现出身心紧张，若不及时调整，则会出现工作疲惫感，如对工作漠不关心、工作效率下降等。护理工作是高压力职业之一，为确保护理工作的质量，护理人员自身也应利用压力理论的原理和方法对自身所面临的压力进行有效的调节。

（一）常见的护士工作压力源

1．与护理工作性质有关的压力源 包括不良的工作环境、工作时间三班倒、紧急的工作性质、高风险的工作性质等。

2．与工作负荷有关的压力源 护理人员数量不足，致使工作负荷显著增加。临床护士从事大量非护理工作造成护士人力资源的严重浪费。

3．与护理工作中人际关系有关的压力源 护理工作中人际关系主要包括护患关系、护士与患者家属关系、护护关系、医护关系等。其中最主要的是护患关系及医护关系。首先，护士面对的是饱受疾病折磨、心理状态不同、文化层次不同的患者，还需妥善应对和处理患者的焦虑、悲伤、愤怒等情绪变化，维持良好的护患关系，这些都会增加护理人员的工作压力。其次，护士是具有专业知识的专业人员，但整个社会普遍认为护士是医生的助手，使护士怀疑自己的能力和价值，同时医护协调上的矛盾和冲突也会使护士产生工作压力。

（二）护士工作压力的应对

要有效应对护士工作压力，应从组织部门的支持和个体应对策略双方面考虑。只有这样才能更好地减轻护士的工作压力，缓解护士的工作疲惫感。

1．组织部门 卫生组织部门应充分意识到护士的工作压力对护理工作产生的不利影响，可采取一些措施减轻护士工作压力。如鼓励护士参与制定与护理有关的政策和目标；改善护士的工资及福利待遇；改善护理工作的仪器设备；提供更多深造的机会；加大对护理科研的投入力度；合理配置护士人力资源，在现有的人力资源条件下合理分配护士、合理排班以提高工作效率；开展护士减压训练等为护士营造良好的人际氛围及轻松的工作环境。还应通过各种形式的社会舆论对做出突出贡献的护士实施奖励，推动全社会形成尊重护士的良好风尚，提高护士的社会地位。

2．护士自身 护士可掌握应对压力的基本原则，选取针对性的措施预防和应对压力。如树立客观的职业观，挖掘护理工作的积极面，体验护理工作的社会价值及意义，变压力为动力；正确认识压力并创造一种平衡；定期进行自我压力评估；定期参加继续教育，充实专业知识和技能以提高自己的竞争力，提前做好缓解压力的计划；进行反思学习，采用适宜的自我调节方法及寻求支持系统等不断提高自身的应对能力。

综上所述，在护理工作中，护士应灵活运用压力理论相关知识，在做好患者压力管理的同时，也要做好自身的压力管理，以缓解或消除患者的压力及自己的工作压力，避免发生工作疲惫感，以不断提高护理服务质量。

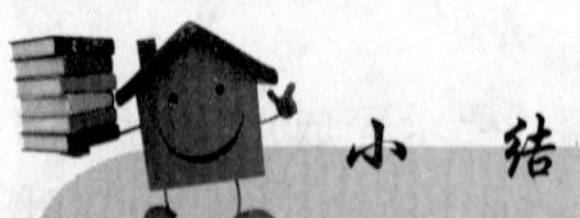

小　结

1. 压力是个体对作用于自身的内外环境刺激做出认知评价后引起的一系列非特异性的生理及心理紧张性反应状态的过程。此定义将压力看成包括刺激、认知评价及反应三个环节的动态过程。

2. 人类对压力的适应过程比其他生物更加复杂，所涉及的范围更广，包括生理适应、心理适应、社会文化适应及技术适应四个层面。应对压力的五大原则：减少压力的刺激、正确评价压力、采用积极的应对方式、减轻压力反应和寻求专业帮助。

3. 凡能使个体产生压力反应、干扰其内稳态的内外环境中的刺激都是压力源。压力源没有绝对的好坏之分，根据其性质分为躯体性、心理性、社会性和文化性四类压力源。压力对健康的影响是双向性的，它既可以有损健康，又可以有利健康。

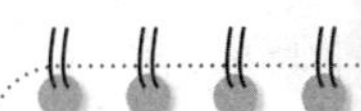

4. 从19世纪中期开始，出现了许多与压力有关的生理学及社会心理学的理论和学说，常用的有席尔的压力与适应学说、拉扎勒斯的压力与应对模式、霍姆斯和拉赫的生活事件与疾病关系学说和危机学说。

5. 护理人员可通过及时为患者提供相关信息，解决患者的实际问题，为患者提供适宜的康复环境等措施帮助患者预防压力。帮助患者应对压力的措施有：心理疏导及自我心理保健训练、调动患者的各种社会支持系统、指导患者进行放松训练等。

6. 护理工作是高压力职业之一，为确保护理工作的质量，护理人员自身也应利用压力理论的原理和方法对自身所面临的压力进行有效的调节。

思考题

第七章思考题参考答案

1．请简述压力的概念及压力源的分类。
2．结合本章学习内容，谈谈如何应对护士工作压力？

（赵小玉）

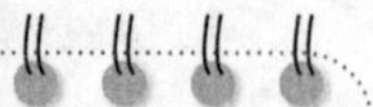

第八章 护理程序

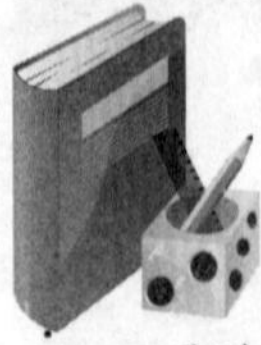

学习目标

通过本章内容学习后，学生应能够：

◎ 识记

1．准确复述护理程序、护理评估、护理诊断、合作性问题的概念。
2．正确描述护理程序的步骤及各阶段主要护理工作。
3．正确描述护理评估的主要内容和资料的来源。
4．正确陈述护理诊断的组成、类型与书写要求。
5．正确陈述护理目标的种类与陈述方式。
6．正确陈述三种护理记录方式的记录要点。

◎ 理解

1．比较主观资料和客观资料，说出它们的不同点。
2．正确说出护理诊断、合作性问题及医疗诊断的区别。
3．正确阐述护理诊断排序的原则。
4．正确阐述制定护理目标和护理措施的注意事项。

◎ 应用

针对具体病例，提出护理诊断，制订护理计划。

护理程序（nursing process）即护士在为护理对象提供护理照顾时所应用的工作程序，是一种系统地解决问题的方法，包括评估、诊断、计划、实施、评价五个步骤。护理程序的产生，推动了以疾病为中心的护理模式转变为以护理对象为中心的护理模式。护士以护理程序作为指导性框架，通过一系列有目的、有计划的步骤和行动，按护理问题的轻重缓急，为护理对象提供生理、心理、社会、文化及精神等方面的整体护理，使其达到最佳健康状态。

案例 8-1 分析

案例 8-1

患者，女，46 岁，糖尿病 10 年，以“急性肺炎”入院。患者主诉咳嗽，咳痰 1 周，发热 3 天，呼吸喘憋 1 天。T 39.4℃，P 90 次 / 分，R 18 次 / 分，BP 110/68mmHg，身高 158cm，体重 65kg。

问题与思考：

1．以上资料中哪些属于客观资料？哪些属于主观资料？
2．根据以上资料，患者存在哪些护理问题？
3．请将患者存在的护理问题进行排序，并制订相应的护理目标。

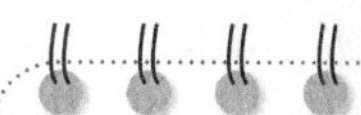

第一节 概 述

护理程序的提出与运用是现代护理学发展的必然结果。护理程序的提出明确了护理工作的范畴和护士的角色职能，规范了护士的专业行为，规定了护理专业的标准，真正体现了护理工作的科学性、专业性和独立性。

一、护理程序的概念

护理程序是一种科学的、有计划的、系统的护理工作方法，是护士以满足服务对象的身心需要，恢复或增进服务对象的健康为目标，运用护理理论和护理相关理论以实施有计划的、系统的、连续的、全面的整体护理的一种护理实践模式。它反映了护理工作过程的综合性、动态性、决策性和反馈性。其中综合性体现在护士需要用多学科的知识和技能来处理服务对象的健康问题及其反应；动态性体现在护理措施应根据服务对象各个阶段的不同护理问题而变化；决策性是指护士需要从为服务对象解决问题的诸多措施中选择一组最佳措施；反馈性体现在护理程序是一个系统的解决问题的程序，护理措施执行后的结果又可反过来影响和决定下一步的决策和护理措施。可见，按护理程序进行工作可为服务对象提供主动的、系统的、全面的护理。

二、护理程序的步骤

护理程序包括五个基本步骤：评估、诊断、计划、实施和评价。护理程序的这五个步骤是相互连续且相互关联的。如当服务对象入院后，护士要对服务对象的生理、心理、社会等各方面的状况和功能进行评估，根据评估收集的资料确定服务对象存在哪些方面的护理问题，即做出护理诊断，围绕护理诊断，制订护理计划，包括具体的护理措施和预期达到的目标，之后按计划为服务对象提供护理服务，即实施护理计划，并对计划实施后的效果及服务对象的反应进行评价。护理程序各步骤护理工作的主要内容见表 8-1。

表8-1 护理程序的步骤及其护理工作内容

护理程序	主要护理工作内容
1．评估（assessment）	收集、整理、分析资料
2．诊断（diagnosis）	确定护理问题
3．计划（planning）	排列护理诊断顺序，确定预期目标， 制订护理措施，护理计划成文
4．实施（implementation）	实施前的准备，实施，记录
5．评价（evaluation）	收集资料，服务对象反应与预期目标比较， 分析预期目标未实现的原因，修订护理计划

三、护理程序的发展史

护理程序一词最早由美国护理学家海尔（Lydia Hall）于 1955 年提出，海尔认为护理工作是“按程序进行的工作”，应以患者为中心实施护理。1961 年，奥兰多（Orlando）等对护理程序进行了进一步阐述，提出“护理程序是由一系列步骤组成的”，包括评估、计划和评价三个步骤。1967 年，尤拉（Yura）、渥斯（Walsh）出版了第一本权威性的教科书《护理程序》，在书中进一步将护理程序发展成为四个步骤：评估、计划、实施和评价，在第一步评估中包

NANDA 网站

括进行护理评估和做出护理诊断两部分。1973 年，北美护理诊断协会（North America Nursing Diagnosis Association，NANDA）成立，在协会的第一次会议后，许多护理专家提出应将护理诊断作为护理程序的一个独立的步骤，从而将护理程序正式发展为五个步骤：评估、诊断、计划、实施和评价，1977 年该协会把护理程序列为护理实践标准，从而使护理程序在临床护理实践中得以广泛的应用。护理程序的运用规范了护士的专业行为，使护理工作由被动转为主动，充分调动了护士的积极性和创造性，为向服务对象提供优质、高效、系统的整体护理奠定了基础。

四、护理程序与相关理论

护理程序是一般系统论、控制论、信息论等理论在护理领域的具体应用，其中一般系统论是护理程序构建的最重要的指导理论。依据一般系统论的观点，护理服务的对象——人，是一个开放的系统，由生理、心理、社会文化等部分组成，人的内部各系统之间相互作用和影响；同时人又是自然、社会环境中的一部分，人与外部环境中的多个系统相互联系和作用。护理的目的就是促进人内环境的稳定以及人与外环境之间相互适应与平衡。由于人是一个整体的、开放的系统，处于不断的动态变化中，以满足服务对象身心需要、恢复和促进健康为目标的护理程序，同样也是一个整体、开放、动态的系统。在护理程序系统中，其输入部分是服务对象的健康状况、护士的知识与技能水平、医疗设施情况等，经过评估、诊断、计划、实施等系统内的处理和转换过程，输出部分是实施护理计划后服务对象达到的身心状况和健康水平，经过与预期目标进行比较，评价健康目标实现的程度，并进行信息反馈。如果没有实现或未完全达到，则应进一步收集资料，根据当前情况制订及实施新的护理计划，直至达到预期目标。

除了一般系统论外，在护理程序的实施过程中，还应用了其他理论，包括人类基本需要论、成长与发展理论、应激与适应理论等，如人类基本需要层次理论为收集和整理服务对象的资料、评估服务对象健康状况及需要、排列护理诊断的轻重缓急顺序提供理论依据；成长与发展理论也有助于护士更好地理解服务对象不同阶段个体健康状况与发展需求，识别服务对象现存或潜在的健康需求。

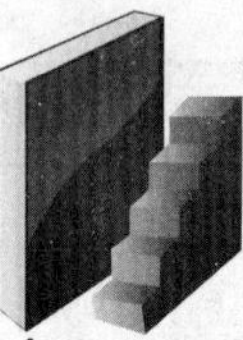

知识拓展

控制论

控制论由美国数学家维纳（Wiener）等于 1948 年提出，主要研究系统的状态、功能、行为方式及变动趋势，控制系统的稳定，揭示不同系统的共同控制规律，使系统按预定目标运行的技术科学。黑箱是控制论的一个重要概念，所谓黑箱方法是指不打开黑箱，也不考察系统内部结构，只通过对系统外部考察来分析系统内部的机构和机制。在护理程序中，服务对象相当于打不开的“黑箱”系统，通过观察其外部功能、行为是否达到预期目标，进行系统反馈，控制调节系统的再输入，指导系统输出功能及行为达到预期目标。

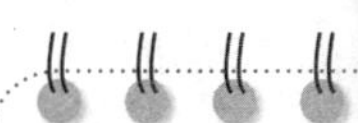

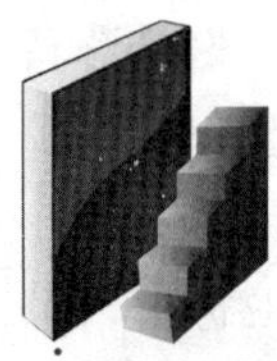

知识拓展

信息论

信息论由美国学者香农（Shannon）于1948年提出。信息是关于物质存在的形式和属性，是运动规律和状态的表征；信息论则是研究信息的特点、性质和度量的方法，是研究信息的获取、传输、贮存、处理和交换的一般规律的科学。护理程序是一种科学的、解决问题的工作方法，同时也是获取、传输、贮存、处理和交换信息的过程。因此，信息论在护理程序中也具有重要意义，是护理程序的理论基础之一。

第二节 护理评估

护理评估（nursing assessment）是护理程序的第一步，也是非常关键的一步，它是护理诊断确定、预期目标设定、护理措施制订与实施以及护理效果评价的基础。评估时收集到的资料是否全面、正确，将直接影响护理诊断、护理计划的准确性。美国护士协会（American Nurses' Association，ANA）在1980年确定的护理实践标准中，也特别强调了评估的重要性："评估阶段为实施高质量的个体化护理提供坚实的基础，因此需要有准确、完整的评估来推进人类反应的诊断与治疗"。

一、护理评估的概念

护理评估是护士运用观察、交谈及体格检查等方法，有组织、有系统地收集服务对象的资料，并对资料进行整理、分析的过程。评估是护理程序的起点，同时又贯穿于护理过程的始终，它是一个连续的、动态的过程。评估在护士与患者第一次见面时就已开始，直到患者出院或护理照顾结束时才停止。除了入院时，护士会对患者进行较为系统、全面的综合评估外，之后护士与患者的每次接触都是一次评估的机会，护士随时收集有关患者反应和病情变化的资料，以便于及时发现问题，修改和补充护理计划。

二、护理评估的主要步骤和内容

护理评估包括收集资料、整理资料和分析资料三部分。

（一）收集资料

收集资料是护理评估的第一步，也是护理程序实施的起始。资料收集的目的包括：①为确定护理诊断、制订护理计划提供依据，护士通过对收集的资料的整理、分析，可判断患者目前存在的护理问题，并以此为基础制订合理的护理目标和有效的护理计划；②建立患者健康状况的基础资料，护士通过对患者的评估，尤其是入院时进行的完整的综合评估所获得的资料，可以较为全面地了解患者的健康状况，这些资料构成了患者的基础资料。之后收集的资料可以与基础资料进行比较，以了解患者健康状况的变化，判断护理照顾的效果。此外，患者的基础资料也可以为医生、营养师等其他保健人员提供有效的信息。

1．资料的来源

（1）服务对象本人：是健康资料的直接来源和主要来源，包括服务对象的主诉、症状及体征。

（2）家属和关系亲密的其他人员：如朋友、同事、邻居、保姆等。当服务对象处于病情

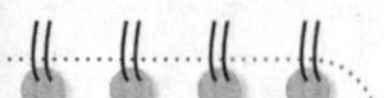

危重、言语障碍、意识不清、智力不全、精神障碍等情况时，家属等就可能成为患者健康资料的重要来源；但无论服务对象处于什么状态，家属、关系亲密的朋友等都是资料的提供者，护士要重视从不同角度收集资料，以便更准确、全面地评估患者。

（3）其他医务人员：如医师、医技人员、理疗师、营养师、心理医生以及其他护理人员等共同或曾经参与照护服务对象的人员。

（4）病历及各种健康记录：如病历首程、体格检查结果、儿童疫苗接种卡等。

（5）医疗、护理文献：如专业期刊、参考书等，可为服务对象的病情判断、治疗和护理等提供理论依据。

2．资料的类型 按资料的性质不同，可分为：

（1）主观资料（subjective data）：是指服务对象对自己健康状况的认知和体验，是服务对象对其所经历、所感觉、所担心内容的诉说，多是患者的主诉，如“我上楼梯时感到心慌乏力”“我夜间经常失眠”“我常常觉得恶心、想吐”等。一般来说，主观资料无法直接观察或测量到。

（2）客观资料（objective data）：是护士或其他人员通过观察、体检或借助于医疗仪器和实验室检查而获得的资料信息，如发绀、颈静脉怒张、肠鸣音亢进、血压 120/80mmHg 等。这些资料能够被看到、听到、感觉到或检查获得。

主观资料和客观资料从不同角度反映服务对象的健康情况，护士收集资料时应注意主观资料和客观资料的互相核实，如护士看到患者眉头紧锁、表情不愉快，可通过询问明确患者表情不愉快、眉头紧锁的原因；再如产妇主诉“我的乳汁分泌挺正常”，但护士通过观察发现婴儿经常因饥饿而哭闹，说明产妇对“乳汁分泌”的主观认知存在错误。可见，护士通过主、客观资料的比对、核实，有利于更准确地评价服务对象的健康状况、判断存在的护理问题。

3．资料收集的内容

从整体护理的思想出发，所收集的资料不仅涉及身体状况，还应包括心理、社会、文化、经济等方面。

（1）一般资料：包括姓名、性别、年龄、民族、职业、婚姻状况、文化程度、家庭住址、通讯方式等。

（2）现在健康状况：包括此次发病情况、目前主要的不适主诉及饮食、营养、排泄、睡眠、自理、活动等方面的改变。

（3）既往健康状况：包括既往患病史、创伤史、住院史、手术史、过敏史、烟酒嗜好，女性患者还应了解月经史和生育史。

（4）家族史：家庭成员中有无相关疾病的家族遗传史。

（5）健康评估的情况：包括身高、体重、生命体征、各系统的生理功能及认知感受形态。

（6）检查和治疗的情况：包括近期进行的实验室及其他检查结果，目前的治疗和用药情况。

（7）心理状况：包括对疾病的认识和态度、康复的信心、病后精神、行为及情绪的变化、人格类型、应对能力等。

（8）社会情况：包括职业及工作情况、目前享受的医疗保险待遇、经济状况、家庭成员对患者的态度及其对疾病的了解、社会支持系统等。

4．资料收集的方法

（1）交谈：是获取服务对象情况最常用的方法。护士通过与患者、患者家属有目的的交谈，不仅可以获得有关患者健康状况的资料和信息，同时也有利于建立良好的护患关系，为患者提供信息、心理方面的支持。交谈的方式可分为正式交谈和非正式交谈。正式交谈是指事先通知患者，有目的、有计划的交谈，如入院评估时的交谈、手术前谈话等。非正式交谈是指护

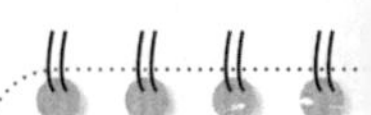

士在日常护理工作中与患者的自然交谈，在非正式交谈过程中，患者可能认为是一种闲谈，比较放松而愿意说出内心的真实想法和感受。正式和非正式交谈都需要护士具备熟练的沟通技巧。在交谈前，尤其是正式交谈前要做好准备，拟好交谈提纲，选择恰当的时机和地点；交谈过程中，要灵活运用沟通技巧，控制好谈话的内容，引导谈话方向，防止偏离主题。

（2）观察法：是护士运用感官系统有目的地收集护理对象的健康信息的方法。观察法通常与交谈或身体评估同时进行，也可单独进行。主要包括视觉、触觉、听觉、嗅觉等，如通过视觉观察患者的精神状态、营养发育状况、皮肤、黏膜、毛发、四肢活动能力、进食情况、卫生情况等；通过察觉患者所发出的各种声音，包括呼吸的声音、咳嗽的声音、哭声、笑声、叹息声以及患者活动时发出的各种声音。

（3）健康评估：是护士运用视、触、叩、听、嗅等体格检查方法对服务对象的生命体征及各系统进行检查，以收集服务对象身体健康状况的客观资料。另外运用各种心理测量及评定量表对服务对象进行心理社会评估。

（4）查阅：包括查阅患者的医疗病历、护理病历、实验室及其他检查结果等。

5．资料的记录 资料收集过程，应注意及时记录，记录的资料应能准确地反映服务对象的实际情况。资料记录时应注意：①主观资料，应客观地记录服务对象的主诉，不能带有护士的主观判断和结论，尤其是心理社会方面的资料，最好记录服务对象的原话，如“患者主诉每日排便一次”，不能记录成“患者排便正常”；②客观资料，应使用医学术语，语言简洁、清晰，避免使用模糊不清、难以衡量或需要进一步解释的词，最好记录实际的数值，如患者血压145/85mmHg、体温38.8℃，不能记录成“患者血压偏高、体温过高”等。

（二）整理资料

评估所得的资料涉及各个方面，内容庞杂，需要采用恰当的方法对其进行整理分类。在整理过程中，针对有疑问的资料还需要进一步核实、澄清，以便于护士能够清晰且迅速地发现服务对象存在的问题。

1．整理分类 将资料进行分类可以帮助护士发现资料有无遗漏，也有助于护士能够尽快地明确相应的护理诊断。资料可以采用不同的方法进行分类，如可按马斯洛（Maslow）的人类基本需要层次论、Roy的适应模式、NANDA提出的9种人类反应型态、戈登（Gordon）的11种功能性健康型态、NANDA提出的护理诊断等分类。

（1）按马斯洛需要层次论分类：①生理的需要，如体温38℃，心率100次/分、主诉腹痛、呼吸困难等；②安全的需要，如手术前精神紧张、对医院环境不熟悉、夜间感到害怕、烦躁不安、容易跌倒等；③爱和归属的需要，如想家、想孩子、想妈妈、希望有人探视等；④自尊与被尊重的需要，如怕被别人看不起、希望告知病情等；⑤自我实现的需要，如担心因住院影响学习、工作或无法照顾家庭等。

（2）按戈登的11种功能性健康型态分类：此种分类方法与临床实际联系紧密，通俗易懂，护士容易掌握，因而临床应用较广泛。1982年，戈登将人类的功能分为11种型态：①健康感知/健康管理型态，指服务对象对自己健康状态的认知和对维持健康方法的掌握，如疾病起因、保持健康行为等；②营养/代谢型态，如营养、液体的摄入、饮食种类等；③排泄型态，即排便、排尿情况，如每日排便和排尿次数、量、性状，有无便秘、腹泻、尿失禁、尿潴留、尿路感染等；④活动/运动型态，包括服务对象运动活动能力，如肢体活动有无障碍、日常活动情况等；⑤睡眠/休息型态，包括服务对象睡眠、休息情况，如是否常有疲乏感、精神是否放松等；⑥认知/感知型态，指服务对象的认知能力及感官功能状况，如有无听觉、视觉、触觉、温度觉、痛觉等障碍；⑦自我认识/自我概念型态，服务对象自我评价如何，如自我形象、是否有自尊、对自我价值与情绪状态的评价等；⑧角色/关系型态，服务对象的人际关系及从事的角色任务完成情况，如同事关系、婚姻关系、家庭关系等；⑨性/生殖型态，指服务对象的性生活能力、生育能力等，如月经状况、性功能等；⑩应对/应激耐受型态，指服务对象的压力程度、对生活事件的应激能力，应对方式等；⑪价值/信念型态，指服务对象的信仰、价值观、人生观等。

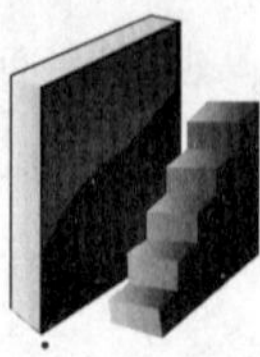

知识拓展

按 NANDA 的人类反应型态分类

包括：①交换，包括营养、排泄、呼吸、循环、体温、组织的完整性等；②沟通，服务对象与人沟通的能力；③关系，包括角色功能、亲子关系、社会互动能力、家庭关系、性功能及性活动等；④价值，包括个人的价值观、信念、宗教信仰、人生观及精神状况；⑤选择，包括个人及家庭应付压力的能力、寻求健康所表现的行为及遵从行为；⑥移动，包括身体活动能力、休息、睡眠、娱乐及休闲状况，日常生活自我照顾能力，生长发育状况等；⑦感知，包括自我概念、感觉功能等；⑧知识，包括对健康的认知能力、学习状况及思考过程；⑨感觉，包括有无疼痛、舒适、情绪状况等。

2. 核实资料 护士所做判断的准确性取决于所用资料的有效性，即资料真实可信程度。为保证收集到的资料真实、准确，需要对资料进行核实。针对初次收集的资料中的一些不明确信息，需要进一步补充收集。

（1）核实主观资料：主观资料是患者的主诉，每个患者对身体异常或不适的认识与耐受性不同，因此需要将主观资料与客观资料进行对比，以核实主观资料。如患者感觉全身发热，可以参考体温测量结果加以证实。

（2）明确内容含糊的资料：收集的资料如有内容不够完整或不够确切，应进一步取证和补充，以保证资料的完整性及准确性。如患者主诉“胸闷、胸痛”，这项资料不明确，护士需要进一步询问患者胸闷、胸痛的部位、性质、发作时间、持续时间及可能的诱发因素和缓解方式。

（三）分析资料

对资料进行分析的目的主要是为护理程序的下一步、护理诊断做准备。资料分析的具体内容包括：

1. 与正常值作比较，找出异常 资料收集的主要目的在于发现服务对象的健康问题。因此，分析资料时，护士首先应将所收集的资料与正常值、正常现象进行比较和综合分析，以找出患者存在的异常情况。在资料比较时，应注意个体差异，尤其是患者既往的基础资料。

2. 找出相关因素和危险因素 通过与正常值进行比较，发现异常后，护士应进一步找出引起异常问题的相关因素，如护士发现患者存在失眠、不易入睡的问题之后，需要进一步寻找引起失眠的原因。至于危险因素，常常是指那些目前还处在正常范围，但存在着某些促使其向异常转化的因素，即危险因素。护士应评估患者存在的危险因素，及时采取预防措施，以避免损害服务对象的健康。如长期卧床的患者容易出现压疮，长期卧床就是一个危险因素，护士需要注意预防患者皮肤出现压疮。

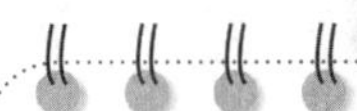

第三节 护理诊断

护理诊断（nursing diagnosis）是护理程序的第二个步骤，是在评估的基础上对所收集的健康资料进行分析，从而确定服务对象的护理问题及其相关因素或危险因素。

一、护理诊断的概念

护理诊断一词首次出现于20世纪50年代，目前全球使用较为广泛的护理诊断的定义是由北美护理诊断协会于1990年提出并在工作会议上通过，即护理诊断是关于个人、家庭、社区对现存的或潜在的健康问题或生命过程的反应的一种临床判断，是护士为达到预期结果选择护理措施的基础，这些预期结果应是由护士负责的。

二、护理诊断的发展

1950年美国学者麦克迈纳斯（Mchmanus）首先提出护理诊断一词。1953年弗吉尼亚·弗莱（Virginia Fry）在其论著中进一步强调，要在护理诊断基础上制订个体化的护理计划。1973年北美护理诊断协会（NANDA）第一次会议在美国圣路易斯（St.Louis）召开，提出了护理诊断的基本框架，并成立了全国护理诊断分类小组，正式将护理诊断纳入护理程序。此后每两年召开一次会议。作为制定护理诊断分类的权威组织，NANDA一直致力于护理诊断的确定、修订、发展和分类工作。1994年大会修订并通过了128项护理诊断，2000年第14次会议又将护理诊断增加至155项。

155项护理诊断

在诊断分类方面，1986年NANDA第七次会议提出护理诊断分类法I，即按9种人类反应型态将护理诊断进行分类，9种人类反应型态分别为交换、沟通、关系、赋予价值、选择、移动、感知、认识、感觉/情感。2000年NANDA第14次会议又通过了新的分类系统，即分类法Ⅱ。分类法Ⅱ是在Gordon的11种功能性健康型态分类法的基础上进一步修订而成的，将护理诊断按13个领域进行分类，包括促进健康、营养、排泄、活动/休息、感知/认知、自我感知、角色关系、性、应对/应激耐受性、生活准则、安全/防御、舒适、成长/发展；每个领域下又有相应的二级分类，如营养领域又包含摄入、消化、吸收、代谢、水和电解质5个二级分类，最终分类法Ⅱ由13个领域、46个二级分类组成。

三、护理诊断的分类

护理诊断分为现存的、有危险的、健康的护理诊断三种类型：

（一）现存的护理诊断（actual nursing diagnosis）

现存的护理诊断指个人、家庭或社区目前已经存在的健康问题或生命过程的反应。在陈述问题时，通常将“现存的”三字省略，如体温过高、便秘、疼痛等。

（二）有……危险的护理诊断（risk nursing diagnosis）

有……危险的护理诊断也称为潜在的护理诊断（potential nursing diagnosis）。是对一些易感的个体或群体可能出现的健康问题或反应的描述；是指服务对象现在尚未发生，但由于有危险因素存在，若不采取措施加以预防，将很有可能发生的护理问题。在陈述问题时，可用“有……的危险”来进行描述，如有跌倒的危险、有窒息的危险。

（三）健康的护理诊断（wellness nursing diagnosis）

健康的护理诊断是某个个体、家庭或社区具有达到更高健康水平潜能的临床判断，如有精神健康增强的潜力、婴幼儿有行为能力增强的潜力等。这一类诊断1994年才被NANDA认可，国内外仍在探索其应用。

四、护理诊断的组成部分

NANDA 出版的护理诊断手册中，护理诊断由四个部分组成：名称、定义、诊断依据和相关因素。

（一）名称（title）

名称是对服务对象的健康状态或疾病产生的反应的概括性描述。一般常用“改变、受损、缺陷、无效或低效”等特定用语来描述健康状态的变化，如健康维护能力改变、皮肤完整性受损、进食自理能力缺陷、清理呼吸道无效、低效性呼吸型态、体温过高等。

（二）定义（definition）

定义是对护理诊断的一种清晰、精确的描述，并以此与其他相似诊断作鉴别。每个护理诊断都有自己准确的定义，即使有些诊断从名称上看很相似，但仍可从它们各自的定义上看出彼此的差别。如“活动无耐力”与“疲乏”从名称看有些相似；但从定义上看，两者侧重点有所不同，“活动无耐力是指个体处于在生理上或心理上都无足够的能量来耐受或完成必需的或希望进行的日常活动的状态”，而“疲乏是指一种无法抵御的、持续的精疲力竭感，以及在正常水平下体力及脑力的下降”。

（三）诊断依据（defining characteristics）

诊断依据是做出临床判断的依据，是服务对象所具有的一组症状和体征，以及有关病史，也可以是危险因素。护士在确定某个护理诊断时，不是凭想当然，而一定要参照诊断依据。明确诊断依据是正确做出护理诊断的前提。诊断依据可分为：①必要依据，是提出某一护理诊断时所必须具备的依据；②主要依据，是确定某一护理诊断时通常需要存在的依据；③次要依据，是对提出某一护理诊断有支持作用，但不一定存在的依据。例如：“体温过高”的主要依据是体温高于正常范围；次要依据是皮肤发红，触之有热感，呼吸加快，心动过速，惊厥等。

（四）相关因素（related factors）

相关因素是指促成护理诊断成立和持续的原因或处境，即影响个体健康状况的直接因素、促发因素或危险因素。一个护理诊断的提出，其相关因素可以来自一个方面，也可以来自多个方面，如一位患者的睡眠型态紊乱可由于术后疼痛、24 小时连续输液、病房环境嘈杂等多种因素共同引起，确定相关因素有利于制定有针对性的护理措施。护理诊断相关因素的来源包括以下四个方面：

1．**病理生理方面**　指与病理、生理改变有关的因素，如“体温过高：与肺部感染有关”“体液过多：与肾功能不全有关”等。

2．**治疗方面**　指与执行治疗措施有关的因素，包括药物、手术、诊断性检查、治疗性肢体制动等，如“有皮肤完整性受损的危险：与术后制动有关”等。

3．**情境方面**　指环境、情境、生活方式、行为、人际关系、适应等方面的因素，如“便秘：与不良饮食行为有关”。

4．**成长发展或年龄方面**　指在生长发育过程中与年龄有关的因素，包括认知、生理、心理、社会、情感等方面的发展状况，如老年人发生便秘，可能与活动少、肠蠕动减慢有关。

五、护理诊断的陈述

1．**陈述内容**　护理诊断的陈述内容一般包括以下三部分：

（1）问题（problem，P）：即护理诊断的名称，分为现存的和潜在的。现存的指目前已经存在的健康问题；潜在的指目前虽然没有发生健康问题，但却存在导致健康问题发生的危险因素。

（2）症状或体征（signs or symptoms，S）：指确定护理问题的诊断依据，即有关的症状或体征。

（3）相关因素（etiology，E）：指导致健康问题发生的直接因素、促发因素或危险因素。相关因素的描述用“与……有关”来连接，而不能用“由……引起或所致”进行陈述。

2．陈述方式 护理诊断的陈述方式主要有以下 3 种：

（1）三部分陈述法，即 PSE 公式：现存的护理诊断采用三部分方式陈述。具体格式为“健康问题（P）：症状或体征（S）：相关因素（E）”，如“体温过高：T 39.2℃：与肺部感染有关”。

（2）两部分陈述法，即 PE 公式：现存的护理诊断可省略“症状和体征”，采用这种方式陈述；潜在的护理诊断，因问题尚未发生，没有症状或体征（S），因此，只能采用这种方式陈述。具体格式为“健康问题（P）：相关因素（E）”，如“有皮肤完整性受损的危险：与长期卧床、尿失禁有关”。

（3）一部分陈述法，即 P 公式：用于健康的护理诊断。对健康的护理诊断来说相关因素是不必要的，因此，采用这种陈述方式。如“执行健康教育方案有效”。

六、护理诊断书写的注意事项

1．尽量使用统一的护理诊断名称。护理诊断书写时应尽量使用 NANDA 认可的护理诊断名称，这样有利于护士之间的交流与探讨，也有利于与国际接轨。如果遇到一些特殊问题，在 NANDA 认可的护理诊断中无法找到与之对应的名称，可以护理问题的方式提出。

2．要按规范的格式书写护理诊断。现存的护理诊断可按 PSE 和 PE 公式书写，潜在的护理诊断按 PE 公式书写。要注意相关因素的陈述方式，应使用“与……有关”的格式。

3．一个护理诊断应针对患者的一个健康问题，一个患者可同时有多个护理诊断。且随着患者的病情变化，护理诊断的种类和数量会发生变化。考虑服务对象的整体性，在列出护理诊断和寻找相关因素时，均应考虑患者生理、心理、社会等各方面。

4．每个护理诊断的相关因素应尽量明确。相关因素是导致护理问题产生的原因或促进因素，是护理计划中制定措施的关键。相同的护理诊断，会因相关因素的不同而采取不同的护理措施，如清理呼吸道无效，可能与分泌物过于黏稠有关，也可能与腹部术后伤口疼痛不敢咳嗽有关，两者的护理措施是不一样的。因此，每个护理诊断的相关因素应尽量全面、明确，有助于制定有针对性的护理措施。同时，如果有些问题确实在现有资料中找不到明确的相关因素，也可以写成“与未知因素有关”，提示护士需要进一步收集资料，明确相关因素。

5．陈述护理诊断时，应避免将临床表现与相关因素混淆，如“睡眠型态紊乱：与易醒和多梦有关”，易醒、多梦是睡眠型态紊乱的临床表现，而非相关因素。

6．陈述护理诊断时，不要与护理措施混淆。护理诊断描述的是患者的反应，而不是护士为患者实施的护理措施。例如：“为患者定期翻身：与皮肤长期受压有关”，其中“为患者定期翻身”是护理措施，而不是护理诊断名称。

7．护理诊断“知识缺乏”书写的特殊性。不使用“与……有关”的陈述方式，而是采用“知识缺乏：缺乏……方面的知识”，如“知识缺乏：缺乏糖尿病饮食管理方面的知识”。

8．护理诊断既不是医疗诊断，也不是合作性问题，要注意三者的区别。

七、护理诊断、医疗诊断与合作性问题

1．护理诊断与医疗诊断 明确护理诊断和医疗诊断的区别对区分护理和医疗两个专业，确定各自的工作范畴和应负的法律责任非常重要。护理诊断是由护士对患者的健康问题做出的诊断和处理，是在护理职责范围内进行的，是对个人、家庭和社区现存的或潜在的健康问题或生命过程的反应的一种临床判断。医疗诊断是由医生对个体的健康状态和疾病本质做出的一种

临床判断，是由医生进行判断和处理，是在医疗职责范围内进行的。两者关注的问题、侧重点不同。如乳腺癌是医生给出的医疗诊断，医生关注的是乳腺癌的进一步诊断和治疗；而护士关心的是患者对乳腺癌的反应，如患者可能出现恐惧、知识缺乏、预感性悲哀等护理诊断。有关护理诊断和医疗诊断的具体区别见表 8-2。

表8-2　医疗诊断与护理诊断的区别

项目	护理诊断	医疗诊断
诊断对象	对个体、家庭或社区的健康问题或生命过程反应的一种临床判断	对个体病理生理变化的一种临床判断
描述内容	描述患者对健康问题的反应	描述的是一种疾病
决策者	在护理职责范围内由护士进行	在医疗职责范围内，由医生进行
适用范围	适用于个体、家庭、社区的健康问题	适用于个体的疾病
数量	往往有多个	一般情况下只有一个
是否变化	随着病程进展而发生动态变化	一旦确诊则不会变化

2．护理诊断与合作性问题　合作性问题（collaborative problem）由 Lynda Juall Carpenito 于 1983 年提出。Lynda 把护士需要参与解决的问题分为两大类，一类是经护士直接采取措施就可以解决的，属于护理诊断；另一类是要与其他健康保健人员尤其是医生共同合作解决的，这部分属于合作性问题，又称为潜在并发症（potential complication，PC）。对合作性问题来说，护士主要承担病情监测的职责，护士通过病情监测以及时发现服务对象的病情变化和并发症发生的症状与表现。要注意的是并非所有并发症都是合作性问题，有些可通过护理措施预防和处理，则属于护理诊断，只有护士不能预防和独立处理而需要和其他医务人员合作才能解决的并发症才是合作性问题。如长期卧床容易导致压疮的发生，由于压疮是护士可以预防和独立处理的问题，因此属于护理诊断；而冠心病的患者容易发生心律失常，心律失常是护士不能预防和独立处理的并发症，因此属于合作性问题。两者的陈述方式分别为："有皮肤完整性受损的危险：与长期卧床有关""潜在并发症：心律失常"或"PC：心律失常"。可见，护理诊断与合作性问题的陈述方式、护士所承担的责任并不同，同时护理措施的侧重点、护理的预期目标等也不同，护理诊断与合作性问题的具体区别见表 8-3。

表8-3　护理诊断与合作性问题的区别

项目	护理诊断	合作性问题
措施决定	护士	医护合作（执行医嘱）
措施原则	减轻、消除、预防	监护，以发现问题，为诊断、治疗提供依据
陈述方式举例	体温过高：与肺部感染有关	潜在并发症：心律失常
预期目标	需要确定预期目标，作为评价护理效果的标准	不需要确定预期目标，因为不是护理职责范围内能达到的结果

第四节　护 理 计 划

护理计划（nursing planning）是护理程序的第三个步骤，是护士在护理评估基础上，明确护理诊断后，运用护理学及相关专业的知识，针对服务对象的健康问题设计一份护理照护的计划，以满足患者恢复和增进健康的需要。

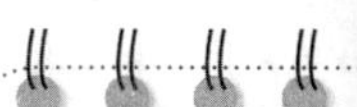

一、护理计划制订的目的与意义

护理计划的制订体现了护理工作的组织性、系统性和科学性。护理计划制订的最重要和最直接的作用是用于指导具体的护理活动，针对服务对象存在的健康问题，提供个体化、有针对性的护理服务，同时根据健康问题的优先顺序，有组织、系统地进行护理活动，从而也有助于提高护理服务的效率和保障护理服务的质量。由于制订护理计划，要求护士综合运用护理学、医学和相关人文学科的知识，以及评判性思维等技能，因此，制订护理计划也有助于促进护士专业水平和能力的提高，也有利于促进护士之间的沟通，并为护理评价提供标准和依据。

二、护理计划的制订过程

护理计划的制订过程包括四个方面内容：排列护理诊断的顺序、确定护理目标、制订护理措施、确定护理计划。

（一）排列护理诊断的优先顺序

由于一个患者往往同时存在多个护理诊断，所以在计划阶段，护士需要明确各护理诊断的先后次序，以保证护理工作高效、有序地进行。护士可根据患者的病情需要、护理问题对个体健康的影响程度，考虑问题的轻、重、缓、急，一般把威胁性最大的、最急的、最重的问题排在首位，其他的依次排列。

1．按优先顺序进行护理诊断分类

根据护理问题的优先顺序，可以将护理诊断分为首优问题、中优问题和次优问题三类。

（1）首优问题（high-priority problem）：是指那些直接威胁生命、需要马上采取行动去解决的问题。如昏迷患者的“清理呼吸道无效”“气体交换受损”“不能维持自主呼吸”，脱水患者的“体液不足”等问题。在紧急状态下，急危重患者可能同时存在多个首优问题，需要立即处理，否则会危及患者的生命。

（2）中优问题（medium-priority problem）：是指那些虽不直接威胁生命，但也能给服务对象的身心造成痛苦，导致身体上的不健康或情绪变化的问题。如急性疼痛、体温过高、排便失禁、皮肤完整性受损、有受伤的危险、恐惧、焦虑等。这些问题虽然没有直接威胁患者的生命，但也直接影响患者生理、安全需要的满足，护士应积极采取措施，帮助患者解决问题。

（3）次优问题（low-priority problem）：是指与此次发病关系不大，不属于此次发病所反映的问题。次优问题多是个体在应对发展和生活变化时所遇到的问题，如社交孤立、角色冲突、营养失调：高于机体需要量、家庭作用改变等。这些问题虽然不如生理和安全需要问题那么迫切，但也并非不重要，它涉及患者心理、社会、行为、人格等方面的健康，同样也需要护士给予帮助。护士可以把这些问题在患者过渡到恢复期后再进行处理。

2．排列护理诊断时的注意事项

护士在具体排列护理诊断的优先顺序时，还需要注意以下问题：

（1）按照 Maslow 的人类基本需要层次论进行排序，优先解决生理需要方面的问题。以需要层次论作为指导原则，决定护理诊断优先顺序时，可按照以下步骤进行：先列出患者存在的所有护理诊断，将每一护理诊断归入五个需要层次中，然后根据层次由低到高，列出护理诊断的先后顺序。在各需要层次中，生理需要处于最低层，也是要优先满足的层次。因此，对生理功能的平衡状态威胁最大，或影响了生理需要满足的护理诊断常作为需要优先解决的护理问题，如与空气有关的“低效性呼吸型态”“气体交换不足”，与食物有关的“营养失调：低于机体需要量”，与水有关的“体液不足”“体液过多”，与温度有关的“体温过高”，与排泄有关的“尿失禁”“尿潴留”，与休息有关的“睡眠型态紊乱”，与避免疼痛的需求有关的“疼痛”等。护士排序时要注意这些问题。

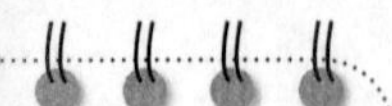

（2）排序时应考虑患者的需求。Maslow 的人类基本需要层次论为护理诊断的排序提供了一个普遍原则。但人是具有个体差异的，尤其是在高层次需要的满足方面，不同患者对其重要性的认知可能不同。因此，在排序时，护士也需要考虑患者的需求。在与治疗、护理原则无冲突的情况下，尊重患者的选择，鼓励患者参与护理过程，优先解决患者认为最重要的问题。

（3）排序时应分析和判断护理诊断之间的关系。排列护理诊断的先后顺序时，也需要分析护理诊断之间是否存在相互关系，以及关系的性质。按照解决问题的方式，先解决问题产生的原因或影响问题解决的因素，再考虑由此而产生的结果或受影响的问题。如一个患者同时存在"焦虑"和"知识缺乏"两个问题，如果患者的焦虑是由于知识缺乏引起，那"知识缺乏"问题的解决就有助于"焦虑"的缓解；但如果焦虑到一定程度，影响患者知识的学习与掌握，那就需要先降低患者的焦虑程度，再给患者提供知识。

（4）护理诊断的先后顺序并不是固定不变的，会随着疾病的进展、病情及患者反应的变化而发生变化。如急性心肌梗死患者会出现"活动无耐力"的护理诊断，在心肌梗死的急性期，这个问题与"疼痛""心输出量减少""潜在并发症：心室颤动"等严重威胁患者生命的问题相比，属于中优问题，则排在这些护理诊断之后；但随着病情的好转，患者度过急性期后，"疼痛"的症状已经得到缓解，"潜在并发症：心室颤动"的发生率也降低了，如何恢复活动耐力就成为护理的重点，这时护理诊断"活动无耐力"的排序也就上升了。

（5）有……危险的护理诊断和潜在并发症。这些预计可能发生的问题，有时也可排在现存的护理诊断前面。有……危险的护理诊断和潜在并发症，虽然是目前没有发生的，但并不意味着这两类问题不重要。如接受化疗的白血病患者"有感染的危险"的护理诊断和术后患者"PC：出血"的潜在并发症的预防就十分重要，可能严重危害患者的健康，在诊断排序时，应优先考虑。

（6）护理诊断的排序，并不意味着只有前一个护理诊断完全解决之后，才能开始解决下一个护理诊断。在临床工作中，护士可以同时解决几个问题，但其护理重点及主要精力要放在需要优先解决的问题上。在排序中也要注意从护理的角度判断问题的主次，如安全性、可利用的资源、患者的合作态度等有时也会影响解决问题的顺序。

（二）制定护理目标

护理目标（又称预期结果）是患者接受护理照顾后期望能够达到的健康状态，包括其在行为、功能、认知及情感方面出现的改变。护理目标应是可测量、可观察的，也是患者能够达到的行为目标。

1. 目标的陈述方式 护理目标是患者接受护理措施后，而期望发生的一种行为变化。陈述方式为：时间状语＋主语＋条件状语＋谓语＋行为标准。

例如：

2周后	患者	借助拐杖	能行走	400m。
时间状语	主语	条件状语	谓语	行为标准
出院前	产妇	学会	给新生儿洗澡。	
时间状语	主语	谓语	行为标准	

（1）时间状语：是患者达到某行为目标所需要的时间，其限定了该目标进行评价的时间，以督促护士积极采取有效的护理措施尽快解决患者的健康问题。

（2）主语：是指患者、患者机体的一部分或其生理功能，如患者、患者下肢、体温等，如主语为患者，在目标陈述中省略主语。

（3）条件状语：是指患者完成某行为目标所必须具备的条件状况，行为目标陈述时不一定都有条件状语。

（4）谓语：是指患者将来能够完成的行为，常选用一些行为动词来表达，如能够做到、表达、叙述、描述、说明、保持、显示、维持、提出、增加、减少、站立、行走、使用、学

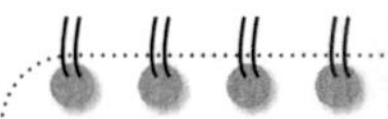

会等。

（5）行为标准：是指患者进行该项行为时，能够达到的程度，包括距离、速度、次数、时间等。

2．目标的种类 按实现目标所需的时间长短，可将护理目标分为两类：

（1）短期目标（short-term goal）：是指在相对较短的时间内（通常指几天或几个小时，一般是1周以内）能够达到的目标，适合于住院时间较短、病情变化较快的患者，如“1小时后患者自述胸痛消失”“2天后患者可复述糖尿病饮食管理的要点”等。

（2）长期目标（long-term goal）：是指经过相对较长的时间（通常指1周以上，也可达数周或数月）才能达到的目标，适合住院时间较长、病情迁延、病程较长的患者。如“半年内患者体重减轻10 kg”。

短期目标和长期目标是一个相对的概念，在时间上并没有明确的界限。有时候长期目标是由一系列相同的或渐进的短期目标组成。如“患者半年内体重减轻10 kg”，即可通过一系列相同的短期目标来实现，即“每周体重减轻0.5kg”“患者7天后能够自己注射胰岛素”，则可由一系列渐进的短期目标来实现，即“1天后患者能够说出胰岛素注射的重要性”“3天后患者能够说出胰岛素注射的要点”“5天后患者能够在护士的协助下注射胰岛素”“7天后患者能够自己注射胰岛素”。

3．确定目标的注意事项 制定护理目标是护理计划中的重要组成部分。护理目标的制定为护理措施提供了方向，指导护士应用科学的护理措施和方法调动患者或家属积极参与，共同达到预期目标；同时为评价护理措施的效果提供了标准和依据。制定护理目标时，需要注意以下问题：

（1）护理目标的主语是患者或患者身体的一部分。护理目标是患者接受护理服务后期望发生的改变，其主体应该是患者，而非护士；目标应该陈述患者将要做什么、如何做、何时做、做到什么程度，而不是护士要采取什么措施。如：“每2小时使用止痛药一次，使患者疼痛缓解”的描述不正确，应该修改为“2小时后患者主诉疼痛缓解”。

（2）护理目标应具体、可测量、可评价。制定护理目标时，应尽量具体，避免使用含糊不清、不明确的词句，如“运动频率增加”“体重增加”等描述方式都不够明确，也不宜具体测量和评价，应修改为“每周运动3～5次”“每周体重增加0.5kg”。

（3）一个目标中只能出现一个行为动词。一个目标应只针对患者的一项行为改变，如果一个目标涉及多项行为改变，那在评价时将无法进行。如“出院前患者学会自测血压和血糖”，就出现两个行为内容“学会自测血压”和“学会自测血糖”，若患者只完成了一项行为目标，就无法判断该护理目标是否实现。像这种情况，可以设几个目标，每个目标只有一个行为动词和行为。

（4）目标应切实可行，必须是患者所能达到的。护士确定目标时，应全面考虑患者的病情、智力水平、经济状况、家庭支持、社会服务保障等因素，同时也要考虑医院的条件、设施、护士的知识水平和业务能力等，以为患者确定切实可行的预期目标。如要求“急性心肌梗死患者1周内慢跑1000米”是不切实际的。

（5）目标应在护理范畴内的，是护士通过实施护理措施所能达到的。如“有感染的危险：与化疗导致白细胞下降有关”，目标是“一周后白细胞上升至$8 \times 10^9/L$”，这个目标通过护理措施很难实现，它超出了护理的工作范围。

（6）目标应由护士和患者共同制定。护士应鼓励、引导患者参与护理目标的制定，尊重患者的意愿与选择，一方面有利于调动患者的主观能动性，同时也有利于与患者达成共识，保证目标的切实可行性。

（7）预期目标应有时限性。护理目标应注明具体时间，如几小时内、几天内、几周内、住院期间、出院前、出院2周后，为评价护理效果提供时间依据。

（8）关于潜在并发症的目标。潜在并发症是合作性问题，护士的主要任务在于监测并发症的发生与发展。与护理诊断的目标书写不同，潜在并发症的目标可以这样叙述：护士能及时发现并发症的发生并积极配合抢救。

（三）制定护理措施

护理措施是护士为实现预期目标而实施的具体护理活动。护士根据患者目前存在的护理诊断和相应的护理目标，采取有针对性的措施，以帮助患者解决目前存在的问题或预防可能出现的问题。

1．护理措施的种类 根据护理措施是否能由护士独立完成，以及多大程度上由护士完成，可将护理措施分为独立性护理措施、合作性护理措施和依赖性护理措施三类。

（1）独立性护理措施：是指那些不依赖于医嘱、护士能够独立提出和采取的措施，如为患者定期翻身、协助患者取半坐卧位、进行口腔护理等。独立性护理措施包括：①协助患者完成日常生活活动，如协助进食、洗漱、如厕等；②治疗性护理措施，如雾化吸入、吸氧、吸痰、鼻饲、导尿及各种引流管道等的护理；③危险问题的预防，如跌倒的预防、压疮的预防；④密切观察病情变化，及时发现并发症的发生；⑤注意患者的心理社会反应，提供心理支持；⑥对患者和家属进行健康教育等。

（2）依赖性护理措施：是指护士执行医嘱的护理活动，如遵医嘱给药。要注意的是护士并不是盲目地执行医嘱，应运用思考与知识来判别医嘱是否正确。

（3）合作性护理措施：是指护士与其他医务人员相互合作采取的措施，如与营养师共同为糖尿病患者制订饮食计划。

2．制定护理措施的注意事项

（1）护理措施应具有科学性：护理措施是护士在护理学和相关学科知识指导下，根据患者的情况而制定，每项措施都应具有一定的科学依据。护士应以循证护理为基础，运用最新的科学证据，结合个人技能和临床经验以及服务对象的实际情况，选择并制定恰当的护理措施。

（2）护理措施应有针对性：护理措施要与护理诊断和护理目标相一致，针对护理诊断中的相关因素和患者的其他情况，制定相应的措施，以实现预期目标。

（3）护理措施应切实可行：护理措施的制定应考虑患者、护士、环境等各方面因素，以保证措施是切实可行的。具体需要考虑的内容包括：①患者方面，如病情、年龄、性别、体力、愿望、家庭状况、经济状况及社会文化背景等；②护士方面，如知识水平、专业技能、人员构成等；③环境方面，包括医院现有的条件、设施等。

（4）护理措施应具体、明确：护士更易准确地执行具体、明确的护理措施。一项完整的护理措施应写明日期、执行者、执行时间、地点、内容、方法等具体项目。

（5）护理措施应能保证患者的安全：护士在制定护理措施时，应始终把保证患者的安全放在首要位置。如在协助冠心病患者下地活动时，必须逐渐增加活动的时间和强度，避免过度活动使之不能耐受而发生危险。

（6）护理措施要与其他医务人员的措施相一致：患者在医院内会同时接受医生、护士和其他医务人员的服务，护士制定措施时应注意不能与其他医务人员的措施相矛盾，否则容易使患者产生困惑。

（四）护理计划成文

护理计划成文是将护理诊断、护理目标及护理措施书写在护理病历的表格中。各个医疗机构护理计划的书写格式不尽相同，但一般都有护理诊断、预期目标、护理措施和评价四个栏目。在实际工作过程中，也有部分医院采用标准护理计划的方式，即事先制订出各科室常见病、多发病的护理计划，包括某病常见的护理诊断、预期目标及护理措施。在护理具体患者

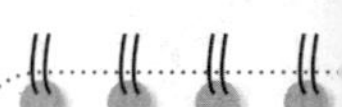

时，以此为标准，从中挑选出适合该患者的部分，标准护理计划中未包括的内容，可在写有“其他”的位置上进行补充。随着计算机在病历管理中的应用，护理计划记录也逐渐趋向计算机化，将标准护理计划制作成软件输入计算机后，护士可以随时调阅标准护理计划，根据患者的情况进行一定修改后，制订出具有针对性的个体化护理计划。

第五节 护理实施

实施（implementation）是护理程序的第四个步骤，是为达到护理目标而将护理计划中的内容付诸行动的过程，通过按计划执行各种护理措施以解决患者现存的和潜在的护理问题。实施通常发生在护理计划形成之后，但对急诊患者或病情发生突然变化的患者应先采取紧急措施，然后再书写完整的计划。

一、实施中护士应具备的技能

在实施阶段，护士的实践活动成为焦点，不仅需要护士具备丰富的专业知识，还需要护士具有熟练的操作技能、良好的人际沟通能力，才能保证护理计划的顺利开展。在实施中需要护士具备的具体技能包括：

1．认知技能 包括护理问题的判断能力、思考分析能力、问题解决和决策能力等。在实施过程中，护士并不是盲目地照计划实施，护士应运用评判性思维能力整合分析有关信息或资料后，做出临床护理决策。

2．沟通技能 在护理计划的实施过程中，需要灵活运用沟通技巧，与服务对象、家属或其重要关系的人、其他医务人员沟通交流，建立良好的护患关系、医护关系等，以保证护理计划的顺利实施。

3．专业技能 专业技能是进行护理活动实践的基础，实施过程中，护士要应用各种护理技术，如注射技术、变换卧位技术、心电监护技术等基础护理技术和专科护理技术，护士技术水平直接影响服务质量。护士需要掌握扎实的理论知识和娴熟的专业技术以保证护理工作的顺利进行。

二、实施的具体过程

实施的具体过程包括实施前的准备、实施和实施后的记录三个部分。

（一）实施前的准备

护士在执行护理计划，实施具体的护理措施前，应思考以下问题，并做好相应的准备工作，以保证护理计划有序和顺利实施。具体如下：

1．做什么（what） 回顾已制订好的护理计划，检查计划内容是否合适、科学、安全、符合服务对象目前实际情况。实施时，每次接触服务对象，护士可能要执行多个措施，这些措施可能来自于同一个护理诊断，也可能来自于不同的护理诊断，护士需要确定好每次接触患者时需要实施的具体措施和各项措施的顺序。如到患者床旁，先评估患者昨晚的睡眠情况、查看受压部位的皮肤情况、然后给患者翻身、整理床单位。

2．谁去做（who） 确定要做什么之后，护士需要确定各项护理措施是由哪些人完成？需要多少人一起完成？有些护理措施是护士自己做，有些需要其他护士辅助执行，有些需要与其他医务人员共同完成，有些需要服务对象及其家属参与或直接完成。

3．怎么做（how） 实施时将采取哪些技术和技巧，实施时需要哪些仪器、设备，护士对这些技术，对实施所需的仪器、设备是否已经非常熟悉，是否需要对技术和设备再熟悉和再练

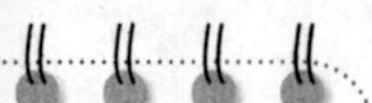

习，以保证实施过程的顺利进行。

4．何时做（when） 根据服务对象的具体情况、健康状态，选择执行护理措施的时间。

（二）具体实施

护士在做好充分的准备工作之后，就可以将各项护理措施付诸实践。在实施过程，护士需要综合运用各项操作技能、合作沟通技能、观察应变技能等以执行各项护理措施，帮助患者解决现存的和潜在的护理问题。在实施过程中，护士要注意保证患者的安全；执行医嘱时，避免机械执行，有疑问的医嘱应该在澄清后执行；要鼓励患者积极、主动地参与护理活动，加强与患者的沟通交流，与患者建立良好的护患关系，获得患者对护理活动的理解与合作，以提高护理活动的效率。护士在执行护理措施的同时，也要进一步观察患者的病情变化及其对护理措施的反应，为修正护理计划提供资料，同时根据病情灵活实施计划。

（三）实施后的记录

护理记录是整个护理病历的一部分，是护士在实施护理措施之后，对其执行的护理措施、执行过程中观察到的问题、患者的反应和护理效果进行的完整、准确的文字记录。完整的护理记录可反映护理活动的全过程，有利于了解患者的身心状况，是评价护理服务质量的重要依据，也可为护理科研与护理教学提供资料。护理记录应及时准确、简明扼要、客观详实、完整有序、重点突出。护理记录常采用的格式包括：

1．以问题为中心的记录（SOAPIE） 该方法是早期以解决问题的理论为框架制定的护理记录格式，包括六方面内容。① S（subject）主观资料：来自患者主诉，是患者对自己病症、疾病的认识、对治疗的态度及对预后的担忧等。② O（object）客观资料：能够观察、测量的现象、行为、体征及检查结果等。③ A（assessment）评估：护士收集、分析患者的主、客观资料，依此提出护理诊断。④ P（plan）计划：根据评估的结果制订与护理问题相对应的护理计划。⑤ I（intervention）措施：执行护理计划，实施护理措施。⑥ E（evaluation）评价：评价护理计划的实施情况、患者对治疗与护理的反应、目标是否达到、问题是否得以解决。

2．要点记录格式（DAR） 该方法是20世纪80年代中期为简化护理记录项目内容而发展的记录格式，这种格式强调重点记录和记录格式的规范。其中DAR包括三方面内容。① D（data）资料：记录护士提出护理诊断的主、客观资料。② A（action）行动：护士依据计划采取的护理活动。③ R（response）反应：患者对护理措施实施后的反应。

3．问题－干预－结果记录格式（PIO） 该方法是1990年以后推行最为广泛的一种护理记录格式。其中PIO分别是，① P（problem）问题——描述有关患者的健康问题，可包括名称、主要症状和体征（诊断依据）及相关因素。② I（intervention）措施——记录护士针对患者的问题，以护理计划为指导，执行了什么护理措施。③ O（outcome）结果——指执行措施后患者的反应，用于评价预期目标，是否达到目标，患者问题是否得以解决。评价的时间一般应根据病情需要或常规时间来确定，要求及时评价，以反馈执行措施后的效果。

第六节　护理评价

评价（evaluation）是护理程序的最后一步，是将患者的健康状态与预定目标进行比较并做出判断的过程。评价是护理计划实施的反馈过程、是一种有计划、有目的和不断进行的活动，贯穿于护理过程的始终，并非要到患者出院时才进行评价。

一、评价的目的和意义

护理评价的目的和意义包括：

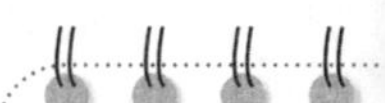

1．了解服务对象 目前的健康状况评价实际是再次的评估，通过护理评价，可以了解服务对象的健康状况、生理、心理和行为反应是否向有利于健康的方向发展。

2．检验护理效果 通过护理评价，可以了解实施各项护理措施后，服务对象的护理问题是否得以解决，是否达到了预期的护理目标。

3．改进护理工作 通过护理评价，可以了解护理工作方式、方法上是否存在需要改进的地方，达到不断改进护理服务内容和方法，以提高护理质量的目的。

4．积累护理经验 通过护理评价，可以了解护理诊断的正确性、护理目标的可行性、护理计划和护理措施的有效性，从而为今后类似护理问题的解决积累经验，也为护理研究和护理教育提供资料。

二、评价的步骤

1．明确护理评价的标准 护理评价的标准也就是计划阶段所确定的预期护理目标。护理目标对评价的作用有以下两个方面：①确定评价阶段所需收集资料的类型；②提供判断服务对象健康资料的标准。因此，护士需要根据预期目标，明确护理评价时所应收集资料的类型和内容。

2．收集评价所需的资料 为评价护理目标是否达到，护士应收集实施护理措施后服务对象各方面的资料并进行分析。收集资料的方法与评估时收集资料的方法相同，但评价是将资料与预期目标进行比较，确定护理目标的实现情况。

3．评价预期目标是否实现，并分析未完全实现的原因 将收集的资料与预期目标进行比较，并判断预期目标是否已经达到。目标达到的程度可分为三种：

（1）预期目标完全实现：护理问题已解决。

（2）预期目标部分实现：护理问题部分解决。

（3）预期目标未实现：护理问题未解决或进一步恶化。

如果出现目标部分实现或者未实现的情况，需要在评价的基础上，对目标未完全实现的原因进行探讨，可以从以下几方面进行分析：

（1）所收集的资料是否准确、全面？

（2）护理诊断是否正确？

（3）护理目标是否正确？

（4）护理措施是否适当？执行是否有效？

（5）服务对象是否配合？

（6）患者病情是否有所改变或是有新问题发生？

4．调整护理计划

护理计划不是一成不变的，需根据患者情况的变化而变化。根据评价的结果，需要对护理计划进行修订。对护理计划的调整一般有以下三种情况：

（1）停止：对于已经解决的护理问题，也就是目标完全实现的护理问题，应停止该诊断及其相应的护理措施。

（2）继续：对于尚未解决但目标已部分实现的护理问题，根据原因分析的结果，若说明原有计划仍是有效且也是最佳的护理方案，则应继续执行该护理计划。

（3）修订：对于尚未解决的护理问题，也就是预期目标没有实现或部分实现，若分析结果表明原因，原护理计划存在不恰当的地方，则应对护理诊断、护理目标和护理措施中不适当的地方进行修改后再实施。如果在评价过程中，发现服务对象出现了新的问题，则应增加新的护理诊断并制定对应的护理目标和护理措施。

由以上护理评价的过程可见，评价虽然是护理程序的最后一步，但并不是护理程序的结束；相反，通过评价发现新的问题，制定新的护理计划或对原计划进行修订后，再进入护理程序的下一个循环，从而循环往复，以达到促进个体、家庭和社区恢复健康、保持健康的目的。

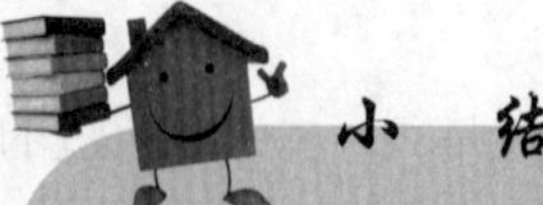

小 结

1. 护理程序包括五个基本步骤：评估、诊断、计划、实施和评价。

2. 护理评估包括收集资料、整理资料和分析资料三部分。

3. 护理诊断分为现存的、有危险的、健康的护理诊断三种类型。护理诊断有四个组成部分：名称、定义、诊断依据和相关因素。护理诊断的陈述方式包括 PSE、PE、P 三种。

4. 护理计划包括四方面的内容：排列护理诊断的顺序、确定护理目标、制订护理措施、护理计划成文。

5. 护理实施的具体过程包括实施前的准备、实施和实施后的记录三个部分

6. 护理评价包括明确护理评价标准、收集评价所需资料、评价目标是否实现、调整护理计划四个步骤。

思考题

第八章思考题参考答案

1．请举例说明护理诊断的不同类型。

2．请说明护理措施制定应注意的问题。

（万巧琴）

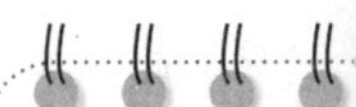

第九章　健康教育

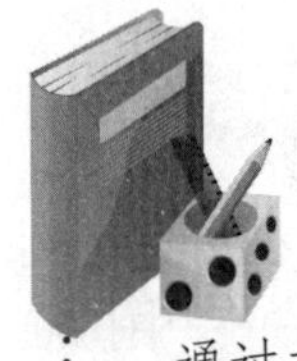

学习目标

通过本章内容的学习，学生应能够：

◎ 识记

1．准确复述健康教育的概念及意义。

2．正确叙述健康教育的原则、程序及方法。

3．正确描述健康教育发展史及健康教育相关学科。

◎ 理解

1．正确阐述健康教育的相关理论与模式。

2．正确说出相关理论及模式在护理工作中的作用。

◎ 运用

针对具体案例，对护理对象实施健康教育。

健康教育是人类早期的社会活动之一。随着疾病谱的变化、新的传染病出现以及人类行为和生活方式的改变，人们对健康教育的需求日益剧增。另外，随着社会经济和科学技术发展，大量的健康知识和技能需要通过信息和教育活动来传播，这使得系统的健康教育活动越来越受到关注。随之，健康教育的理论和实践也有了长足的进步。

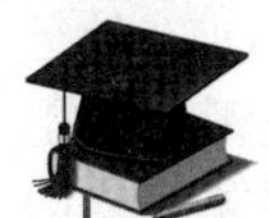

案例 9-1

案例 9-1 分析

一名 18 岁男孩，在某市疾控中心的一次社区健康教育干预活动中被检测出人类免疫缺陷病毒（HIV）抗体，经进一步检查确诊为 HIV 感染。通过询问，得知该男孩几年前因辍学后无所事事，便结交了社会上的一些“朋友”，并有了同性性行为。近半年常出现感冒症状发热，并无其他特殊症状。进一步询问该男孩相关艾滋病预防知识，男孩对其一无所知。

问题与思考：

1．如何通过健康教育预防青少年感染 HIV？

2．由于人们对艾滋病相关知识的缺乏而产生恐惧和排斥，此行为对艾滋病患者将产生怎样的负面影响?

3．应用“健康信念模式”作为理论指导，如何帮助青少年树立防治艾滋病的健康信念?

4．应用“格林模式”作为理论指导，如何为艾滋病患者制订健康教育计划?

第一节　概　述

一、健康教育的基本概念

（一）健康教育的定义

不同时期不同机构对健康教育（health education）定义不同。1954 年，世界卫生组织（world health organization，WHO）在《健康教育专家委员会报告》中指出，健康教育关系到人们知识、态度和行为的改变，报告强调了健康教育的目的及其在“知 - 信 - 行”过程中扮演的角色，但未明确给出健康教育的定义。1988 年，第十三届健康教育大会提出：“健康教育是研究传播保健知识和技能，影响个体和群体行为，消除危险因素，预防疾病，促进健康的一门学科”，此定义侧重突出健康教育作为一门独立学科的特征。目前普遍认为，健康教育是通过信息传播和行为干预，帮助个体和群体掌握卫生保健知识、树立健康观念、自愿采纳有利于健康行为和生活方式的教育活动与过程，其目的是消除或减轻影响健康的危险因素，预防疾病，促进健康和提高生活质量。定义还强调了健康教育活动应以调查研究为前提，其特定目的是改善人们的不良行为，教育对象为个体和群体，干预措施是以健康信息传播为主，首要任务是疾病预防控制。

二、健康教育的意义

健康教育是全民预防疾病、促进健康的卫生策略之一，具有重要的意义。

（一）健康教育是实现初级卫生保健任务的重要保障

健康教育居初级卫生保健八项任务之首，WHO 在《阿拉木图宣言》中指出“健康教育是所有卫生问题、预防方法及控制措施中最为重要的”。

（二）健康教育是人类与疾病斗争的客观需要

随着现代生活水平的不断提高和人口结构的改变，疾病谱和死亡谱也发生变化，新型传染病及慢性非传染性疾病已成为威胁健康的主要因素。然而，对慢性非传染性疾病目前尚缺乏生物学预防手段和治愈方法，主要由于这些疾病的病因较传染性疾病复杂，不是单一病原微生物引起的，而是与多方面因素有关。其中，不良行为和生活方式是诱发慢性疾病的主要危险因素，因此，通过促使人们采取和维持健康相关行为来防治疾病具有重要价值，而提高人们健康行为意识需要健康教育。

（三）健康教育是提高广大群众自我保健意识的重要途径

自我保健是指人们为维护和增进健康，预防、发现和治疗疾病，自觉采取的卫生行为以及做出的与健康有关的决定。健康教育能够发挥自身的健康潜能和个体主观能动性，提高人们对健康的责任感及自我保健意识。

（四）健康教育是一项经济实用性较高的重要保健措施

早在 20 世纪初，美国等国家的卫生费用已超过国内生产总值增长速度，美国疾病控制中心曾指出：只要人们改变不良行为和生活方式，将会大大降低有关疾病的发病率和死亡率，同时减少医疗费用。例如，美国一项研究表明，改变吸烟和酗酒的生活方式，采取合理饮食和有规律的身体锻炼，可使美国男性公民寿命延长 10 年。我国卫生费用所占国内生产总值比例相对较低，但其增长速度同样高于总值增长速度。健康教育可引导人们自愿放弃不良行为和生活方式，减少危险因素，追求健康的目标，从成本效益的角度分析，是一项经济、实用性较高的保健措施。

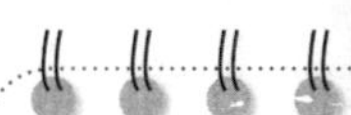

（五）健康教育是医学科学发展的必然趋势

随着医学科学的发展进步，医学科学通过与其他学科融合，吸取其他学科的营养，使其外延扩大、内涵丰富，对人体的认识不断深入，预防疾病方法相继完善。尤其预防医学是改善人群健康相关行为的需要，是促进医学与行为科学、传播学、管理科学等学科相结合而产生的一门新的边缘学科，而健康教育实质属于预防医学范畴，由此，健康教育成为一个专业领域。

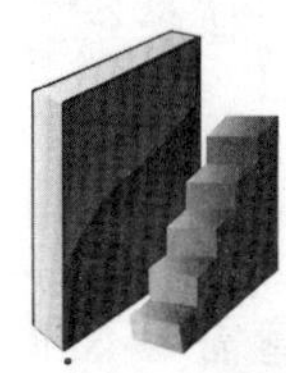

知识拓展

疾病风险因素概况

影响世界的十大疾病风险因素是：低体重，不安全性行为，吸烟，酗酒，不安全饮用水、卫生设施和卫生习惯，与固体燃料有关的室内空气污染，高血压，高胆固醇，肥胖和缺铁。

全世界170万人的死亡归因于不安全饮水、卫生设施和卫生习惯；全世界一半人口面临室内空气污染，主要与炊事和取暖所用固体燃料有关，估计全球36%的下呼吸道感染和22%的慢性阻塞性肺部疾病是室内空气污染引起；2000年全世界与吸烟相关的死亡人数为490万，比1990年多100万以上；在亚太地区工业化程度最高的国家，所有疾病患病风险因素中，至少有1/3归因于吸烟、酗酒、高血压、高胆固醇和肥胖；2001年非洲艾滋病感染病例中99%以上归因于不安全性行为。

来自：世界卫生组织《2002年世界卫生报告概要》摘要。

三、健康教育的发展简史

我国健康教育是在卫生宣教的基础上发展起来，目前健康教育的主要措施仍然称为卫生宣教。而世界健康教育事业的发展过程，大致分为医学阶段、行为阶段和社会环境三个阶段。

（一）医学阶段（20世纪70年代以前）

医学阶段侧重对疾病的治疗，一般的卫生知识宣传是其主要内容和手段。然而，随着生物科学发展和新的传染病病原体的不断发现，生物医学模式逐渐形成。在生物医学模式指导下，对重大传染病采用杀菌、灭虫、抗菌药物、预防接种以及相应的预防措施，有效控制了传染病的发病率，并降低了死亡率，实现了预防医学的革命。但此阶段由于人们对疾病的认识具有一定片面性和局限性，健康教育活动多从人的生物特征出发，对心理、社会和环境因素缺乏重视，忽视了公众自我维护健康的能力。

（二）行为阶段（20世纪70—80年代）

行为阶段是在新的医学模式指导下针对不良生活方式开展健康教育。随着生活水平的提高和疾病谱的改变，心脑血管疾病、恶性肿瘤、精神疾病、意外灾害等与心理状态、社会环境、生活及行为密切相关的疾病已经逐渐成为危害健康的主要因素，传染病已不再是威胁人们健康及生命的主要疾病。WHO在1992年估计，全球60%的死亡主要归因于不良行为和生活方式。例如，加拿大政府于1974年，在《加拿大人民健康的新前景》中首次将死亡与疾病归因于不健康的生活方式、环境、生物与卫生服务四大因素，并提出环境与生活方式的改善是降低疾病患病率与死亡率的主要途径。我国人群肺癌死亡率正随着吸烟行为的增加而增加。1977年，美国恩格尔提出了新的“生物-心理-社会”医学模式，此模式引入生活方式及行为因素的观点，拓展了健康教育的范围，为健康教育的发展奠定了基础。

（三）社会环境阶段（20 世纪 80 年代后）

社会环境阶段是从宏观的角度认识健康与疾病，使健康教育的概念得到进一步拓展。健康教育从改变个体生活方式逐渐扩大到重视生态环境和社会文化因素对健康的影响。在教育对象上，由患者逐渐扩大到各种健康或亚健康人群；在内容上，由单一的知识传播，向心理健康和行为干预方面转化；在认识上，由将健康教育视为一种宣传手段，逐步过渡到将其视为健康促进的重要方法；在功能上，从解除人体结构和功能病变，扩展到预防、保健、治疗、康复为一体的全程服务。

四、健康教育的相关学科

健康教育涉及健康相关行为及其影响因素，具有一定复杂性，因此，健康教育需要不断从其他学科领域引进新的知识和技术，而且随着健康教育活动的不断深入，其相关学科还有可能进一步增加。健康教育的发展基于医学和行为科学：医学包括基础医学、临床医学和预防医学，行为科学包括心理学、社会学、文化人类学及其他相关的基础科学。在其发展过程中，同时又吸取了教育学、健康传播学、社会营销以及卫生政策与管理等方面的理论和方法。健康教育与相关学科的关系见图 9-1。

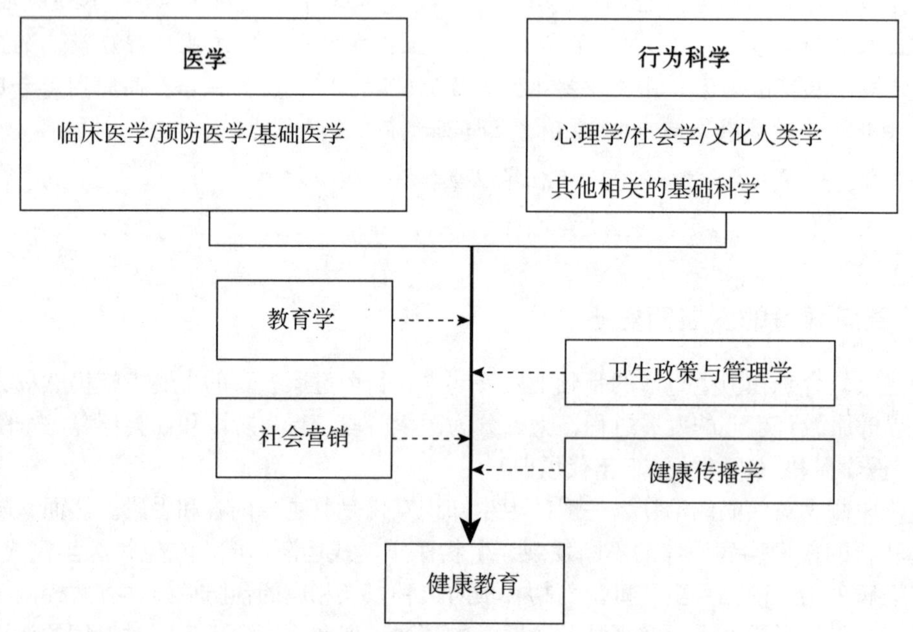

图 9-1　健康教育知识来源与相关学科关系图

第二节　健康教育的相关理论与模式

一、“知 - 信 - 行”模式

“知 - 信 - 行”模式（knowledge attitude belief practice，KABP 或 KAP）是有关行为改变较成熟的理论模式，是认知理论和动机理论在健康教育中的应用。

（一）KAP 模式的基本内容

KAP 模式将人们行为的改变分为获取知识、产生信念及形成行为三个连续过程（图 9-2），其中，“知”是知识和学习，“信”是正确的信念和积极的态度，“行”是行动。该理论认为，知识是基础，信念是动力，行为改变是目标。人们通过学习，获取达到新目标的知识和技能，再通过对知识的独立思考，逐步形成信念和态度，进而支配行动。其中信念的转变是关键。

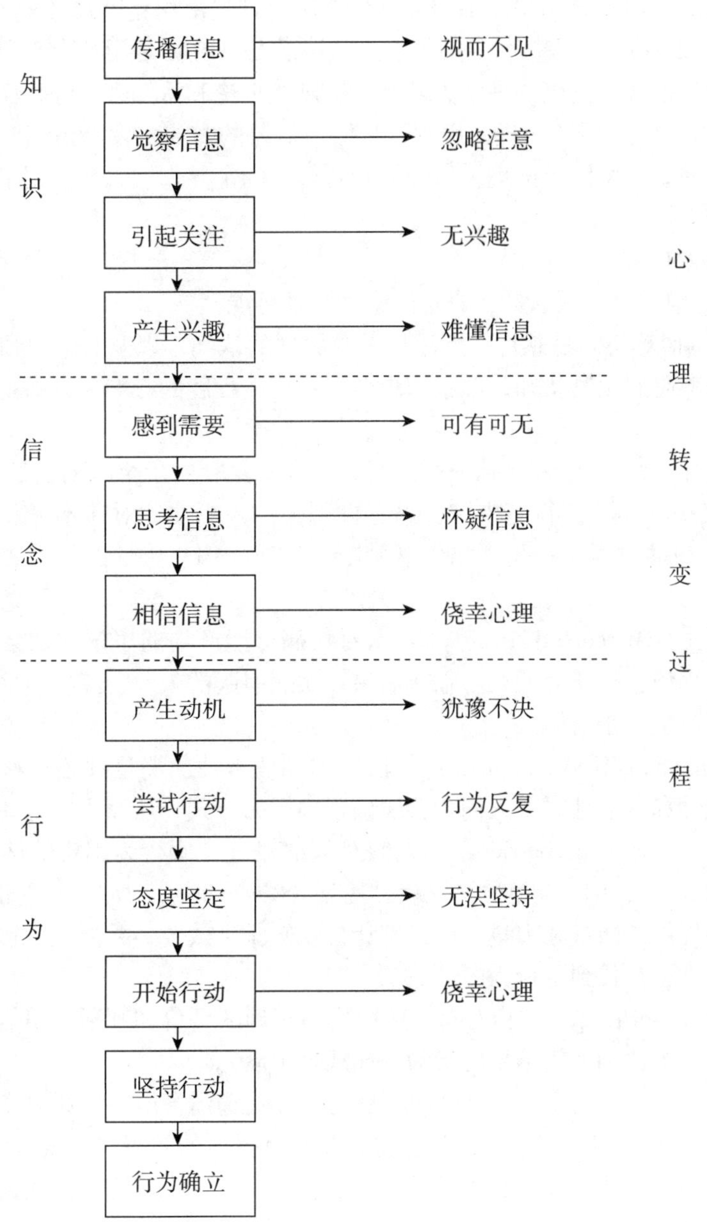

图 9-2 “知 - 信 - 行”模式

由图 9-2 可以看出，“知 - 信 - 行”三者间没有必然性，仅存在一定因果关系。即使信念确立后，如果态度没有转变，实施行为改变的目标不会得以实现。因此，在传播知识后，一定要帮助人们建立信念，转变态度，最终达到健康行为的确立。

（二）KAP 模式在实践中的应用

KAP 模式被广泛应用于健康教育和健康促进工作中。以案例中如何预防青少年感染人类免疫缺陷病毒为例，护士首先通过各种途径、形式和方法帮助其了解艾滋病的流行特征及对人体的危害，了解艾滋病的传播途径、预防措施等知识。使其通过思考逐步建立自我保护和保护他人的健康意识和责任感，确立预防疾病、战胜疾病的信念，最终摒弃与艾滋病相关的不良行为。

二、健康信念模式

健康信念模式（health belief model, HBM）是1958年首先由霍克巴姆（Hochbaum）提出，至1984年，贝克（Becker）等学者对该模式进行修改完善。HBM是用社会心理学方法解释健康相关行为的重要理论模式。它以心理学为基础，由刺激理论和认知理论综合而成，最早应用于预防医学领域中。HBM遵照认知理论原则，从服务对象的需要出发考虑问题，重点强调个体的主观心理过程（期望、思维、推理、信念等）对行为的主导作用，并应用了认知、意志的知识和价值期望理论。

（一）HBM的基本内容

HBM由三个部分组成：个人认知、修正因素和行动可能性。

1．个人认知 包括对疾病易感性、严重性及威胁性的认知，以及对采取预防措施后的效果及采取措施所遇到障碍的预测认知。健康信念会受到认知程度的影响，以下是认知程度的影响因素：

（1）知觉到易感性（perceived susceptibility）：其尺度取决于个人对健康和疾病的主观知觉。如某些疾病发病率高，流行范围广，易感性则大。人们往往对遥不可及、可能性不大的危害不予关注。如何通过事实评价做出主观判断，形成疾病易感性的信念是健康教育成败的关键。

（2）知觉到严重性（perceived severity）：指对疾病可能产生的医学和社会学后果的认知程度。如疾病引起的疼痛、伤残、死亡等临床后果；疾病引起的失业、工作烦恼、家庭生活负担等社会后果。由此产生紧张情绪。

（3）知觉到益处（perceived benefits）：仅仅认识到危害性、严重性还不够。只有意识到摒弃不良行为的有效性和有益性时，人们才会明确正确行为方式，从而采取行动。

（4）知觉到障碍（perceived barriers）：人们对采纳促进健康行为困难的认知是使其行为巩固持久的必要前提。正如美国心理学家罗森思托克（Rosenstock）所描述“知觉到易感性和严重性，确实为行动提供了能量和力量；但只有让公众知觉到效益，并能先了解所有困难再决心克服之，他才算（真正）找到了行为的道路”。

（5）自我效能（self-efficacy）：指对自己的能力有正确的评价和判断，相信自己一定能够通过努力，成功执行一个达到期望结果的行为（如戒烟限酒）。

个人认知过程：首先能够让人们对自己的不良行为方式感到害怕（知觉到威胁和严重性）；其次，使得人们相信如果他们改变不良行为会得到非常有价值的效果（知觉到效益），同时清醒地认识到行为改变过程中可能出现的困难（知觉到障碍）；最终，使人们感到有信心、有能力通过长期努力改变不良行为（自我效能）。

2．修正因素（modifying factors） 包括一般人口学特征（年龄、性别、种族等）、社会心理学因素（社会压力、文化程度、职业等）、疾病相关因素（疾病相关知识、疾病史等）及行为提示因素（媒体活动、他人忠告、医护人员提醒、亲友的疾病经验等）。通常教育程度及社会地位高、老年人、有患病经历的人较容易接受医护人员的建议，并采取预防性行为。

3．行动可能性（the probability of taking action） 指个体或群体对预防性健康行为利益的认知程度高于对预防性健康行为利益障碍的认知程度，其可能采取预防性健康行为；反之，将不易采取预防性健康行为。

（二）HBM的补充完善

HBM被广泛应用于改变健康危险行为时具有一定局限性，因此，相关学者对该模式进行了补充完善：

1．增加了两个与行为“益处”有关、且不利于行为改善的因素 即内部回报（intrinsic

rewards）和外部回报（extrinsic motivation theory）。内部回报是指实施有害健康行为时所带来的主观愉悦感受，如吸烟的愉悦感；外部回报是指实施有害健康行为时所带来的客观“益处”，如大量饮酒所致的社会交往融洽。

2．纳入“恐惧”变量 基于对艾滋病等严重传染性疾病防治工作的经验和教训，Rogers等学者将恐惧从威胁评估中分离出来作为一个独立变量。如案例中，由于人们对艾滋病这类疾病的恐惧，可能会造成对人类免疫缺限病毒感染者和艾滋病患者的排斥，影响到对他们的治疗和关照，甚至使他们产生厌世和报复心理，对社会造成严重危害后果。

整合原有模式因素和模式补充因素，得出HBM模式图（图9-3）：

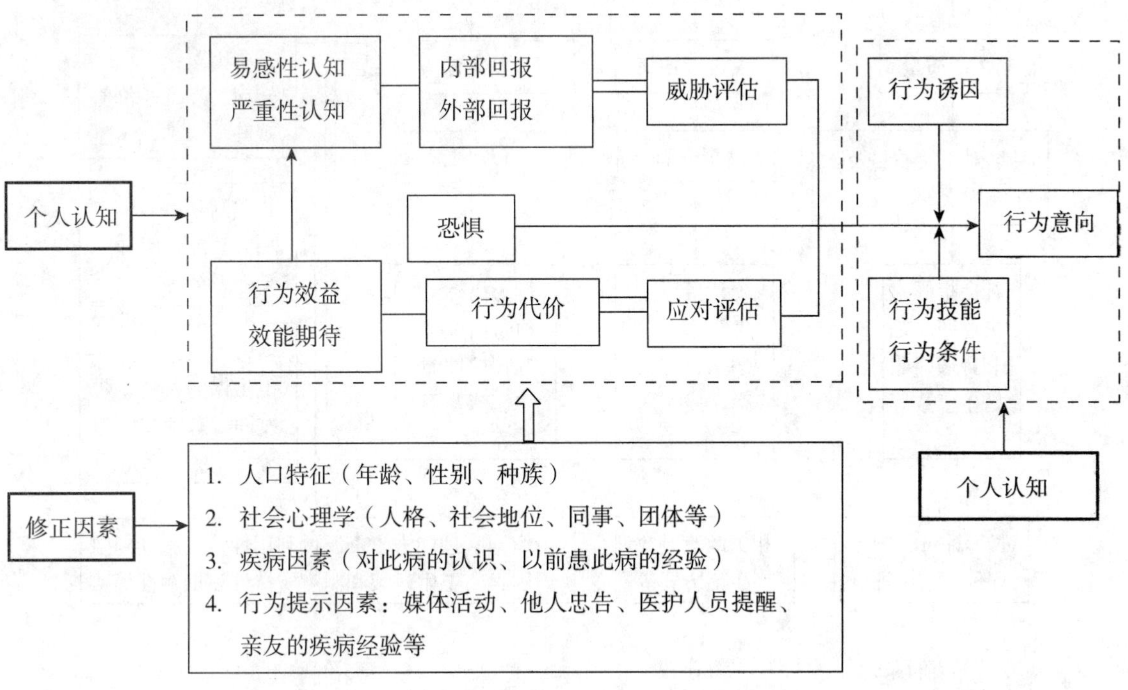

图9-3 “健康信念”模式

（三）HBM在实践中的应用

该模式可以指导教育者解释并预测健康相关行为，帮助其设计健康教育调查研究和问题分析，以及指导制定健康教育干预及实施方案。以案例中男孩为例，护士应帮助青少年群体树立防治艾滋病的健康信念，对其进行“青年艾滋病相关行为意向及其影响因素”的调查。可按照HBM编制调查问卷，问卷内容包括：艾滋病严重性和易感性认知、艾滋病风险行为的内部回报和外部回报、预防艾滋病的行为效益和效能期待、预防艾滋病的行为障碍、行为修正因素和行为诱因。使用该问卷对该群体实施调查，分析艾滋病风险行为意向与模式中各因素之间的关系，为艾滋病的健康教育提供重要的理论依据，最终避免案例中男孩感染人类免疫缺限病毒事件的发生。

三、格林模式

格林（PRECEDE）模式，即诊断/评估模式，该模式是由美国著名流行病学、健康教育学博士劳伦斯·格林（Lawrence Green）提出的，是一种综合运用各种行为改变理论的组织框架制订行为干预策略的方法。PRECEDE是predisposing reinforcing and enabling constructs in educational/environmental diagnosis and evaluation的英文缩写，指在执行教育/环境诊断和评估中应用倾向、促成及强化因素。该模式提示，在制订教育计划前，要进行诊断分析，即先从分析目标人群的生活质量入手，寻找目标人群的健康问题及引起这些问题的原因，然后针对性地制定健康教育对策，最后加以实施与评价。

（一）PRECEDE 基本内容

PRECEDE 模式以群体的生活质量为基础，通过对群体社会学特征、流行病学、行为环境、教育及组织、管理及政策五个方面的全面评估，以得出相应方面与健康及生活质量相关的诊断，根据诊断做出相应的实施和评价。PRECEDE 模式，即诊断 / 评估示意结构（图 9-4）。

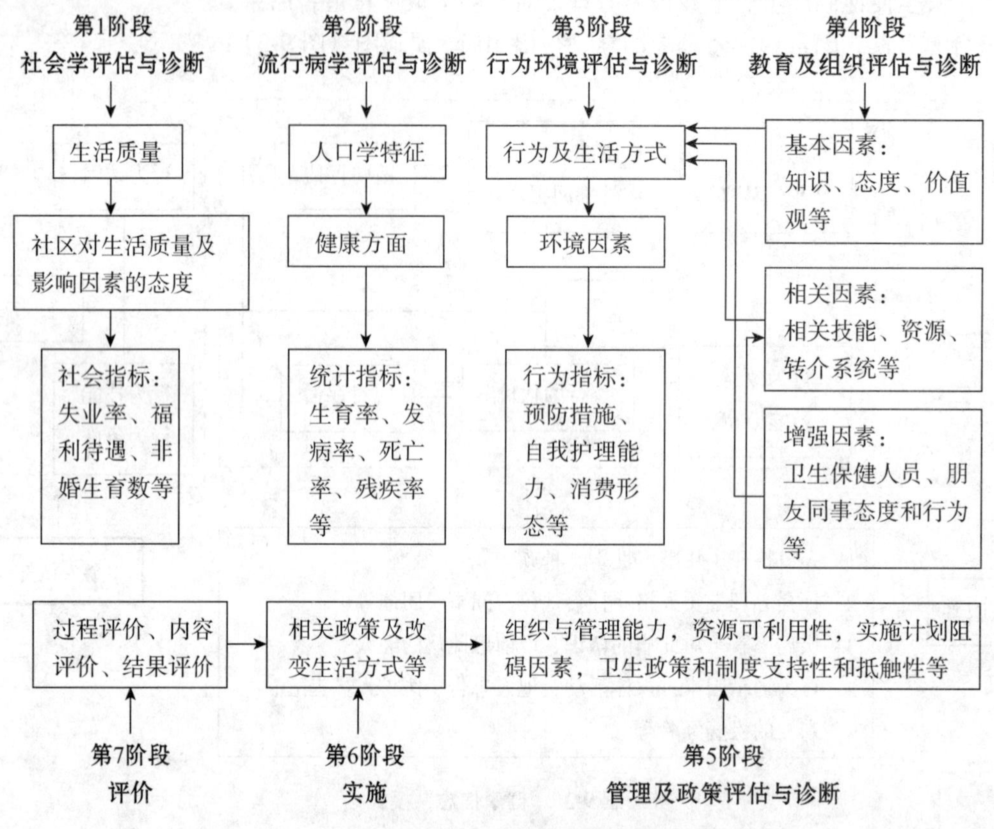

图 9-4　格林模式（诊断 / 评估）图

1．社会学评估与诊断　是以生存质量为基准，探求人群对生存质量的认知，并通过对人口学特征、经济水平、社会资源、社会福利等社会方面资料的评估与分析，确定影响生存质量的社会因素，做出相应诊断。

2．流行病学评估与诊断　是以健康教育对象为基准，通过对发病率、致残率、死亡率等流行病学方面资料的评估，确定教育对象存在的健康问题以及哪些是可以量化且对生存质量影响最大的健康问题，做出相应诊断。

3．行为环境评估与诊断　是指评估与健康问题相关的行为及环境因素，做出相应诊断。行为因素包括生活方式、应对方式、预防行为等。环境因素包括自然环境因素和社会环境因素，是指来自外部的、超出个人控制能力，但却能够影响个体特定行为，并对其健康产生影响的因素。

4．教育及组织评估与诊断　以环境因素为前提，进一步分析其影响因素，并根据各种因素的重要程度及资源情况阐明健康教育的重点，明确教育与组织诊断，做出相应诊断。影响健康行为和环境的因素包括三种，即倾向因素（predisposing）、促成因素（enabling）及强化因素（reinforcing）。倾向因素指产生某种行为的原因和动机，包括知识、态度、信仰、价值观及对健康行为或生活习惯的看法等。促成因素是指能够促使某种愿望或行为动机得以实现的因

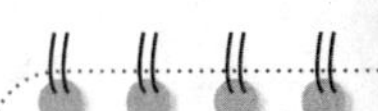

素，包括技能、资源及转介系统。强化因素是指能够激励或减弱某种行为维持或发展的因素，如卫生保健人员、父母、朋友、同事等的反对或鼓励都会影响行为的持续稳定。

5. **管理及政策评估与诊断** 行政管理与政策评估的主要目的是明确管理和政策对某项健康教育或保健计划支持或阻碍作用，评估后做出相应诊断，其评估的内容包括：制订和执行计划的组织与管理能力，支持健康教育的资源及人力、时间等条件，有无专门的健康教育机构，对健康教育的重视程度以及政策和制度方面的支持性和抵触性等。

6. **实施** 执行已经制订的健康教育计划。

7. **评价** 评价包括过程评价、内容评价和效果评价三个方面。过程评价是在健康教育过程中，不断进行的评价；内容评价是对健康教育所产生的影响及短期效应进行评价；效果评价是健康教育计划执行结束后，评价预期目标是否达到的评价。

（二）PRECEDE 模式在实践中的应用

制订健康教育规划或计划是实施健康教育活动的首要任务。PRECEDE 模式在临床实践中常用来指导健康教育计划或规划的制订、实施与评价。以案例中男孩为例，由于该男孩已经感染了人类免疫缺限病毒，因此，根据 PRECEDE 模式，可从结果（感染了人类免疫缺限病毒）为出发点，为该男孩制订艾滋病防治规划或计划。尤其注意，在制订规划或计划前，首先明确制订该计划的原因，并对影响因素做出诊断，从而帮助护士确立干预手段和目标。

第三节 健康教育的原则、程序及方法

一、健康教育的基本原则

（一）科学性

健康教育的科学性是达到健康教育目的的基本保障。教育的内容必须具有循证依据，且应用新的科学研究结果替代陈旧过时的内容，数据要求准确无误，举例真实可靠。否则，缺乏科学性的健康教育内容和方法而达不到预期教育效果。

（二）可行性

健康教育必须考虑当地经济、文化及风俗习惯，否则难以达到预期目的。仅仅依靠简单的健康宣教去改变人的行为和生活方式是很难实现的。较多不良行为和生活方式受到社会习俗、文化背景、经济条件、卫生服务等影响。因此，健康教育必须考虑到以上因素，才能够促进健康教育目的的实现。

（三）灵活性和启发性

健康教育不能靠单一手段，而是通过多种灵活且具启发性的教育手段，让人们理解不良行为的危害性，通过鼓励与肯定其不良行为的改变效果，使其自觉形成健康的意识和习惯。为了提高健康教育效果，可采取多种启发教育方式，如采用案例报道、病友会、小组交流等形式，其示范和启发作用往往比单纯的说教效果更好。

（四）程序性

健康教育活动通常遵循一定程序。如可以按照人们认知、思维和记忆的规律，由简单到繁琐、由浅入深、由具体到抽象来安排教育活动等；也可以按照事情发展规律，如临床护理工作按照护理评估、护理诊断、护理计划、护理实施和护理评价的程序开展健康教育工作。但每次健康教育活动应该建立在上一次学习的基础之上，且每次的教育内容安排适当，不宜过多或过少，要循序渐进达到预期教育效果。

（五）针对性

由于健康教育对象存在年龄、性别、健康状况、个性、嗜好、学习能力等的差异性，使其对卫生保健知识的需求不尽相同。因此，全面评估教育对象的学习需要和学习能力，是制订健康教育计划的必要前提。在实施健康教育过程中，要根据教育目标选择不同的教育策略，且根据不同人群特点（年龄、性别、爱好、文化背景等），采取不同教育方法和开展相适宜的教学活动。如中年人，多数工作压力大、时间有限，身体健康还没有出现严重威胁，接受教育的依从性较差，因此，教育者在健康教育时应注意监督随访和强化。此外，及时收集健康教育的反馈信息，根据反馈及时调整教学目标和方法。

（六）通俗性

开展健康教育讲座时，采用学习者易于接受的形式和通俗易懂的语言是保证教学效果的重要因素，避免过多地使用医学术语，尽量使用通俗语言。如对于儿童，在讲解健康知识时，可使用形象生动的比喻和儿童化语言；对于文化层次较低的群体，用一些当地俗语，可以帮助其更好地理解。

（七）直观性

形象直观的教学是提高教学效果的有效手段，但对于较为抽象的健康知识，需要运用现代化技术手段，如影像、动画、照片等表现教学内容，从而提高人群的学习兴趣和对知识的理解。

（八）合作性

健康教育活动不是单一个体可以完成的，它不仅需要教学对象、教学者以及其他健康服务者的共同参与；也需要动员社会和家庭等支持系统的参与，如父母、子女、同事、朋友等的支持参与；也可促使学习者采取健康的行为，如在卫生保健服务中，要求个人、家庭、卫生专业人员、社区组织、卫生服务机构和政府共同参与才能成功实现健康教育的目标。总之，合作与支持系统运用得越好，健康教育的目标越容易实现。

二、健康教育的程序

健康教育程序包括健康教育评估、健康教育计划、健康教育干预和健康教育评价四个步骤。

（一）健康教育评估

健康教育评估（health education assessment）是对疾病或健康问题的历史和现状、对象人群的相关行为特点和认知状况、当地的经济地理文化情况和传播媒介条件等进行调查研究的过程。通过健康教育评估，可以明确健康相关行为的危险因素及健康教育可利用资源，为制订健康教育计划提供依据。

1．健康需求的评估 通过个人或集体访谈、座谈、问卷调查等社会学调查方法以及现况调查、筛检、生态学研究等流行病学研究方法，评估目标人群的生存质量及健康状况。生存质量的评估指标包括主观指标和客观指标。主观指标指人群对生活满意度的主观感受；客观指标包括交通、教育、经济、卫生政策与卫生服务、失业率及犯罪率等；健康状况评估指标包括人群的出生率、死亡率、发病率、患病率等。通过目标人群的健康需求评估，可以明确威胁人们健康及生活质量的主要疾病或健康问题，为健康教育的实施奠定基础。

2．影响健康因素的评估 影响健康的因素分为内在因素和外在因素。内在因素包括人口学特征（性别、年龄、文化程度、婚姻状况、职业及经济状况等）、行为生活方式（饮食、活动、睡眠、吸烟、酗酒等）及心理因素（知识、信念、动机、价值观、个性、知觉等）；外在因素主要指外在环境，包括物理环境和社会环境两个方面。物理环境评估指标包括交通设施、住房状况、社区卫生等。社会环境评估指标包括组织机构、法规制度、医疗卫生、社会交际等。对以上影响因素评估和分析有助于明确健康教育内容和范围。

3．健康教育资源的评估 健康教育是教育者和被教育者之间互动的双向过程，在明确了

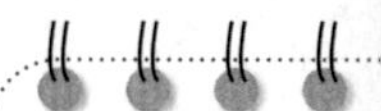

被教育者的具体情况后，还应该对教育者及其周围相关的环境做出评估和判断。教育者方面评估的内容包括相关的知识、技能、身体状况和心理素质；教学环境的评估指标包括场地、设备、资料等。

（二）健康教育计划

健康教育计划（health education plan）是指在健康教育评估并确定健康问题后制订的书面计划。包括确立优先项目、确定计划目标、选择干预策略、设计干预方法、分配可利用资源五个步骤。

1．确立优先项目 是指在众多可供选择的问题中选择对生存质量影响最大、最亟待解决、又容易解决的健康问题。确立优先项目一般遵循重要性原则和有效性原则。重要性原则：应该选择对人群健康威胁严重、对社会稳定及经济发展影响较大的健康问题，如某疾病发病率或（和）致残率及死亡率高的问题、危险因素分布广的问题等。有效性原则：通过健康教育能够取得较好效果的健康问题，如有明确的致病因素问题、有明确的客观指标且可以量化评价其变化的问题、干预措施简便易行且成本效益较好的问题等。

2．确定计划目标 计划目标包括总体目标和具体目标。总体目标也叫计划目标，具有宏观性、远期性的特点，是指在执行某项计划后预期达到的最终结果，一般用文字表达；具体目标是总体目标的具体表现，可用指标描述，具有可完成性、可测量性、时间有限性的特点。如要实现“通过调节高脂肪饮食结构以减少心脑血管疾病的患病率”这个计划目的，就应该将其分解为不同方面、不同阶段、不同层次的具体目标，并在每个具体目标中回答“谁（who），什么时候（when），在什么地点（where），如何做（how），做什么（what）及结果（outcome）”的问题。

3．选择干预策略 干预策略要根据项目目标、目标人群的特征、环境条件和可用资源等情况做出最佳选择。一般的干预策略可分为社会策略、教育策略、资源策略、环境策略。

（1）社会策略：即法规、政策、制度、规定及其执行方法等。如在吸烟干预计划中实施的公共场所禁止吸烟、禁止商店向未成年人销售烟草的政策和法律、学校及医院鼓励禁烟和吸烟相关惩罚规定等均属于社会策略范畴。

（2）教育策略：分为信息交流类（授课、公益广告、一对一咨询等）、技能培训类（观摩学习、相关讲座、建立示范家庭等）和组织方法类（社会运动、社区开发、健康促进活动等）。

（3）资源策略：即动员、筹集、分配、利用社区中各种有形和无形资源的途径和方法。如在癌症预防和控制的社区健康促进计划中“动员社区成功抗癌者做现身说法”是属于资源策略范畴。

（4）环境策略：是指改善有关物理环境和社会文化环境的各种策略手段。如在有关控烟的社区健康促进计划中，为吸烟者“在一定场所设立吸烟区”就是环境策略。

4．设计干预方法 即确定干预活动的内容、方法及具体程序。可根据干预策略设计各阶段的干预活动日程表，从日程表可以看出教育项目的具体干预步骤和干预内容。

5．分配可利用资源 包括网络、人员的组织及资金的预算方面。网络和相关人员的组织是教育成功与否的关键。教育工作的复杂性要求建立包括政府部门、教育部门、社区基层单位、大众传播部门、医疗部门等在内的组织网络，工作人员多以专业人员为主体，并吸收网络组织中的人员参加。资金的预算应在已有资源基础上合理分配和节约利用。

（三）健康教育干预

健康教育干预（health education intervention）是指在制订了健康教育计划后，充分考虑实施健康教育干预的资源和能力基础上开展的一系列有计划、有组织的活动。具体包括协调干预人群、执行机构、领导机构之间的关系，管理健康教育传播材料，培训各级骨干人员等。在健康教育干预过程中，应及时评价教育效果，定期进行阶段性的反馈，重视与各部门及组织之间的密切配合与沟通，必要时对计划进行调整和修订，以保证计划顺利进行。

（四）健康教育评价

健康教育评价（health education evaluation）可以帮助教育者了解健康教育效果，并通过全面监督和控制，最大限度地保障计划的先进性和实施有效性。评价应贯穿教育活动的全过程，包括形成评价、过程评价、效应评价和结局评价。形成评价是评价项目计划、完善项目计划的过程；过程评价是在健康教育计划实施中，对项目实施过程中的人员、组织、政策及环境等的评价，贯穿于计划执行的全过程；效应评价是对教育项目实施后，对目标人群健康相关行为及其影响因素（倾向因素、促成因素、强化因素）的变化进行评价；结局评价是对教育项目实施后，对目标人群健康状况及生存质量的变化进行评价，常被称为远期效果评价。另外，在评价的同时还应该考虑成本 - 效益，以便实现效益最大化。

三、健康教育的方法

健康教育的方法较多，从宏观角度可分为语言教育、形象化教育、电化教育和综合教育四大类。语言教育包括授课、咨询、讨论等口头语言以及报刊、书籍、小册子等文字语言等；形象化教育包括示范表演、模型展示、实物演示等；电化教育包括电视、幻灯、多媒体；综合教育包括角色扮演、病例讨论、游戏等。健康教育者应根据教育对象的特征、教育的内容及现有教学条件选择相应的健康教育方法。下面介绍几种常用的教育方法。

（一）专题讲座法

专题讲座是最常用的健康教育方式，多以口头语言形式向学习者传授知识。通常情况下，讲授者由卫生专业技术人员承担，学习人数较多时宜采用此方法。

1．优点 易于组织，能够突出教学活动的目的性和计划性；适用面广，可根据学习者人数的多少组织不同规格的讲座；效率较高，能在短时间内传递大量、系统的知识。

2．缺点 学习者较多时，讲授者难以根据个体需要进行针对性指导，阻碍有效沟通；学习者主要是被动接受知识，没有相互交流的机会和场所，不利于学习者主动学习。

3．注意事项 讲座前要充分备课。备课内容除了准备讲授的知识外，还应包括了解学习者的人数、教育程度、职业等基本资料，以便对学习者采取有针对性的讲座；做好环境的准备应尽量提供安静、通风、光线充足、温度适宜和教学音响设备良好的学习环境；讲授的内容应科学、严谨，如相关概念、原理、观点等内容必须正确；讲授的语言不但要求条理清楚、重点分明、通俗易懂，而且应随时通过身体语言、幽默语言等方式注意调动学习者的学习热情；讲授的方法灵活、多样，最好配有文字资料、幻灯、图片等；讲授时间不宜过长，一般以 30 ～ 60 分钟为宜；在讲座结束后鼓励学习者提问，以便及时反馈沟通，提高授课效果。

（二）讨论法

讨论法是针对具有共同需要、共同健康问题的学习群体，以教育对象为主体，在教学者的引导下，通过小组或团体成员间的信息沟通及经验交流，来完成教学目标的教育方法。讨论法适用于 5 ～ 15 人教学范围。

1．优点 学习的过程为主动学习，学习者可以通过讨论形式分享知识与经验，有利于提高学习的兴趣，加强对知识的理解；有利于坚定信念和行为的改变。

2．缺点 讨论法需要组织、引导、随时反馈等过程，较浪费时间；在讨论过程中，如果引导、控制不良，易于出现讨论脱离主题；另外，参与者接受知识的能力不同，也会导致讨论效果的不一致性。

3．注意事项 参加小组讨论的人数范围以 7 ～ 8 人为佳，最多不超过 15 人，且尽量选择年龄、教育程度、文化背景等相似的人组成讨论小组；讨论场所布置及环境应便于交流；讨论前需向学习者说明讨论的主题和基本内容，并制定讨论规则，以免脱离主题和浪费时间；每个

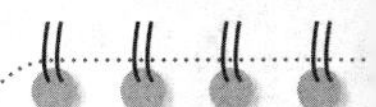

讨论小组推荐一位小组长和记录人。小组长在讨论过程中注意控制时间、引导发言、防止偏离主题。记录人负责记录每个人的主要观点和讨论时遇到的问题。

（三）角色扮演法

角色扮演法是一种通过行为模仿或行为代替来影响个体心理过程的方法。通过模拟一定的主题片段，使教学内容剧情化，由学习者扮演不同角色，使之在模拟现实体验中学习和理解知识并受到教育。此法有两种方式，一种是预先准备好的角色扮演，参加扮演者通过观察、操作、模仿、分析等环节形式学习有关的健康知识及经验。另一种是自发式的角色扮演，预先不做准备，由即时模仿达到学习的目的。此法主要适用于儿童和年轻人。

1. 优点 活跃的学习氛围有利于激发学习者的兴趣和积极性；学习者通过扮演角色能够身临其境思考问题，利于态度和行为的转变。

2. 缺点 由于参与者的性格、文化背景、兴趣爱好等的差异，使得角色扮演的组织具有困难。例如，性格内向、不善言谈的参与者不愿参加角色扮演活动，而影响对其教育效果；由于角色扮演者对主题的理解偏差，会影响预期效果的表达；组织安排需要较多环节，浪费时间。

3. 注意事项 角色扮演主题应选择与生活联系紧密、学习者感兴趣的主题；最好能够按照学习者的学习特点分配角色；表演前，主持者应首先向学习参与者讲解此次教学活动的目的和意义，并对剧情及有关的扮演者做简单介绍；表演后应组织扮演者和听众共同讨论，主持者引导学习者讨论剧情与教学目的有关的重点内容，如扮演者谈自己的感受，其他人员发表各自看法，促使对相关知识的理解和掌握。

（四）示范法

示范法是指教学者通过对具体项目的操作示范，使学习者直接感知所要学习的动作要领、顺序及结构的一种教学方法。即通过观察他人行为，而学得或改变行为的过程。其特点是视觉重于听觉，实施者通过一连串的动作使教学对象理解教学现象或原理。此法适用范围是某项技术或技巧的教学。

1. 优点 利于理论联系实践，使学习者在实践中获得某项技术能力；可根据学习者的特点针对性示范，必要时可重复示范。

2. 缺点 由于示范经常需要环境、设备和教具等相应配合，教学环境和场所要求较高；教学资源浪费，由于示范者必须使所有的学习者可以观察到操作者每个动作，在示范位置适合情况下，每次示范教学人数不宜过多，一般由 10 ~ 15 人组成。

3. 注意事项 示范应将动作分解，动作不宜太快，让学习者能清楚地看到每一个动作环节，在示范的同时，应配合口头说明；示范前，可事先利用视听教具，如录像带、光盘演示操作的步骤及原理，然后再示范；示范结束后应安排一定的时间让学习者练习，示范者巡视并给予指导；在结束时，鼓励学习者进行模拟示范，便于学习者相互间了解和评价掌握程度。

（五）视听教学法

视听教学法是通过录像、投影、幻灯等各种电教手段实施的教学方法，强调以耳、眼等感官作为整体去感知某种情景，再通过对情景的分析以获取某种知识。这种方法的适用范围较大，而且可与其他教学方法配合使用，增强教学效果，尤其对改变学习者的态度效果较为显著。

1. 优点 视听教学法具有直观、生动、整体感知和视听等特点，易于激发学习者的兴趣，使学习者在轻松愉悦氛围中获得健康知识；另外，此法简便、灵活且易行，不仅可以在社区，也可在家庭，不仅可以实施个体教学，也可针对群体教学，还可根据学习者的意愿重复教学。

2. 缺点 成本相对较高，需要一定的设备和经费保障。

3．注意事项 要保障光碟、录像带、音响和播放器的质量；播放环境安静、舒适、大小适宜；播放时间一次以 20 ～ 30 分钟为宜。

四、健康教育在护理实践中的应用

为了确保健康教育在护理实践工作中的教育效果，护理人员在实施健康教育项目和计划时，不仅要遵循一定的规律和原则，而且必须按照科学的程序和方法开展工作。例如，在健康教育内容选取中，教育者需要在健康教育评估基础上，了解教育对象面临的主要问题和健康需求，依据健康教育理论为指导框架，科学设计、合理安排教育内容；在健康教育方法的选择方面，护理工作者要根据实际情况，根据场所、对象、目的、内容科学地选择和运用适宜的教育方法，确保达到最佳教育效果。另外，由于健康教育工作的复杂性，护理人员在实施健康教育时要贯彻教育学原则，需要考虑到管理、健康传播、心理等因素的影响。

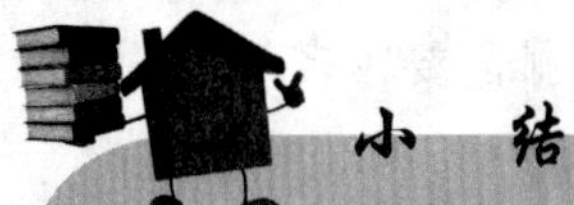

小结

1. 健康教育是通过信息传播和行为干预，帮助个人和群体掌握卫生保健知识、树立健康观念、自愿采纳有利于健康行为和生活方式的教育活动与过程。其目的是消除或减轻影响健康的危险因素，预防疾病，促进健康和提高生活质量。

2. 健康教育的相关理论与模式：“知 - 信 - 行”模式是有关行为改变的较成熟的理论模式，是认知理论和动机理论在健康教育中的应用，该模式将人们行为的改变分为获取知识、产生信念及形成行为三个连续过程；健康信念模式是用社会心理学方法解释健康相关行为的重要理论模式。它以心理学为基础，由刺激理论和认知理论综合而成，最早应用于预防医学领域中；格林模式以人群的生活质量为基础，通过对人群社会特征、流行病学、行为及环境、教育及组织、行政管理及政策五个方面的全面评估，以得出相应方面与健康及生活质量相关的诊断，诊断后根据计划做出相应实施和评价。

3. 健康教育遵循科学性、可行性、程序性、针对性、灵活性、启发性、直观性、合作性原则；健康教育程序包括健康教育评估、健康教育计划、健康教育干预和健康教育评价四个步骤；健康教育的方法较多，从宏观角度可分为语言教育、形象化教育、电化教育和综合教育四大类。

思考题

第九章思考题参考答案

1．请问健康教育方法中，讨论法的优缺点有哪些？在实施该方法是应该注意哪些问题？
2．作为一名健康教育者，如何对吸烟者实施健康教育干预使其戒烟？

（张琳琳）

第十章　评判性思维与临床护理决策

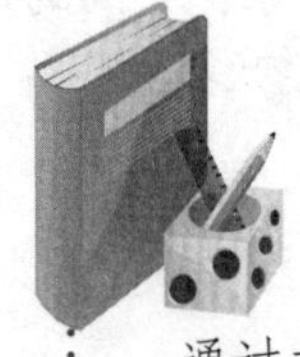

学习目标

通过本章内容的学习，学生应能够：

◎ 识记

1. 正确说出评判性思维和临床护理决策的概念。
2. 正确描述评判性思维的构成要素、层次、标准及测量。
3. 正确描述临床护理决策的类型、步骤。

◎ 理解

准确解释临床护理决策的影响因素。

◎ 运用

1. 在工作实践中能够不断发展临床护理决策能力。
2. 以某项护理实践为例，运用评判性思维和临床护理决策的有关知识，解决临床实践中的问题。

随着护理工作范围的不断深入和扩展，护理人员经常面对不同的服务对象和各种复杂、多变的临床情景，护士要及时做出正确的分析、判断和处理，有效解决护理实践中的问题，就需要科学的思维和决策方法。通过评判性思维进行临床护理决策，能够帮助护士做出合理的判断，从而满足服务对象不同的需要，提高护理服务质量，不断促进护理专业的科学化发展。

案例 10-1

案例 10-1 分析

护生小张刚刚进入急诊科开始进行毕业实习。工作中她渐渐发现，在进行护理操作时，自己总是严格执行教材上的要求，但有时却会遇到困难。例如，有一天她和老师一起为一位外伤失血性休克的患者进行输液时，按照教材选择血管的原则“选择远端、粗直、弹性好、避开关节的血管”进行，却没能在患者手背上找到合适的静脉。而当老师发现后立即选择患者靠近肘部的静脉进行了成功的穿刺，并且固定患者肘部保持伸直位。事后小张疑惑：老师没有遵循要求，但及时为患者进行了输液，临床工作中到底应该以什么为原则？我严格遵守操作要求，错了吗？老师解释说：“我刚实习时也和你一样，工作时间长了，自然就明白了。书上的原则没有错，只是那不适用于休克患者，对于这样的患者应该争取时间，保证输液尽快进行，而不是保护血管。”

问题与思考：

护生小张处于评判性思维的哪个阶段？小张的思维有何特点？应如何改进？

第一节　评判性思维

评判性思维（critical thinking），也译成“批判性思维”，这是护士在临床工作中经常用到的一种科学思维形式，护士要综合运用所掌握的各种知识、技能，对不同的服务对象、不同的健康问题进行评估、分析、综合、推理等，良好的评判性思维能力对于护士应对复杂多变的临床护理工作是十分必要的。

一、评判性思维的概念

在2400年前，苏格拉底就曾经对评判性思维进行过解释和探究，并逐渐发展为思维训练的一种方法。德国法兰克福学派的学者于20世纪30年代重新提出评判性思维的概念，引起广泛关注。1989年美国护理联盟协会（National League for Nursing，NLN）在护理本科的认证指南中将评判性思维能力作为衡量护理教育质量的重要标准。我国护理界在上个世纪末开始引入评判性思维，评判性思维被认为是护士应具备的核心能力之一。2010年教育部高等学校护理学专业教学指导委员会护理学本科专业规范（初稿）要求：本科护理学专业毕业生“具有初步运用评判性思维和临床决策的能力”。

评判性思维的概念源于哲学，目前尚不统一。早期的定义之一是Waston和Glaser于1964年提出的，认为评判性思维是发展态度、知识和技能的综合体现。

1991—1992年，美国哲学协会（American Philosophy Association，APA）运用德尔菲（Delphi）法将评判性思维定义为一种思维判断过程，即一种有目的的、自我调控的判断过程，这种判断是建立在对特定情景运用一定的标准，采用循证而科学的方法进行分析、评价、推理、解释和说明的基础之上。

1994年，Kataoko-Yahiro提出护理学科的评判性思维是关于护理问题不同解决方法的思考及反思过程，侧重于决定相关信息的可信度及采取何种措施方面。

1999年，Babara L. Adams将护理专业前期评判性思维的定义进行了归纳：评判性思维是收集资料，创造性地提出护理诊断和干预措施，从而使护理计划个体化和精确化的逻辑思维过程。

综上所述，从护理学的角度看，评判性思维是护士在面临临床复杂的护理问题时，所进行的有目的、有意义的自我调控性判断、反思、推理、决策的过程。

二、评判性思维的构成要素

评判性思维的构成要素主要包括智力因素、认知技能因素和情感态度因素三部分。

（一）智力因素

智力因素是指在评判性思维过程中所涉及的专业知识和经验，是评判性思维的基础。护理学的专业知识包括人文社会知识、基础医学知识及护理学知识等。现代护理学专业要求护士不但要具有基础医学、护理学等扎实的医学知识，还需要具备广博的人文社会知识，如人际沟通、法律与伦理、心理学、社会学等方面的知识，这样才能全面分析服务对象所面临的各种影响健康的因素，正确地判断其健康需要，进而进行合理的临床推理及决策。护士在护理实践中处理患者的健康问题时，专业知识越广泛，就越能更整体地去看待患者的健康需要。如对需要进行永久性结肠造口的直肠癌患者进行术前准备的指导，护士不但应具备直肠癌患者术前准备的护理专业知识，还要具有人际沟通、伦理学、心理学等知识，遵循伦理原则，使用恰当的沟通技巧，结合患者的心理特点对患者进行术前准备的指导。

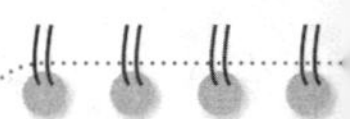

（二）认知技能因素

认知技能因素是一种思维过程，能够帮助个体在评判性思维过程中综合运用已有的知识和经验做出符合情境的判断，是评判性思维的核心。美国哲学学会提出评判性思维由六方面的核心认知技能组成，包括解释、分析、评估、推论、说明、自我调控。

解释（interpretation）是对推理的结论进行陈述以证明其正确性。在解释的过程中，护士可以使用相关的科学论据来表述所做的推论。如某患者手术后第二天体温 38.2℃，患者无手术切口等感染存在，护士可以用手术后的吸收热来解释该患者的体温升高，属于手术后的正常情况。

分析（analysis）是进行鉴别陈述，提出各种不同问题、概念或其他表达形式之间的推论性关系。如患者术后测体温 37.9℃，应分析体温升高的原因，是因为感染还是其他原因导致的。

评估（evaluation）是对相关信息的可信程度进行评定，对推论性关系之间的逻辑强度加以评判。如对患者术后的体温升高与切口出现红肿的相关性进行评判。

推论（inference）是根据相关信息推测可能发生的情况，以得出合理的结论。如根据患者存在长期卧床、进食困难、尿便失禁等情况，可以推论该患者有发生压疮的危险。

说明（explanation）指解释和表达数据、事件、规则、程序、判断、信仰或标准的意义及重要性。如向患者解释手术后进食蛋白质丰富的饮食对促进切口愈合的意义。

自我调控（self-regulation）是有意识地监控自我的认知行为，进行及时的自我调整。如刚参加工作的护士通过主动向高年资护士请教工作经验来不断改进工作。

（三）情感态度因素

情感态度因素是评判性思维的动力，是指自觉运用评判性思维的态度、性格特征、思维习惯等。美国哲学协会 1990 年提出情感态度因素包括：寻找真相、开放思想、分析能力、系统化能力、自信心、求知欲和认知成熟度。Scheffer 等的研究结果显示情感态度因素包括：自信心、问题情境性、创造性、适应性、求知欲、学术的正直性、直觉、思想的开放性、坚韧不拔性和反思性。

评判性思维要求护士应具有以下主要的情感态度特征：

1．独立思考　评判性思维要求个体能够独立思考，护士应在发现、分析、解决服务对象健康问题的各个环节注意独立思考，全面考虑服务对象的情况，在查阅资料、与同事讨论并分享观点的基础上做出合理的判断。

2．执着　由于护理问题的复杂性、多样性，护士常常需要反复的思考，尝试不同的护理方法，有时面临很多疑问和困难，需要护士持之以恒，努力坚持，直到成功解决问题为止。

3．自信谦虚　自信是指相信个人能够完成护理工作任务，如能够正确认识自己运用知识和经验的能力，相信个人能够分析判断、正确解决服务对象的问题。同时还要以谦虚的态度认识到自身知识和技能、经验等方面的不足，需要不断改进，学习新理论、新知识、新技能。

4．诚实公正　指运用同样的标准质疑、验证他人及自己的知识、观点，客观对待不同观点，避免通过个人或群体的偏见，避免主观作出判断。

5．负责　在护理实践中，护士有责任为服务对象提供符合护理专业实践标准的护理服务，并承担由此产生的责任。当采取的护理措施无效时，也应该以负责的态度承认某项措施的无效性。

6．好奇心　强烈的好奇心可以激发护士对服务对象的各种情况进一步评估，对各种问题进行探究，以获得更多深入、广泛的信息，便于进行临床决策。

7．有创造性　特定服务对象的健康问题常需要独特的解决方法，因此，要求护士在评判性思维的过程中，应该具有创造性，根据服务对象的具体情况，有效调动其自身生活环境中的各种因素，采取不同的方法，促进服务对象健康相关问题的解决。

三、评判性思维的层次

Kataoka-Yahiro 及 Saylor 提出护理评判性思维包括三个层次：基础层次、复杂层次和尽职层次。处于不同的评判性思维层次的护士面临相同的护理问题，其解决的方式、有效性存在较大差别。因此，护士应了解自己所处的评判性思维层次，分析相关影响因素，不断向高层次发展，提高自身的评判性思维能力。

（一）基础层次

评判性思维的基础层次是一种具体思维，建立在一系列规则之上。在此层次时，思维者相信专家对每个问题的答案都为正确答案，且坚信所有问题的答案唯一、固定。

在护理实践中，处于此阶段的护士表现为严格遵守护理常规或操作程序，不能通过调整来满足服务对象不同的需要。如当遇到休克患者时，护士如果仍然按照“选择远端、粗直、弹性好、避开关节的血管”的原则进行静脉输液血管的选择，将会发现手背的外周静脉塌陷，终将导致静脉穿刺失败。

评判性思维的基础层次说明个体缺乏足够的评判性思维经验，是个体推理能力发展的早期阶段。此时，通过接受专家的指导和自我调控、及时总结经验、独立思考等来向更高层次发展。

（二）复杂层次

处于该层次的个体，其思维能力得到一定的提高，主动性增强，认识到问题可以有不同的解决方法，而且相信每种方法各有利弊，会选择合适的解决方法。

在护理实践中，处于此阶段的护士开始走出权威，能够独立地分析和检验选择的方案，处理问题会依据具体的情况而定，当面临复杂情况时能够脱离标准的束缚，进行独立思考，能一定程度创造性地解决同一问题。如对上例的休克患者，护士若选择肘部或颈部静脉进行穿刺，便可能及时开通静脉通路，满足治疗给药的需要，待患者休克症状好转，再根据需要决定是否可以使用其他部位的静脉进行输液。

（三）尽职层次

处于此期的护士开始在护理专业信念的指导下，从维护服务对象利益出发进行专业决策，并承担相应的责任。

在护理实践中，处于此阶段的护士表现为能够对解决各种复杂临床问题的备选方案进行思考，并根据其可行性来选择行为，并以专业要求的原则来实施方案。

四、评判性思维的标准

评判性思维的标准包括智力标准和专业标准两类，能够帮助护士建立更为可靠、有效的思维，从而进行恰当的临床护理决策。

（一）智力标准

智力标准是指评判性思维应该具有的智力特点，评判性思维普遍适用的智力标准包括 14 项要求，即评判性思维应具有清晰、准确、详尽、正确、相关、可靠、一致、合理、深入、概括、完整、有意义、适当和公正的特点。护士用评判性思维分析、判断、处理服务对象健康问题时，应运用以上标准进行临床护理决策。

（二）专业标准

评判性思维的专业标准分为伦理标准、评价标准及专业职责标准。

1. 伦理标准 指护士在护理实践中以护理伦理的基本原则作为行为指南。护士在护理实践中的伦理决策必须遵守相关的职业伦理规范。

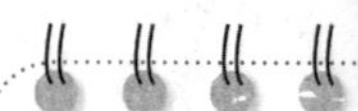

随着护理工作的广泛性、社会性发展，护士在工作中不仅面对医院的患者，还要面对社会上的健康人群，对服务对象的护理已不仅仅局限于单纯应用护理专业知识，更要考虑相关的伦理问题，护士在工作中面临着越来越多的伦理难题。因此，护士在评判性思维过程中要有意识地明确自己的道德信念和道德境界，在专业价值观和伦理原则的指导下，做出公正、符合服务对象意愿、有利于服务对象健康的护理决策。

在进行评判性思维时，护士需要运用自主、有利、无害、公正的伦理原则对临床护理决策进行指导。

自主原则是指每个人都有不受外界干扰、自由选择自己行为的权利。最能代表尊重患者自主的方式是“知情同意”，即指患者或家属接受护理时有权知晓自己的病情和护理过程并且同意。但自主原则在一些情况下受到制约，如患者存在意识障碍、文化知识受限等情况时。护士在临床上应灵活应用自主原则。如护士在为患者输液时，可根据患者的意愿选择左或右侧手背进行静脉穿刺。

有利原则是指一切为服务对象的利益着想、避免或消除对服务对象的伤害。如护士为了预防压疮的发生而对患者实施按摩、翻身等措施。

无害原则强调护士不要做有害于服务对象身心的事，应该具有同情心、态度和蔼，避免嘲笑、挖苦甚至责骂服务对象。如对待肢体残疾的患者应该给予同情、关心，避免嘲笑、厌恶等不当言行。

公正原则指护士应公正地对待所有服务对象，对待不同种族、年龄、职业、社会地位、经济状况、文化水平等的患者均应一视同仁。

2．评价标准　指以相关临床机构和专业组织所设定的护理标准为准。护士在护理工作中经常用到的评价标准可分为三类：第一类是对有关临床现象的正确识别标准，如护士在观察阑尾炎患者腹痛的特征时，要考虑的阑尾炎识别标准包括腹痛的发作和持续时间、部位、严重程度、性质、促进和缓解因素以及其他伴随症状等；第二类是对药物治疗过程中相关现象的正确识别标准，如护士在评价镇痛药物治疗效果时，要运用镇痛效果、药物有无副作用以及达到预期效果的程度等标准；第三类是对服务对象健康教育效果进行有效识别的标准，如阑尾炎术后患者是否能够遵循护士的饮食指导进食。

3．专业责任标准　明确护士在提供护理服务中承担的责任和义务。主要来源于四个方面：国家的相关指导方针、护理实践中明确规定要达到的标准、专业学会制定的实践指南和专业组织的实践标准。

五、评判性思维的测量

目前，对于评判性思维能力的测量工具尚未统一，常用的已达 20 多种。其中适用于护理评判性思维能力测量的工具很少，使用最多的主要为以下几种。

1．怀森和格拉斯的评判性思维鉴定量表（Watson-Glaser Critical Thinking Appraisal，WGCTA）　被广泛用于教育学、心理学的研究，适用于大学生和成年人。也在大量护理领域的文献中有较多应用。量表共 80 个条目，分为推理、识别假设、演绎、阐明、评价争论 5 个维度。

2．加利福尼亚评判性思维技能测验（California Critical Thinking Skill Test，CCTST）　适用于大学生，共 34 个条目，分为分析、评价、推论、归纳、演绎 5 个维度。

3．加利福尼亚评判性思维心智评估量表（California Critical Thinking Disposition Inventory Test，CCTDIT）　适用于大学生，共 75 个条目，分为寻找真相、开放思想、分析、系统化、自信心、求知欲、认知成熟度 7 个维度。

其中，CCTST 和 CCTDIT 已有中文版，且有良好的信度和效度。

六、评判性思维在护理中的应用

（一）评判性思维在临床护理实践中的应用

在临床护理实践中，应用评判性思维可以帮助护士进行有效的临床护理决策，为服务对象提供高质量的护理服务。评判性思维应用于护理程序的各个步骤，为护士提供了科学的思维方法。在护理程序的评估阶段，护士要进行资料的收集、整理、分析；护理诊断中需要明确健康问题及相关因素；护理计划中排列护理诊断的顺序、分清主次，制定目标和相应的护理措施；实施中需要进行准备和落实护理措施，动态记录；护理评价中需要收集资料与目标比较以评价是否实现，必要时进行反馈、重审护理计划。这些都需要评判性思维的技巧和态度的应用，评判性思维构成了护理程序每个步骤不可缺少的组成部分。

护士的工作环境、服务对象的健康状况等都处于不断变化中，只有在工作中贯穿评判性思维，才能在复杂的情况下，对服务对象的各种变化加以分析、推论，识别各种现存的、潜在的健康问题，做出恰当决策。在整个过程中，护士只有具备足够的知识和经验，包括护理专业知识、基础医学知识、人文社会知识等，才能评判性地理解各种资料的意义，进而做出相应的临床决策。因此，要求护士学习和掌握专业知识，此外，还可以请教有经验的同事、护理教师、护士长，查阅文献资料、实践指南等。

如某急性阑尾炎术后患者告诉护士“肚子疼”，护士根据已有的知识知道，术后患者可以出现切口疼痛，也可能因为感染而出现腹痛，但后者还会伴有压痛、反跳痛等腹膜刺激征的表现。护士需要进一步收集资料，对患者的腹痛进行全面的评估，分析患者腹痛的原因。

（二）评判性思维在护理教学中的应用

近年来，培养学生的评判性思维成为21世纪世界各国重要的教育研究课题，从单独进行评判性思维训练发展到与各学科教学相互融合，即将评判性思维训练融合到某课程的教学过程中。我国传统的护理教育模式影响了学生思维的发展，现代整体护理的实施需要护理人员运用评判性思维发现和解决临床实践中的护理问题，护理专业的发展需要护理教育注重学生评判性思维的培养。

在护理教学过程中应用评判性思维，对护理教师、学生、教学内容、教学手段等方面均提出了要求。教师应发挥自身的主导作用，创造平等民主的师生关系，创造有利于评判性思维培养的教学环境。同时注重学生在教学过程中主体地位的充分发挥，只有促进学生的积极参与、思考、提问，才能使学生明确自己的学习需要，实现知识与能力的转化。采用以问题为基础教学法、情景教学法等方法，将评判性思维的训练融入到教学内容之中，促进学生将所学的专科知识应用到专业实践中去。

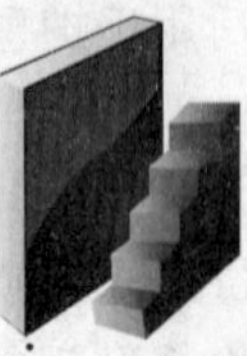

知识拓展

在病情观察中培养护生的评判性思维

护理观察是运用护理手段，经过护理人员的视觉、听觉、嗅觉及触觉，收集有关患者信息的过程。观察能力是护生进入临床必须首先具备的基本技能。而护生在护理观察中，应当注意观察什么？重点观察什么？如何才能知道她们观察到的内容是否重要？她们的观察方式是否得当？是否把每一个重要的事情都注意到了？并且能做出准确反应，这些都要求护生必须在运用专科理论知识的基础上具备评判性思维。

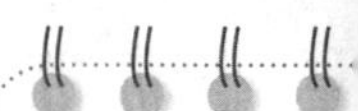

（三）评判性思维在护理管理中的应用

评判性思维是护理管理者进行计划、组织、领导、控制的重要保证，管理者需要根据护理工作的特点对复杂的人员、财物、物资、时间、信息等诸多要素进行有效的分析、判断，做出恰当的决策，提高护理管理的效率，从而保障护理质量。

（四）评判性思维在护理研究中的应用

护理研究的目的就是改进护理工作，改变经验性护理，其研究内容必须紧密联系护理工作。从如何选择课题、制定研究方案、实施方案、获取数据、分析结果等一系列工作都需要以评判性思维为指导进行决策，从而保证研究成果能够解决护理工作中的实践问题。

第二节 临床护理决策

临床护理决策对护理实践有重要的意义，护士面对复杂的临床情景，应该如何进行正确的决策，将直接关系服务对象的健康。评判性思维是临床护理决策的思维基础，护士还应掌握决策的相关知识，从而提高临床护理决策的能力，提高护理质量，保障患者的健康。

一、临床护理决策的概念

决策（decision-making）是对不确定的问题，通过一些定量分析方法，从两个或两个以上的备择方案中选定最优方案的过程。决策的基本含义包括备选答案的多样性、通过选择消除不确定性状态两个层面，所以，决策既是行为过程，又是思维过程。

临床护理决策于20世纪70年代开始在护理文献中出现。临床护理决策指在临床护理实践过程中由护士做出关于个体或群体护理的专业决策的复杂过程。

二、临床护理决策的类型

（一）确定型临床护理决策

确定型临床护理决策指在事件的结局已经完全确定的情况下护士所做出的决策，护士只需通过分析各种方案的得失，做出最终选择。如患者两侧手背静脉均符合静脉输液血管选择的要求，护士可以根据患者的意愿选择一侧进行输液。

（二）风险型临床护理决策

风险型临床护理决策指在事件发生的结局尚不能确定，但其概率可以估计的情况下进行的临床护理决策。如对某坏疽性阑尾炎患者的术后（坏疽性阑尾炎患者术后好发切口感染）护理，护士应重点观察患者有无体温升高、切口有无红肿等情况。

（三）不确定型临床护理决策

不确定型临床护理决策指在事件发生的结局不能确定、相关事件的概率也不能确定的情况下护士所进行的护理决策。

三、临床护理决策的步骤

为了达到最佳的决策目的，护士在临床护理决策过程中，应根据临床护理决策的步骤展开护理工作。

（一）明确问题

明确问题是正确进行临床护理决策的前提。首先，护士应全面、及时、正确地收集服务对象的有关资料，对其进行评判性分析，找出各资料间的内在联系，确定面临的主要健康问题。注意不要忽视潜在性的健康问题，且应该进一步明确其发生的各个危险因素。

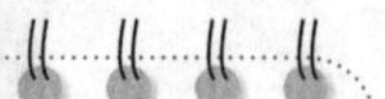

（二）陈述目标

问题确定之后就应明确最终达到的解决目标，应陈述目标的具体评价标准。目标的确定应针对前一步骤提出的问题，并且具有可行性。当同时面临多个问题时应根据目标的重要性进行排序，确定各个问题解决的先后顺序。

（三）选择方案

1．寻找备择方案 护士根据决策目标，运用评判性思维寻求所有可能的方案作为备择方案。

2．评估备择方案 护士对各种备择方案根据客观原则进行评估分析，注意调动服务对象充分参与，权衡各备择方案的利弊。

3．作出选择 可以根据不同的情况采用护士决策、服务对象决策或者共同决策模式，进行最佳护理方案的选择。

（四）实施方案

护士需要根据选择的最佳方案制订相应的计划，合理安排人员、时间、实施方法等，进而执行该方案。

（五）评价和反馈

在方案实施过程中或实施后，护士对所实施的决策进行评价，确定其效果及达到预期目标的程度，必要时进行反馈，不断调整决策方案。

例如：某患者，女性，82岁，体重80kg，以“突发意识障碍半小时”入院，患者大小便失禁，不能经口进食，给予鼻饲、留置导尿。对该患者的皮肤护理进行临床护理决策的步骤是：①明确问题：应采取哪些措施预防患者出现压疮？②陈述目标：患者住院期间受压皮肤完整。③选择方案：通过文献、书籍等查找到“定时翻身、避免尿便刺激、营养支持、使用气垫床”等措施能够有效预防压疮的发生，根据患者的情况，征得家属同意，护士选择综合运用以上方法的护理方案。④实施方案：定时翻身，及时观察患者有无排便并随时做好清洁，保持尿管引流通畅，使用气垫床，通过鼻饲保证患者营养等。⑤评价和反馈：评价患者住院期间有无压疮的发生，如果出现局部皮肤红肿等情况，应及时调整方案。

四、临床护理决策的影响因素

由于临床护理实践的复杂性、多变性，有很多因素影响临床护理决策，主要包括：决策者因素、环境因素和决策事件因素。

（一）决策者因素

护士本身的知识与经验、认知技能、情感态度（详见本章第一节）等因素均会影响决策的过程和结果。护士应充分认识个人特征，避免不利因素的干扰。例如护士若缺乏糖尿病饮食的有关知识，将无法决策对患者如何进行糖尿病的饮食指导。

（二）环境因素

护士在临床护理决策过程中会受到物理环境、社会环境因素的影响。物理环境因素包括病房设置、温度、湿度、护理用具等；社会环境因素包括护理专业规范、护患关系、支持性资源等。例如护士对患者进行心理评估需要安静、舒适的环境，如果病房内其他患者和家属较多，会直接影响护患的有效沟通，护士将无法获取患者全面、真实的资料。

（三）决策事件因素

决策事件本身越复杂、越紧急，护士进行临床护理决策时难度就越大。例如某术后患者，同时要进行中心静脉压监测、输注升压药物、输血、静脉营养等多种措施，应如何合理选择血管，以便各种治疗有序进行，护士面临这样的复杂情景时进行护理决策的困难也随之加大。

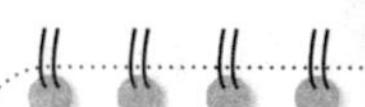

五、发展临床护理决策能力的策略

临床护理决策能力是护士临床技能的重要组成部分，正确的临床决策不仅关系到护理干预的科学性、有效性，而且对患者的健康至关重要。因此，有效提高护士的临床决策能力是保证患者健康和护理服务质量的关键所在。

1．**重视护士独立决策能力的教育和培养**　高等护理教育肩负着培养高素质护理人才的重任，教育者和教育机构在发展护士临床决策能力中具有重要作用。发展护士独立的临床决策能力能够促进护士个人专业素质的提高。护理工作的独立性、专业性在很大程度上有赖于护理活动中护士独立的护理决策能力，发展护士独立的临床决策能力也能够提升护士的专业地位，进而促进护理学专业的发展。护理院校在课程的设置上应该围绕提高护生的岗位胜任力为中心，培养学生独立的发现、解决问题的能力；尤其在教学方法上，采用以实践为基础的教学方法，如以问题为基础的教学，培养学生分析、解决问题的能力，提高其评判性思维能力；注重在见习、实习环节中有计划地、循序渐进地进行临床思维基本功的培训，帮助学生形成相应的临床思维模式。

2．**发展循证护理能力**　循证护理是临床护理决策过程中最常用的方法之一，能够极大提高临床护理决策的有效性。

3．**培养护士的评判性思维能力**　是发展护士临床护理决策的有力措施，评判性思维是临床护理决策中不可或缺的科学思维方法。

4．**医院的护理工作模式要体现出护理工作的专业性**　护理程序的应用和整体护理的实施，均为护士进行独立的临床决策提供可能。护士应熟练应用护理程序，不断提供应用护理程序的能力和技巧。

5．**不断提升护士的专业素养和自信心**　护士应该有效通过各种途径、利用各种资源不断学习、不断实践以提高自己的专业素质。同时，管理者对护士的鼓励和支持也有助于护士自信心的培养。

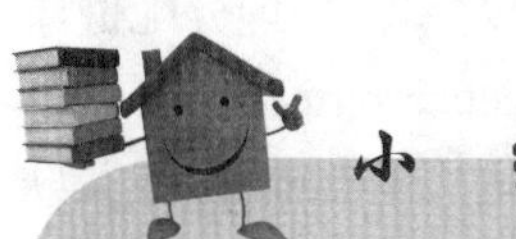

小　结

1. 从护理学的角度看，评判性思维是护士面临临床复杂护理问题时所进行的有目的、有意义的自我调控性判断、反思、推理、决策的过程。智力因素是评判性思维的基础，认知技能因素是评判性思维的核心，情感态度因素是评判性思维的动力。评判性思维包括三个层次：基础层次、复杂层次和尽职层次。

2. 临床护理决策指在临床护理实践过程中由护士做出关于个体或群体护理的专业决策的复杂过程。实施步骤包括：明确问题，陈述目标，选择方案，实施方案，评价和反馈。临床护理决策受决策者因素、环境因素和决策事件因素等的影响。可以通过多种途径和方法发展护士的临床护理决策能力。

思考题

如何理解智力因素是评判性思维的基础？

第十章思考题参考答案

（尹　兵）

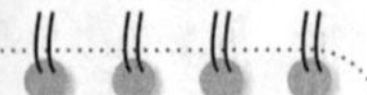

第十一章　循证护理与临床路径

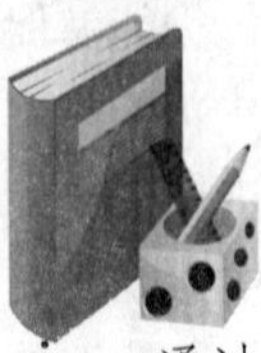

学习目标

通过本章内容学习后，学生应能够：

◎ 识记

1．正确阐述循证护理、临床路径及临床护理路径的概念。

2．准确描述循证护理的特征和基本要素、开展循证护理和临床路径的意义。

◎ 理解

总结循证护理实践的实施步骤及临床路径的实施步骤。

◎ 运用

1．运用实证，结合临床经验和患者的需求，制订护理计划，评价护理措施的效果，提出改进方法。

2．在临床工作中运用临床路径。

随着社会的发展，人口老龄化、慢性病患者增多、人们对健康需求增多等问题日渐凸显，为了应对人类健康领域各种新的挑战，需要大力提高医疗护理服务质量和效率，合理分配健康服务资源。在这种背景下，20 世纪末西方学者提出了“循证医学”（evidence-based medicine，EBM）和“临床路径”（clinical pathway，CP）的概念。“循证”指的是运用有根据和有关联的研究结果来进行决策，循证医学是将流行病科学运用于临床问题和决策的一门应用性学科。“循证护理”（evidence-based nursing，EBN）是循证医学的一个分支，是对现有的护理措施进行科学评价的方法，通过评价，尽可能使用那些证明有效或者利大于弊的措施，摒弃那些无益或有害的措施。临床路径基于循证医学的理论，是一种既能提高医疗护理质量，又能控制医疗成本、降低医疗费用的重要医疗模式。

案例 11-1A

611-1

案例 11-1A 分析

赵某，男，43 岁，因患肝癌入院。术后病情稳定，遵医嘱静脉输入保肝药、氨基酸、维生素、抗生素等药物。术后第二天夜间输液时，由于患者入睡后手臂活动，导致输液液体渗漏而发生静脉炎，左手前臂留置针穿刺点周围出现片状水泡，疼痛难忍。值班护士及时发现问题，迅速更换输液部位，患处使用 50% 硫酸镁湿敷。

第二天，责任护士小刘得知此事后，为减轻患者痛苦，使患者的静脉炎能更好更快地康复，决定运用循证护理的方法为患者提供静脉炎护理。

问题与思考：

如何为患者选择最佳的静脉炎护理方案？

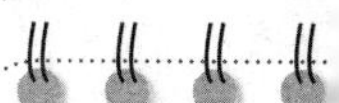

第一节 循证护理概述

在过去的护理实践中，经验对护理决策的制定有着很大的影响，然而，单纯依靠经验是很危险的，因为人们关于经验的记忆可能存在着各种偏倚，同时判断干预是否有效的直觉或者“本能感觉”也可能被其他因素误导。因此，护理人员必须运用科学的方法来指导决策，基于证据的护理就是一种科学的护理方法，它强调将护理研究结果作为护理决策的重要依据。

一、循证护理的概念

循证护理（EBN）又名以“实证”为基础的护理，是指护理工作者采用最佳的、可获得的证据，结合专业知识和经验，充分考虑患者的愿望和需求，做出临床护理决策的过程。英国York大学的Cullum教授和美国Rochester大学的Ingersoll博士在2000年对循证护理所下的定义为：“循证护理是护理人员在计划其护理活动的过程中，明智、准确、审慎地使用当前所能获得的最佳研究证据，考虑研究内部和外部的真实性及对象的需求和选择，在某一特定领域做出护理决策的过程。”

二、循证护理的特征

与传统护理相比，循证护理具有以下三个特征：

（一）重视证据

循证护理的核心思想就是寻求证据、应用证据。寻找当前所能获得的有价值的、可信的科学研究成果为证据，根据证据提出问题，寻求实证，并应用实证；再以实证为依据，为患者确定最佳的护理计划，实施有效的护理措施。

（二）重视个体差异

循证护理在确定护理计划、实施护理措施过程中重视患者的个体差异。除了寻找科学研究实证外，还要结合患者的实际情况，尊重患者的价值观和愿望，寻求最佳的护理行为，评判护理效果，为护理科研提出相关课题或假设。

（三）重视整体观

循证护理是整体护理的延伸和发展，改变了以往以疾病为中心的护理模式，倡导以患者为中心的整体护理模式。在确定护理计划与实施护理措施时，充分考虑患者的需求，将临床实证与临床经验、患者需求三者有机结合，制订相应的护理计划。

三、循证护理的基本要素

（一）可利用的最佳护理研究证据

循证护理不是单纯依靠经验去处理和解决患者的临床问题，而是针对患者的不同问题，明智、准确和审慎地运用当前所能获得的最佳科学研究结果，并将之作为证据应用于护理实践中。

（二）护理人员的临床经验与实践技能

护理人员的临床经验与实践技能是开展循证护理的必要条件。护理人员的专业知识、操作技能和临床经验有助于循证问题的提出，证据的解释、运用及评价更与护理人员的专业技能和经验密切相关。

（三）患者的知情同意

根据患者的实际情况，尊重患者的选择和意愿，使其主动地参与治疗和护理，能够获得最佳的治疗和护理效果。

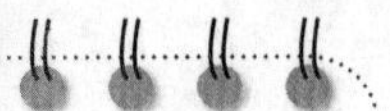

四、开展循证护理的意义

在21世纪的临床护理实践中，不能直接利用原有的经验来为患者提供护理照顾，因为经验有时候也不完全正确，因此，护理人员需要充分运用循证护理的方法来为患者提供最佳护理。

（一）促进护理学科的发展

在以往的护理实践中，很多临床护理人员依靠经验和直觉制定护理措施，缺乏科学依据，有些措施是无效甚至有害的。循证护理将护理研究与护理实践有机地结合起来，使用护理研究的证据改进护理实践，这既可以促进临床护理发展的科学化，又可以提高护理工作质量，还能够促进护理研究。

（二）促进护理科研成果在护理实践中的应用

护理实践的改进离不开护理科研的发展。随着高学历护理人才的增多，我国护理科研工作取得了长足进步，但很多护理研究成果未得到广泛的了解和应用。这其中的原因较多，如护理人员缺乏获取科研成果的途径，医疗机构为确保安全限制某些护理科研成果的推广及应用，缺乏护理科研文献资料库等。实施循证护理可以促进护理人员对科研信息的获取和利用，在研究成果和临床实践之间架起一座桥梁，运用科学方法评价研究成果的有效性和可行性，为制定临床护理指南提供科学依据，使护理实践向科学化、规范化发展。

（三）发掘护理科研问题，促进临床研究的发展

科研问题来源于临床实践，通过开展循证护理，护理人员开始站在科研角度提出护理问题，并将其转化为护理科研课题。在循证护理学中，有一系列客观、准确的评价文献质量的标准，只有高质量的科研论文才能被纳入统计分析、推广应用的范畴，这对提高我国护理科研质量及论文水平有极大的推动作用。

（四）改进护理教学

在传统的护理教学中，学生获取知识的主要途径是通过教科书和学校、临床老师的教学。循证护理促进了护理教育改革，开展以问题为导向的学习，强调理论联系实践，培养学生的自主学习能力、评判性思维能力、获取知识的能力及科研能力等护理职业核心能力。

（五）促进卫生事业的发展

循证护理的实施有助于确保优质的医疗护理质量，有助于患者了解自身病情、参与医护决策的制定及保障自身权益，有助于卫生资源的有效配置，促进我国卫生事业的发展。

五、循证护理的发展趋势

2012年5月12日，国际护士会（ICN）发布了题为“循证护理实践：缩短证据与实践之间的差距（Closing the gap：from evidence to action）”的白皮书，循证护理这一话题引起了新一轮的讨论和关注。展望我国循证护理的发展，将以下三个方面作为重点：

（一）开展专科循证护理实践，提高护理水平

循证护理实践改变了经验式护理模式，推行以证据为基础进行护理决策。护理人员应该正确认识循证护理的本质，真正将循证的理念贯穿于各专科护理实践中，尤其针对我国医护比例、床护比例不合理的现况，更需要通过循证护理实践来提升护理服务质量，推动我国高级护理实践的发展。

（二）丰富国内循证护理资源，构建本土化循证护理指南

近10年来，随着高等护理教育的迅速发展，护理研究论文数量增长迅速，但循证护理资源还存在不足，对大量的护理研究原始论文尚未建立规范的筛选、评估和汇总。近年来，国外已构建了大量循证护理证据资源，可以通过引进国外的循证护理资源，推动我国循证护理资源的建设。美国和加拿大已推出了逾百份护理领域的临床实践指南，目前，复旦大学和北京大学

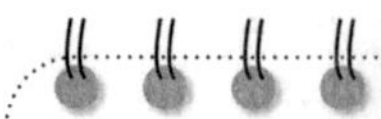

的循证护理中心正在致力于构建我国本土化的循证护理实践指南。

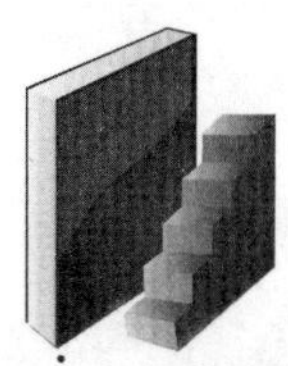

知识拓展

外周静脉导管更换时间的证据总结

复旦大学张凤等评价总结了外周静脉导管更换时间的最佳证据，包括：

（1）机构可以考虑更改制度，即外周静脉导管只在有临床指征时才更换。（JBI BPIS and ES，2013，证据级别Ⅰa，推荐级别 B）

（2）按临床指征更换外周静脉导管可显著节省医疗费用，并使患者减少在缺乏临床指征下常规更换导管而导致的疼痛。（Cochrane SR，2013，证据级别Ⅰa，推荐级别 A）

（3）为减少外周静脉导管相关并发症，穿刺部位应每班交接时检查，如果出现炎症、渗出或堵塞时应拔除导管。（Cochrane SR，2013，证据级别Ⅰa，推荐级别 A）

（4）紧急状态下穿刺的导管应拔除，因为急诊状态下的穿刺过程无菌技术无法保证。24h 内在其他部位留置新的导管。（JBI BPIS，1998，证据级别Ⅰb，推荐级别 B）

（5）尽早拔除临床不再需要使用的血管内置管。（JBI BPIS，1998，证据级别Ⅰa，推荐级别 B）

（三）加强循证护理教育，促进循证护理发展

目前我国大多数学校的护理研究生教育都开设了《循证护理学》课程，本科教育在《护理学导论》《护理研究》等必修课或选修课中对循证护理的思想和方法有所介绍，而大部分本科以下学历的临床护理人员只是听说过“循证护理”，对其内容尚不清楚。因此，我国需要开展不同层次的循证护理培训，加强循证实践能力的训练，促进循证护理的发展。

第二节　循证护理实践

循证护理实践可以帮助护理人员解决护理实践中的难题，提高临床护理水平，更加有效地服务患者，促进护理学科的发展。

一、循证护理实践的概念

循证护理实践（evidence-based nursing practice）是指在护理实践中针对某一问题，将最佳科学证据与临床专门知识和经验有机结合，并参照患者的意见，在某一特定领域做出符合患者需求的护理决策。

二、循证护理的实施步骤

2004 年，美国循证实践学术中心（Academic Center for Evidence-Based Practice，ACE）的学者 Stevens 提出 ACE Star 的循证模式，将 EBN 过程归结为问题确立（Discovery Research）、证据综合（Evidence Summary）、转译评鉴（Translation to Guidelines）、整合实践（Practice Integration）和效果评价（Outcome Evaluation）五个知识转化的步骤。每一个步骤对应“Star”的一个角，随着五个步骤的进展则从五角星的一个角到下一个角（图 11-1）。

（一）问题确立

问题确立即提出临床护理实践中的相关问题。护理人员在日常工作中经常会发现护理方面

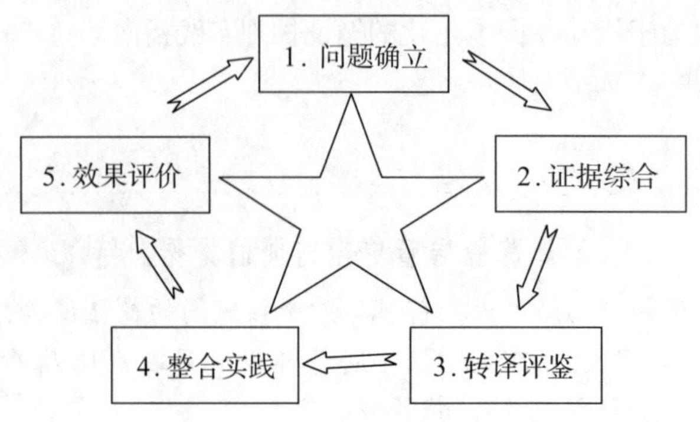

图 11-1　ACE star 循证模式图

的各种问题，如使用静脉留置针所致静脉炎的护理，其护理措施大多来自以往的护理经验，很多措施无法从教科书或护理手册中找到理论支持。在进行循证护理实践时，需要将临床工作中发现的问题具体化、结构化，将其转化为通过研究能够解答的问题。

（二）证据综合

证据综合即根据所提出的问题系统地查找证据。针对所提出的具体问题，设定相应的检索词，尽可能全面地查阅中文、外文数据库中的相关文献。常用的中文数据库有中国学术期刊全文数据库（CNKI）、中国生物医学文献服务系统（SinoMed）、万方数据库等，常用的外文数据库有 PubMed、Cochrane Library 等。

（三）转译评鉴

转译评鉴即对所获得的科研证据进行筛检和评价。通过检索数据库会得到很多文献，选择与问题最相关的文献，获取全文，翻译后进行系统综述，对文献的真实性、有效性和可行性进行审慎评价。具体应从以下五个方面进行评价：研究设计的科学性、研究对象的代表性、研究结果的正确性、收集资料的真实性和统计分析的正确性。

（四）整合实践

即将科研证据转化为临床证据。护理人员将经过上述评价所获得的科研证据与临床专业知识和经验、患者需求相结合，制订出最佳的护理计划，并实施该计划。

（五）效果评价

实施护理计划后，通过自评、同行评议和评审等方法评价临床证据实施的效果。了解患者的问题是否得到了有效解决，护理质量和患者满意度是否得到了提高。

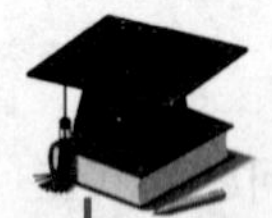

案例 11-1B

责任护士小刘按照循证护理的实施步骤，首先提出护理问题：① 与目前常用的静脉炎治疗方法比较，是否有其他更有效且方便快捷的静脉炎治疗方法？② 使用这些新方法治疗静脉炎的效果如何？是否有其他副作用？然后全面检索国内外数据库近 10 年关于输液液体渗漏所致静脉炎的治疗与护理措施的文献，包括临床实践指南、系统评价、随机对照试验、非随机的临床对照试验、综述及专家意见。通过分析证据，发现新鲜芦荟、多磺酸黏多糖乳膏（喜疗妥）治疗化疗性静脉炎疗效优于硫酸镁湿敷；马铃薯外敷、康惠尔透明贴也可用于治疗静脉炎。最后，结合患者病情和意愿，为患者制定护理方案：出现水泡伴有剧烈疼痛的Ⅱ级红肿型静脉炎应立即停止患侧输液，拔除静脉留置针，在静脉炎皮肤涂抹适量多磺酸黏多糖乳膏，轻轻按摩 3 min，早晚各 1 次。经过 4 天的治疗与护理，患者静脉炎基本痊愈。

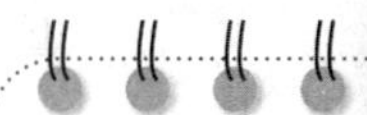

三、循证护理的应用

（一）循证护理在健康教育中的应用

将护理健康教育与循证护理理念结合即为循证健康教育（evidence-based health education，EBHE）。循证健康教育是遵循证据的健康教育，是依据符合主、客体特征的高质量证据开展健康教育的方法，是循证护理模式和健康教育模式相结合的产物。循证健康教育有利于提高健康教育资源的利用率，提高健康教育的效果，有效缓解健康教育需求与资源供给不足的矛盾。与传统的健康教育相比，循证健康教育是更科学、参与广泛度更高的健康教育。

证据、健康教育主体特征、健康教育对象特征是循证健康教育不可缺少的三要素，这三个要素之间的统一是循证护理教育的主要特征。证据至少应包括干预效果的数据、可以重复的程度、应用对象和范围、具体证据的正负面效应和相关因素的综合评价、经济影响及实施障碍六个方面的内容；健康教育主体特征包括健康教育组织特征和健康教育能力特征两个方面；健康教育对象特征包括需求、能力、必须资源可获性及参与活动可行性等。

目前，我国的循证健康教育尚处于起步阶段，能够运用这种方法的护理人员较少。开展循证健康教育需经过五个步骤：确定教育对象并收集相关资料、确定健康教育活动的内容、寻找并研究相关证据确定健康教育方法、按照计划或规划开展健康教育活动、效果评价。

（二）循证护理在临床护理中的应用

近年来，“循证”思想在临床护理中都得到了一定的推广和应用，在中国学术期刊全文数据库（CNKI）中可检索到超过 1000 篇的相关文章。

1．在内科护理领域的应用　包括在心血管疾病护理、呼吸系统疾病护理、消化系统疾病护理、神经系统疾病护理、代谢内分泌系统疾病护理、血液系统疾病护理、泌尿系统疾病护理、心理护理等方面的应用。

2．在外科护理领域的应用　近年来循证护理在我国外科领域中的应用发展迅速，研究论文数量逐年增多，包括在心胸外科、腹部外科、骨科、神经外科、泌尿及生殖外科、整形外科等方面的应用。

3．在妇儿科护理领域的应用　当代妇儿护理的发展趋势是开展“以家庭为中心的母婴护理”，循证护理在妇儿科领域的应用与这一发展趋势一致。运用于：妊娠期疾病控制和预防、导乐陪伴分娩、分娩体位和环境、产褥期心理护理和并发症预防、妇科疾病护理、儿科护理技术、儿科医院感染预防、儿科健康教育及小儿腹泻等方面。

4．在 ICU 护理中的应用　ICU（intensive care unit）称为重症监护病房，是危重患者的集合地，是医院感染高发科室，患者病情危重，需要严密监测，得到及时的治疗和护理。在 ICU 护理中应用循证实践证据，能为 ICU 的临床实践指明方向，提高 ICU 护理质量。其中基础护理、呼吸机相关性肺炎的预防与护理、中心静脉导管护理、各种引流管护理、肠内肠外营养支持、预防医院感染、应激性高血糖的护理、心理护理等方面均有相关循证护理实践的报道。

5．在肿瘤护理中的应用　目前国内循证护理在肿瘤护理中的应用包括在肿瘤患者放化疗并发症护理、化疗药物静脉用药护理、癌因性疲乏、肿瘤患者的疼痛护理、肿瘤患者的心理护理、肿瘤手术患者的护理、肿瘤患者的生活质量、姑息治疗及临终关怀等方面。

（三）循证护理在社区护理中的应用

在社区卫生服务发达的国家和地区，循证护理在社区护理中的应用非常广泛，发展十分迅速。应用领域涉及社区护理管理、社区健康教育、家庭和个体护理、重点人群保健以及慢性患者管理等各个方面，如老年人慢性病管理、老年常见症状管理、护理人员培训、健康生活方式宣教等。

我国社区护理的发展要远远落后于发达国家，在思想认识、人力配置、专业培训、管理

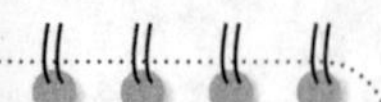

体制等方面都存在着问题，而循证护理又处于起步阶段，因此循证护理在社区护理中的应用较少。截止 2015 年 1 月，在 CNKI 中以“循证护理”和“社区”为主题词检索，共获得 67 篇相关文章，其中社区护理教学类文章 7 篇。

（四）循证护理在中医护理中的应用

中医护理学与传统中医学一脉相承，伴随着中医药学一起发展，将医药护融为一体，是典型的经验医学，很多护理措施缺乏科研根据，其科学性、可靠性和重复性受到质疑，因此也常常受到西方医学的挑战。将循证实践的方法运用于中医护理中有利于中医护理理论体系的完善；可以调动护理人员学习新知识和技能的积极性；促进中医护理科研工作的发展，广泛开展中医护理的基础实验研究和临床试验研究，为中医循证护理的开展提供高质量的证据资料。

目前国内循证护理在中医护理中的应用主要涉及脑卒中康复、肺源性心脏病护理、压疮护理、口腔护理、便秘的护理、促进产妇泌乳的护理、中医外科护理、中西医结合护理等方面。

第三节　临床路径

“临床路径”源于工业界在生产过程中的用语——“路径”，是把工业界对生产线上的关键阶段进行管理的“持续品质改善”理论应用于临床实践，将患者从住院到出院的治疗过程视为一个作业流程，并建立此“治疗流程”，即临床路径，再由“监控流程”对变异与治疗结果进行持续不断地修正，从而保证医疗质量的提升及医疗资源的有效利用。

20 世纪 70 年代美国提出“临床路径”的概念，它是在美国的医疗费用急速上涨，医疗系统和国家财政面临巨大压力，卫生资源利用混乱的背景下产生的，其初衷是探索有效控制医疗费用的新途径。1985 年美国新英格兰医疗中心的一位护士长通过多次观察发现，在小组护士人数、护理患者数、患者基本情况相同的条件下，统一规范护理操作动作、将护理内容进行排序、没有重复劳动的护理小组完成护理工作所用时间短且消耗材料少。之后这位护士长在全科实施规范化、标准化、流程化的护理工作，科室护理质量不断提高，成本降低，效益增加。这项护理工作的改革及所取得的成效引起了美国医疗界的高度重视，联系工业界的关键路径思想，将各项诊疗措施按时间先后顺序，标准、规范地进行，并制定了临床路径的改革标准，临床路径由此受到美国医学界的重视并不断发展。20 世纪 80 年代末期，临床路径传入日本、英国、新加坡、澳大利亚等国家以及我国香港等地区。1996 年，临床路径以“关键路径”引入我国，相关的应用报道于 2001 年才陆续出现，2002 年 5 月在北京召开了“临床路径研讨会”，美籍华人袁剑云博士主编了《临床路径实施手册》，随后国内很多医院尝试着开展临床路径。

一、临床路径的概念及意义

（一）概念

临床路径（clinical pathway，CP）是一个专业或一个科室的医务人员共同针对某一病种的治疗、护理、康复、检验等所制定并共同遵守和执行的一个科学的、高质量的、能够被大部分患者所接受的临床综合医护方案或计划。它强调以护理对象为中心，以质量为核心，是目前许多发达国家普遍使用的医疗管理工具。

临床护理路径（clinical pathway of nursing，CPN）是临床路径在护理实践中的应用，是医疗卫生机构的一组成员共同制订的一种照顾模式，是对某种疾病的大多数患者最有效照顾流程的护理规范，以患者为中心，以患者康复结果为导向的管理模式。

（二）临床路径的意义

1．提供标准化的诊疗过程，规范医护人员的诊疗行为，对诊疗过程实行持续监测和定期

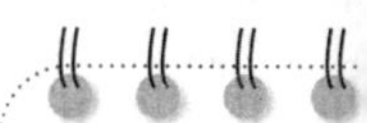

评价，能够有效促进医疗护理质量的持续改进。

2．提高了使用循证方法的主动性，提高工作效率，缩短疗程，合理使用医疗资源，控制不合理医疗费用的增长。

3．提供了多专业协作的工作模式，增强团队协作意识，能够充分发挥集体智慧，保证医疗护理措施的完成并达到预期效果。

4．帮助患者及家属了解医疗护理方案和计划，使患者能积极配合医护治疗，监督医院工作，提高医患、护患沟通效果，改善医患、护患关系，减少医疗纠纷。

二、临床路径的国内外应用现状

（一）国外应用现状

自 1990 年后，临床路径在全世界医学范围内得到了广泛应用，美国、英国、日本、新加坡、澳大利亚、韩国、中国等国家和我国香港等地区的医疗机构均在研究和应用临床路径，美国目前已经有将近 80% 的医疗机构使用了临床路径。临床路径在国外应用的广度、深度和范畴也在逐渐扩大，应用范畴从最初的外科手术疾病向内科、儿科、妇科、五官科及学校教学等扩展；应用场所从医院走向社区卫生服务机构、康复机构；从临床疾病管理向医院管理等方面扩展。临床路径在国外应用覆盖面大，医疗、护理、管理、康复、社区卫生服务等领域均有应用。

（二）国内应用现状

1995 年中国台湾的长庚医院最早开始将临床路径应用到疾病管理中，1996 年后我国大陆一些医院也开始尝试应用临床路径管理模式，到 2001 年陆续出现相关应用报道，如青岛大学医学院附属医院、北京协和医院、湖南湘雅医院、中国人民解放军总医院、四川华西医院等都相继应用了临床路径。2009 年我国卫生部从国家层面开始推广临床路径，应用范畴涉及内、外、妇、儿、耳鼻喉、皮肤科等多科疾病的治疗及护理。到 2010 年我国已有 1300 多家医院开展了临床路径的研究及试点工作，目前已经在医疗、护理、管理、康复、健康教育、临床教学、疗养院、基层医疗机构等多方面应用了临床路径管理模式。截至 2012 年底，卫生部共制定了包括内科、外科、妇科、产科、儿科、眼科、口腔科、耳鼻喉科、皮肤科、肿瘤科、精神科在内的 356 个病种的临床路径。2013 年 9 月国家卫生和计划生育委员会提出各医院要进一步实现临床路径管理与电子病历系统相衔接，加强临床路径管理数据收集、分析工作，及时登录中国临床路径网，向“临床路径管理信息网络直报系统”上传数据，以便于进行信息汇总和分析。

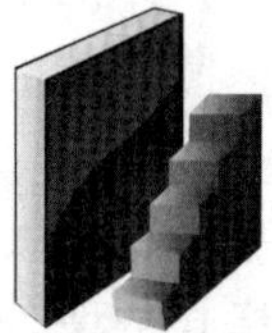

知识拓展

健康教育路径计算机模块的建立与应用

真启云等建立了常见疾病共性、专科、专病及变异的健康教育路径计算机模块，通过信息系统引擎，搜索自动生成组合式常见疾病健康教育路径表。健康教育计算机模块将共性及个性化健康教育路径内容进行整合，解决了个体变异因素对健康教育效果的影响。健康教育路径计算机模块的应用解决了在护士人力资源不足的状况下，由于工作经验不足或专业知识不全面导致的健康教育质量参差不齐的问题。该模块将原本弹性的、难以量化的健康教育内容以路径化的方法进行了系统整合，对临床护理工作起到了引导及规范作用，增强了患者的依从性和主动性，提高了健康教育效果和质量。

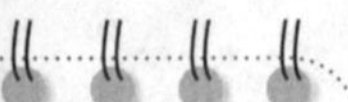

（三）临床路径变异研究现状

国内外大量研究证实，应用临床路径可以缩短住院天数、降低住院费用、减少医疗资源的浪费。但是，并不是每个进入临床路径的患者都会沿着临床路径预定的程序顺利康复，有些会偏离临床路径，出现变异。虽然临床路径是建立在科学循证基础上的，但由于是一种人为设置和预先安排的医疗服务程序，因此在某种意义上仍具有一定的主观性，加之服务对象的个体差异，就可能会出现偏离临床路径预定程序的情况。我们将在临床路径实施过程中个别患者偏离标准临床路径的情况或在沿着标准临床路径接受医疗护理服务的过程中出现偏差的现象称为变异。研究临床路径变异是医疗护理质量持续改进的需要，是为患者提供最佳医疗照护的需要。

临床路径在国外开展较早，研究相对深入，对变异的研究也较多。不仅对变异的种类进行描述，如正性变异和负性变异、可控变异与不可控变异，还对导致临床路径发生变异的因素进行了探索，如与患者相关的因素、与医务人员相关的因素、与家庭相关的因素、与医院系统相关的因素等。与国外相比，我国进行的临床路径变异研究相对较少，研究深度主要集中在对变异发生频次、人数以及不同来源变异的构成比等数据的统计描述层面上，尚需要进行更加深入的研究。

三、临床路径的实施步骤

临床路径的实施包括四个步骤：计划准备、临床路径制定、临床路径实施和临床路径评价。

（一）计划准备阶段

1．动员与培训 组织医院管理者、科室医护人员以及其他医疗有关人员，开展临床路径动员与培训，学习临床路径的概念和特点，宣传其重要性及应用价值，对基本理论和实施过程进行针对性培训，让各专业人员充分领会临床路径的精神和实质。

2．健全组织 成立临床路径推行小组，完善运行体系，明确人员职责分工。

3．开展基础调查，选择临床路径病种 在科室收集信息，根据医院特长、医护兴趣、其他医院的经验、病例分布情况等因素来分析确定病种或技术。

（二）临床路径制定阶段

1．病种/病例选择 优先选择常见病、多发病、治疗处置差异小、医疗保险机构列入按病种收费的项目。病情复杂、变化大、治疗处置较多的病种/病例不适合应用临床路径，因此应基于同一病种/病例或同一类手术患者而定。

2．制定临床路径 收集整理资料数据，采用专家制定、查询证据、数据分析等方法，讨论、提炼出临床路径内容，将此内容作为标准和规范，设计以时间为序的表格或图表式医护方案流程，包括住院诊疗服务内容、时间、费用、阶段目标等内容，借助信息系统将医护方案流程图（即路径）加入电子病历、表格病历、信息系统、医嘱系统或其他记录系统等。除了制定临床路径图，还要确定与之相关的医疗护理标准，如临床监控指标、评估指标、变异分析等。

3．临床路径模板 为了便于医、护、患三方交流和沟通，制定医生、护士、患者三种版本。医护版本作为治疗护理的指南，医生版嵌入医嘱系统执行，护士版设计为表格式护理表单，执行完成后纳入病历保存。患者版用于增进医患、护患沟通，加强患者参与诊疗意识，加强患者在诊疗护理过程的知情同意，完善患者监督机制，并进行满意度调查。

（三）临床路径实施阶段

临床路径实施前要做好教育与培训；实施初期对每一个患者把关，严格按路径执行并记录；采取专人监控和智能监控相结合，保证实施的落实。在实施过程中要注意变异的发生，及时分析变异、查明原因，尤其注意分析路径、医护人员及患者三方面的原因。实施过程中进行阶段评估，对路径进行及时修正。

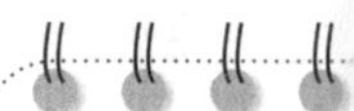

（四）评价改进阶段

为了了解实施临床路径的结果及其不足，对已制定并应用于临床的路径进行定期的分析、总结和查证，为以后的改进提供参考，促进修改、更新，保证质量。评价内容主要包括：工作效率评价、医疗质量评价、经济指标评价以及患者满意度评价。通过评价改进原有路径，使临床路径不断完善，更加符合临床实际。

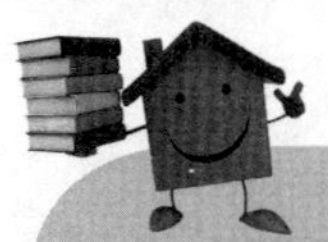

小　结

1. 循证护理具有重视证据、重视个体差异、重视整体观三个特征；包括可获得的最佳证据、护士临床经验与实践技能、患者知情同意三个基本要素。

2. 循证护理实践的实施步骤包括：提出护理实践中的问题、根据问题查找证据、筛检和评价证据、应用证据及效果评价。

3. 临床路径是一个专业或一个科室的医务人员共同针对某一病种的治疗、护理、康复、检验等所制定并共同遵守和执行的一个科学的、高质量的、能够被大部分患者所接受的临床综合医护方案或计划。临床路径在护理实践中的应用称为临床护理路径。临床路径的实施步骤包括：计划准备、临床路径制定、临床路径实施和临床路径评价。

思考题

第十一章思考题参考答案

1．试分析目前在我国开展循证护理实践有哪些障碍？

2．请从患者、医护人员、医院三方面阐述应用临床路径的好处。

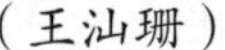

（王汕珊）

第十二章　护理理论及模式

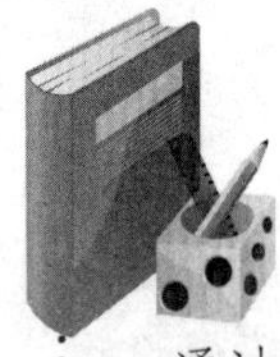

学习目标

通过本章内容的学习后，学生应能够：

◎ 识记

1．准确说出护理理论的概念。

2．准确陈述罗伊的适应模式中主要刺激、相关刺激、固有刺激的概念。

3．准确复述奥瑞姆的自理理论中自理、治疗性自理需要的概念。

◎ 理解

1．准确描述不同护理学家对人、环境、健康、护理四个概念的解释。

2．正确阐述罗伊的适应模式、奥瑞姆的自理理论、纽曼的健康系统模式的主要内容。

◎ 运用

应用罗伊的适应模式、奥瑞姆的自理理论、纽曼的健康系统模式对具体病例进行分析。

任何一门专业或学科的建设和发展都应有其独特的知识体系作为实践的基础并指导实践活动，护理专业和护理学科也是如此。护理学是一门实践性很强的学科，护理理论是在护理实践中产生并经过护理实践的检验和证明的理性知识体系。20 世纪 50 年代以后，国外很多护理学者通过积极尝试和不断探索，相继提出并发展了一些护理概念框架（护理模式）和护理理论，我国护理学者在 20 世纪 90 年代初开始引进并应用护理理论和模式，推动我国护理学的发展进程。因此，学习护理理论可以帮助护理人员明确护理实践的理论基础，扩大专业视野，促进护理向专业化方向发展。

第一节　概　述

美国护理学专家纽曼指出：“护理理论是一种能描述、解释和预测人类生命历程中各种有益健康进展的活动”。护理理论即是护理学家提出各种不同的照顾方案的独特见解、理念，是将护理个案的重点归纳总结后，提出一些抽象概念，组合这些概念，以预测护理措施执行后对人的健康的影响结果。

一、护理理论的组成

护理理论由概念、论点、定义、联系、概念和定义的衍生术语、各种论点和联系的衍生前提等部分组成。

二、护理理论的分类

（一）按照其理论的抽象程度和对实践的指导意义，护理理论可以分为三类：护理理念、护理模式和护理理论。

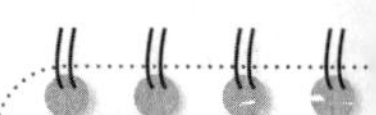

1．**护理理念**　护理理念（philosophy of nursing）是指引护士认识和判断护理专业及其相关方面的信念与价值观。信念是通过自身判断后为自己所接受的观念。价值观是个人拥有的是非和价值的观念。

2．**护理模式**　护理模式（nursing model），也称护理概念模式、护理概念框架，是用十分明确的、独特的框架结构说明护理的实质是什么，是用一组概念和假设来阐述护理相关的现象以及护理的目标和工作范围。

3．**护理理论**　护理理论（nursing theory）是对护理现象及其本质的目的性、系统性、抽象性的概括，用以描述、解释、预测和控制护理现象。

（二）关系

护理理念与护理理论两者比较，护理理论是在护理理念的支配下形成，现代护理理念对护理理论的形成起着支撑和指导作用。护理理论必须包含对护理理念中的人、环境、健康、护理这四个要素的阐述，在不同的护理理念的指导下，会形成不同的护理理论。

护理模式与护理理论两者比较，护理模式则更抽象和一般化，是对整个护理学体系提出的指导方针。护理模式具有一定的实践依据，但仍不足以充分证明这种关系的正确性，还需进行不断验证和修正，是护理理论的早期形式。护理理论是较具体的概念和更详细的假设，并针对较具体的护理现象加以阐述，是经过实践验证的，对现象有更强的解释能力和更可靠的预测性。

三、护理理论的应用

护理理论来源于实践，它针对于护理实践中的现象加以研究，从中发现规律和答案，并对新的情景给予解释，从而指导护士采取有效的护理行动。护理理论为护理教育提供了指导思想和理论依据。应用科研的方法阐明和检验各种护理概念及其相互关系，使理论对有关的护理现象具有更强的预测性和控制力。同时，护理理论和模式是护理研究项目所必备的理论依据。护理理论能指导护理管理者确定护理工作的目标和重点，以及选择适合护理职业工作特点和工作内容的管理策略，促进护理管理的科学化，从而提高和保证护理工作质量。因此，护理理论及模式不仅能指导护理实践，促进护理实践的发展，完善护理学理论体系，同时也为护理实践、护理教育、护理研究和护理管理提供了科学依据，对其发展起到了积极的推动作用，使护理学逐步走上专业化的发展轨道。

第二节　南丁格尔的环境理论

一、概述

现代护理专业的奠基人是南丁格尔，她的伟大成就在于建立了护理实践必须基于正规培训的概念，她的调查研究结果提出了医院环境和卫生状况对健康的重要性。南丁格尔被认为是世界上第一位护理理论家，她的著作中虽然没有明确提出“概念”“护理模式”“护理理论”，但她通过对护理实践的总结，提出了一些有关护理的理论性观点，对人、环境、健康和护理等概念及其相互间的关系进行了阐述，这些观念是护理理论的萌芽，构成环境理论的核心思想。后人将南丁格尔的护理经验和思想进行总结和提炼形成了环境理论，是现代护理理论形成和发展的基础，对护理专业的发展有着重要意义。

二、南丁格尔的环境理论的主要内容

1．**环境**　南丁格尔环境理论的核心概念是环境（图 12-1）。她认为环境是指影响机体生

存和发展，并能预防、缓解、抑制或加重疾病和死亡的所有外在因素。她认为环境是影响人群健康的重要因素，护士应从环境着手，达到维护健康的目的，把患者置于有利于恢复健康的最佳要素。

南丁格尔认为对于健康而言，环境是通风、温暖、光线、饮食、清洁和无噪声。南丁格尔明确提出：护士除救治患者外，还要求做好下列护理工作，如使病房空气新鲜、环境舒适、整洁安静，做好生活护理、饮食护理，增加营养等。对患者饮食的营养问题、阳光、病房空气、环境的绝对安静等都提出了具体要求和标准。

南丁格尔强调良好的病房建设、卫生与管理可使患者获得更好的护理。她提出新的病房管理意见，改变了护理观念。南丁格尔指出许多医院在建筑上的缺点，认为医院的建筑设计首要条件是不能给患者带来危害，强调医院的建筑不在于它的豪华，而首先应考虑患者的舒适、安排、福利和卫生。她根据调查的资料对医院的卫生环境管理，病房的建设、陈设、床位的数量，清洁设备，便于工作的管理布局等，均提出了较详尽的论据。

尽管南丁格尔过于强调物理环境，忽视了心理或社会环境对健康的影响，但是，南丁格尔仍然认识到不良的环境因素会引起机体的不适，继之影响精神状态。强调患者应从事一些活动以保证精神状态的活跃、避免精神因素对躯体的不良影响。重视患者护理过程中的心理因素，甚至要求“社会工作者、牧师和管理人员共同配合护理工作”。尽管南丁格尔没有明确的社会环境的观念，但在物理环境中，例如清洁的空气、水和适当的排水系统，都能找到社会环境的影子（图 12-1）。

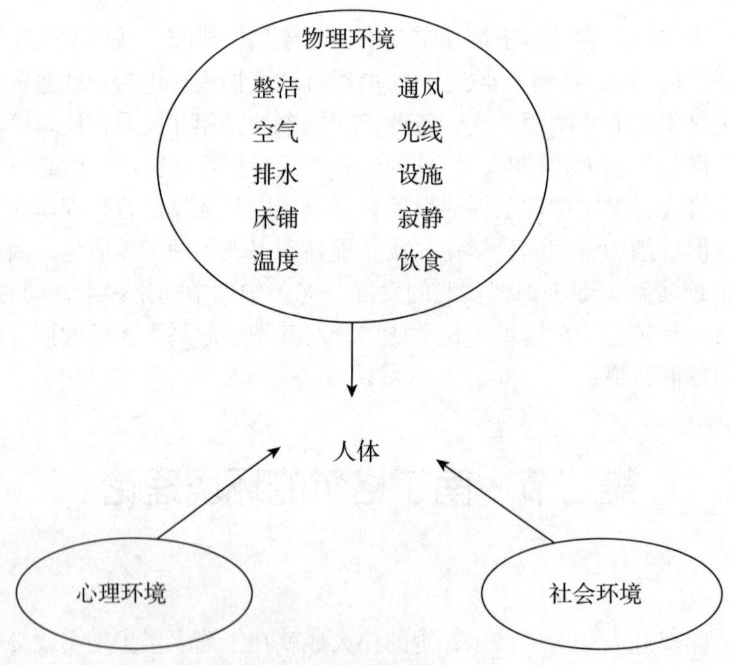

图 12-1　南丁格尔的环境理论

2．人　南丁格尔认为人是动态变化而复杂的生物，是物质、智慧、情感、社会和精神的统一体。个体能运用必需的修复过程来应对疾病和恢复及维持健康，但在影响环境或护士方面却是被动的。健康是良好的生存，个人能力的运用达到最完满的程度。健康是以环境中的健康因素为媒介，通过预防疾病而维持，健康是护理、人、环境相互作用的结果。南丁格尔认为，疾病是一个“修复过程”。她还认为，为了保持或恢复健康、治疗或预防疾病，护理应为患者创造良好的环境，并要区分护理患者与护理疾病之间的差别，把患者当作一个整体对待。

3．护理　1859 年南丁格尔提出护理的定义是：“通过改变环境，使患者置于最佳状态，

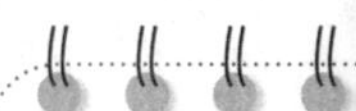

待其自然康复”。1885年南丁格尔指出：“护理的主要功能在于维护人们良好的状态，协助他们免于疾病，达到他们最高可能的健康水平”。南丁格尔认为护理是把患者置于最佳环境中，主要通过改变环境使机体的本能发挥出来；提供最佳的条件，加强人的修复过程和防止修复过程被干扰，使患者发挥机体本能作用而自然恢复到最佳健康状况。可见，护理工作本身并不是一种治疗活动，而是帮助患者处于一个合适的环境中，让患者本身自我恢复（图12-2）。她还强调了观察的重要性。

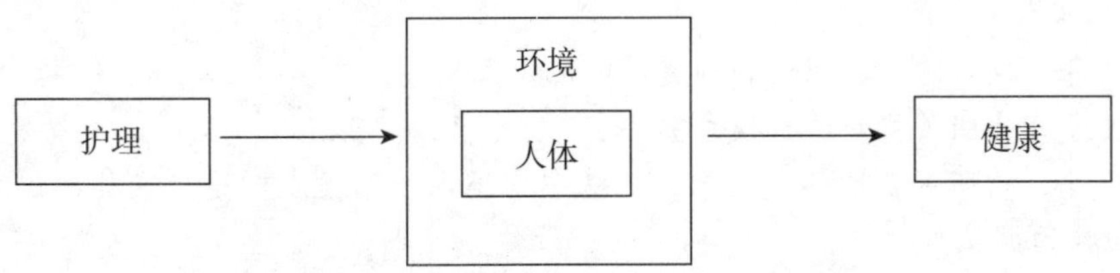

图12-2　南丁格尔护理理论中四个主要概念的关系

自南丁格尔办学以来，护理事业不断发展，21世纪的护理学与南丁格尔创立的护理学已大不相同，在护理学的知识结构、护理的目的、护理的对象、护士的作用各方面发生了极大的变化，但是，南丁格尔对护理工作的认识和改进以及颇有见地的独到见解在当时和现在，仍有深远的影响与指导作用。

三、南丁格尔的环境理论在护理实践中的应用

南丁格尔的环境理论包括护理程序和十三条准则：通风与温度、光线、房间和墙壁的清洁度、住所周围的环境条件、噪声、床和住宿条件、个人清洁度、多样性刺激、加强交流、合理进食、饮食结构、记录管理和加强观察。

第三节　罗伊的适应模式

一、概述

罗伊的适应模式（the Roy adaptation model）是由美国护理理论学家卡利斯塔·罗伊（Sister Callista Roy）于1964年在她的硕士毕业论文中提出。罗伊多年从事儿科临床护理和护理教育工作，她注意到儿童在成长发展各阶段的心理变化及对环境变化的应对潜能，认识到适应是描述护理的最佳途径。1964—1966年，罗伊提出并逐步充实完善了适应模式，以描述和解释人类对刺激进行适应的过程。

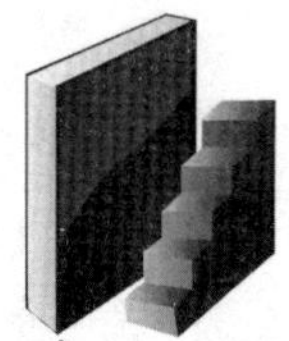

知识拓展

罗伊生平事迹

1939年10月14日，出生于美国洛杉矶

学习经历：

1963年，毕业于洛杉矶圣玛丽学院（获得护理学学士学位）

1966年、1973年、1977年毕业于加利福尼亚大学（分别获得护理学硕士学位、社会学硕士学位、社会学博士学位）

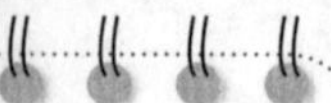

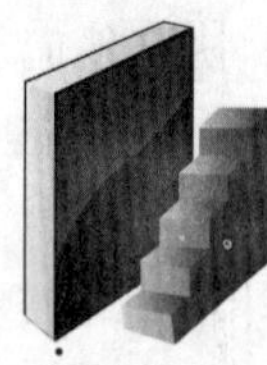

知识拓展

理论专著：

1976 年，发表《护理学导论：一种适应模式》(*Introduction to Nursing: An Adaptation Model*)

1981 年，发表《护理理论的构建：适应模式》

1991 年，出版《罗伊适应模式》

1997 年，出版《罗伊模式的未来：从宇宙统一性的观点对适应及其知识进行重新界定所面临的调整》

1999 年，发表《以罗伊适应模式为基础的研究：对护理科学的 25 年贡献》

二、罗伊适应模式的主要内容

罗伊认为人是一个适应系统，包含着适应与系统两个概念。人是一个生理 - 心理 - 社会的个体，作为一个系统，人自始至终处于内外环境刺激中，需要持续不断地从生理、认知两个层面进行调节，以适应内外环境的变化，维持自身在生理功能、自我概念、角色功能和相互依赖等方面的完整，从而维持健康（图 12-3）。人的适应行为即是人对刺激（环境）进行适应的过程。

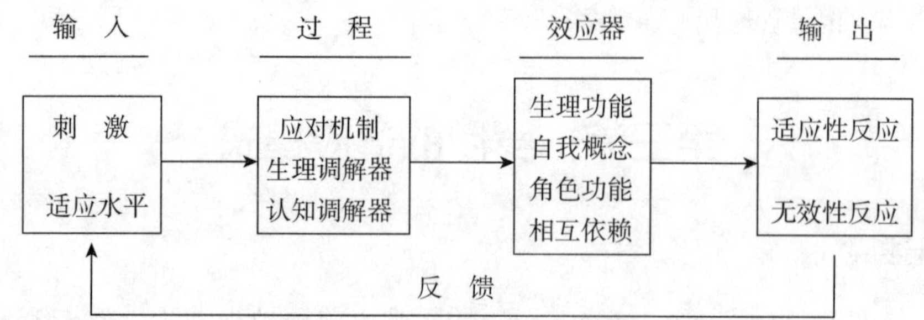

图 12-3 罗伊的适应模式示意图

（一）输入

罗伊认为刺激和人的适应水平构成适应系统的输入。

1. 刺激（stimulus） 是指能够引起护理对象某种反应的内部或外部的任何事物。刺激可分为三类：

（1）主要刺激（focal stimuli）：即人当时面对的，需要立即应对的、能引起个体最大程度变化的刺激，它可以是生理上的改变，如疾病、外伤等；也可以是环境方面的改变，如住院；还可以是一种关系的改变，如家庭成员的改变。

（2）相关刺激（contextual stimuli）：即一些诱因性刺激，所有内在的或外在的，对当时由主要刺激所导致行为有影响的其他刺激。这些刺激是可以观察到、可测量到的，或由其本人所诉说的。如遗传因素、年龄、性别、文化、自我概念、角色、相互依赖、药物、烟酒等。

（3）固有刺激（residual stimuli）：是原有的、构成本人特性的刺激，这些刺激可能与当时的情况有一定的关系，但其影响作用不确定或者未得到证实、不易观察到或测量到的。如一个人的个性、嗜好、态度、经验等。

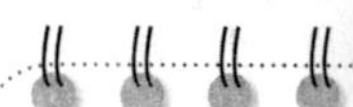

2．适应水平（adaptation level）　是个人应对的状态，是一个可变化的范围。如果刺激在人的适应水平区域内，则人可能适应，如刺激在人的适应水平区域之外，则人不能适应。

（二）过程

罗伊认为应对机制（coping mechanisms）构成适应系统的过程。应对机制，即人对外界或内在环境中刺激的内在应对过程。人的内在应对机制包括两个方面：

1．生理调节　指当刺激作用于机体时，机体通过神经 - 生化 - 内分泌途径进行调节的过程，为先天具备的调节。例如呼吸的调节，通过呼吸中枢产生呼吸节律和调节呼吸运动，通过肺牵张反射和呼吸肌本体感受性反射调节，通过动脉血氧分压、二氧化碳分压和氢离子浓度进行化学性调节，如当血液中 CO_2 浓度增高时，会刺激颈动脉体与主动脉体的化学感受器，引起呼吸加速，肺通气增加。

2．认知调节　指当刺激作用于机体时，机体通过大脑皮质接受、加工、处理信息，经过学习、判断和情感调试等复杂过程进行调节与控制的过程，为后天习得的调节。

（三）效应器（effectors）

罗伊认为人的调节结果主要反映在四个方面的效应器上：

1．生理功能　主要是指人从生理方面对环境刺激的反应。生理方面的需要包括：氧气、营养、排泄、活动及休息、水电解质平衡、正常的神经及内分泌功能，其目的是保持人生理功能的完整。

2．自我概念　是指人在特定的时间对自己的思想、情绪、优缺点等的全面的看法。自我概念是外界对一个人的看法结合个人对自己的看法而形成的。包括两部分：

（1）躯体自我：即对自身身体的感觉和形象，分为体感和体像。体感是能感觉自己身体的能力。体像是人对自己外貌的主观概念。

（2）人格自我：即对自我的理想、期望、伦理、道德感等，分为自我统一、自我理想、道德 - 伦理 - 精神自我。自我统一指人能对自己有一个全面的、一致的、不受时间及空间影响的看法。自我理想指人对自己的期望。道德 - 伦理 - 精神自我指人能保持自己的行为符合社会规范及道德精神原则。

3．角色功能　是指人行使其社会角色的表现，是某人在特定场合的义务、权利及行为准则。每个人在社会中的行为是依照角色而定的。如角色冲突、角色转变等。其目的是为了保持人的社会功能的完整。

4．相互依赖　是人的社交及人际关系方面的能力，其目的也是保持人的社会功能完整。相互依赖主要涉及两个方面的行为：

（1）贡献性行为：人是否有爱、尊重及欣赏别人的意愿及能力。

（2）接受性行为：人是否有接受别人的爱、尊重及欣赏，并能对别人的爱、尊重及欣赏做出反应的能力。

（四）输出

罗伊认为人的适应反应（adaptation response）构成适应系统的输出。适应反应包括适应性反应及无效性反应。适应性反应是指人能适应刺激并维持自我的完整统一。无效性反应是指人不能适应刺激，自我完整统一受到损害。如果刺激在人的适应区内，则人可能适应；如刺激在人的适应区外，则人不能适应（图 12-3）。

三、罗伊适应模式对护理学四个基本概念的阐述

1．人　罗伊认为人作为护理对象，可以是个人、家庭、团体、社区或社会人群，每一个单位都是一个适应系统。人是具有生物、心理和社会属性的有机整体，是一个开放系统，处于不断与环境互动的状态下，在人与环境之间的互动变化中，人需要适应并保持其完整性。

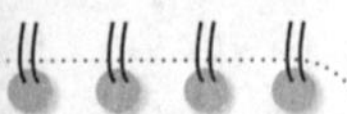

2．健康 罗伊认为健康是人达到完整的一种状态和过程，是人的功能处于对改变持续适应的状态。当人能够不断适应，即做出适应性反应时，就能保持健康；当人的应对无效，即做出无效性反应时，就会导致疾病。

3．环境 罗伊认为环境是围绕和作用于人或群体发展和行为的所有情况、事件和影响因素。环境中包含主要刺激、相关刺激和固有刺激。

4．护理 护理是通过采取措施帮助人控制或适应刺激，以达到良好的适应状态的科学。为了达到促进个体适应性反应的目标，护士可通过采取措施控制各种刺激，使刺激全部作用于个体的适应水平范围之内，同时也可通过扩展人的适应水平范围，增强个体对刺激的耐受能力，来促进适应性反应的发生，从而使人得以生存、成长、繁衍、主宰及自我实现。护理活动是评估行为及影响因素，运用护理措施控制三种刺激强度、促进个体对刺激的适应能力。护理的功能是帮助人们在患病时维持生理、自我概念、角色功能及相互依赖方面的需要，以最大限度地维护服务对象的健康。

四、罗伊的适应模式在护理实践中的应用

案例 12-1

案例 12-1 分析

林某，女性，65 岁，车祸后多处伤口出血急诊入院行血管修补术，其中左大腿撕裂伤，约 10cm 撕裂伤口，大量鲜血涌出，患者面色苍白，精神淡漠，意识尚清，左腹股沟简单包扎，测血压 84/56mmHg，心率 120 次 / 分。术中输血 200ml，术中术后持续遵医嘱输注 5% 葡糖糖溶液 150ml/h。术后 2h 血压 88/60mmHg，心率 112 次 / 分，呼吸 28 次 / 分，四肢发凉，甲床发白，1 小时内排尿 16ml，手术部位少量渗血，意识状态表现为对触觉的反应较慢。两个月前曾因心力衰竭入院治疗。

问题与思考：

请根据罗伊的适应模式，对患者进行护理评估，并提出护理诊断。

（一）罗伊适应模式与护理实践的关系

根据罗伊的适应模式，将护理的工作方法分为六个步骤，包括一级评估、二级评估、护理诊断、制定目标、干预和评价。

1．一级评估 一级评估是指收集与生理功能、自我概念、角色功能和相互依赖四个方面有关的输出性行为，故又称行为评估。通过观察、交谈、检查等方法收集护理对象有关四个方面的行为资料。通过一级评估，护士可确定患者的行为反应是否存在无效性反应。护士要判断个体输出的行为是否为适应性反应，是否有助于促进健康；识别个体出现的无效性反应和需要护士帮助才能达到的适应性反应。一级评估的内容包括：

（1）生理功能：包括氧气、营养、排泄、活动及休息、防御、感觉、水电解质平衡、神经功能和内分泌功能。其中无效性反应的表现为缺氧、营养不良、腹泻、便秘、尿失禁、失眠、发热、疼痛、压疮、水肿、电解质紊乱、血糖过高、血压过高等。

（2）自我概念：包括躯体自我和人格自我方面的功能表现。其中无效性反应的表现为自卑、自责、自我形象紊乱、无能为力感等。

（3）角色功能：包括个体在家庭、单位、社会等各种角色的功能情况。其中无效性反应可表现为角色不一致、角色冲突等。

（4）相互依赖：包括个体与其重要关系人、支持系统的互动状态方面的输出性行为。其

中无效性反应的表现如孤独、分离性焦虑等。

2．二级评估　二级评估是对影响患者行为的三种刺激因素的评估，又称刺激评估或影响因素评估。收集有关刺激的资料，识别主要刺激、相关刺激和固有刺激。通过二级评估，可帮助护士明确引发患者无效性反应的原因。护理工作就是针对作用于人的各种刺激，加以控制，以促进人的适应性。例如，某心绞痛患者，所面临的主要刺激可能是心肌缺血，胸疼；相关刺激包括年龄、体重、冠状动脉耐受程度、气温的变化、情绪的改变、痛阈、饮酒等；固有刺激可能有职业、吸烟史、家族遗传史等。

3．护理诊断　护理诊断是对患者适应状态的陈述或诊断。护士通过一级评估和二级评估，可明确患者的无效性反应及其原因，针对四个方面的反应方式确定护理问题或护理诊断。注意护理诊断的优先次序，排列时应根据威胁或影响个体生存、成长、繁衍和发挥潜能的程度考虑，将对个体生命威胁最大的，需要首先予以解决的护理诊断排列在最前面。

4．制定目标　目标是对患者经护理干预后应达到的行为结果的陈述。制定目标时护士应注意尽可能与患者共同制定并尊重患者的选择，目标应可观察、可测量，并注意可行性。

5．干预　干预是护理措施的制定和落实，是专业护士采取的一种实现目标的行为。罗伊认为护理干预可通过改变或控制各种作用于适应系统的刺激，或提高患者的应对能力，扩大适应范围，使所有刺激作用于个体的适应范围内，以促进适应性反应。控制刺激不仅应针对主要刺激，还应注意对相关刺激和固有刺激的控制。扩大适应区域应了解其生理调节和心理调节的能力和特点，给予必要的支持和帮助。

6．评价　在评价过程中，护士应将干预后患者的行为改变与目标行为相比较，确定护理目标是否达到，以检验护理措施的有效性，然后根据评价结果对尚未达到预期目标的护理问题需要找出原因，再对计划进行修订与调整。

（二）适应模式对护理实践的指导意义

1．进一步丰富了护理理论体系　罗伊从适应的角度，对人、健康、环境、护理进行了解释。认为人作为一个适应系统，生存在一个内外部刺激的环境中，通过采取措施控制各种刺激，保持人的完整性。

2．有利于指导护士对患者实施整体护理　人遇到刺激时会出现生理功能、自我概念、角色功能和相互依赖等多方面的反应，护士在观察患者时，应收集这四个方面的适应性反应行为，以便更好地对患者实施有效的整体护理。

3．人与环境的协调统一是维持健康的基础　护理的目的是帮助人改善和适应环境，以达到最佳的健康状态。护士应在了解患者的适应水平及刺激水平的基础上，促进其在生理功能、自我概念、角色功能和相互依赖方面的适应性反应。

第四节　奥瑞姆的自理理论

一、概述

奥瑞姆（Dorothea E. Orem）是美国著名的护理理论学家之一。奥瑞姆的护理工作经验非常丰富，如医院护士、私人护士、带习教师、护理教育者、管理者、护理咨询人员、职业护士训练者等。自理理论（self-care nursing theory）是奥瑞姆最初于1959年提出，当时她在设置《职业护理教育课程设置指南》时，不断地思考三个问题：①什么是护理？②人为什么需要护理？③护士在做什么？护士应当做什么？护士的工作成效是什么？不断地思考使奥瑞姆认识到人们在无法照顾自己时需要护理，正是这一思想促使奥瑞姆发展了自理模式并在以后的数十年中得到了进一步的完善和发展，在护理教育、科研和临床实践中得到了广泛的应用。WHO指出21世纪个体、家庭和社会在决定满足其健康需求方面将扮演重要角色，自我护理正成为一个发展趋势。

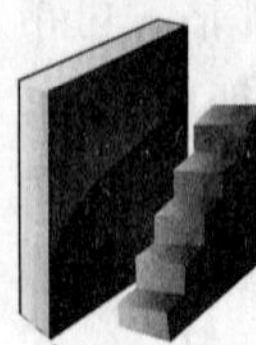

知识拓展

奥瑞姆生平事迹

1914年，出生于美国马里兰州

学习经历：

1930年，毕业于普罗维登斯医院护理学校（获得大专学历）

1939年，毕业于天主教大学（获得护理学学士学位）

1945年，毕业于天主教大学（获得护理教育硕士学位）

理论专著：

1971年，代表性著作《护理：实践的概念》（*Nursing: Concepts of Practice*）首次出版

二、奥瑞姆的自理理论的主要内容

奥瑞姆自理理论以自我照顾为中心，最终目标是使个体担负起自我照顾的责任。奥瑞姆自理理论包括三个理论结构：自理理论、自理缺陷理论和护理系统理论。

1．自理理论（the theory of self-care） 在自理结构中，奥瑞姆重点阐述了什么是自理，人有哪些自理需要，哪些因素会影响个体的自理能力。奥瑞姆认为每个人都有自理的需要，而自理的需要根据个人的健康状况及生长发育的不同阶段而有所不同。人是一个有自理能力的自理个体。当自理需要小于或等于自理个体的自理能力时，人能满足自理需要。

（1）自理（self-care）：也称自我护理，是个体为了维持自身的结构完整和功能正常，维持生长发育的需要，所采取的一系列自发性调节活动。自理是人类的本能，是连续而有意识的活动。正常成年人都能进行自理活动，但婴幼儿以及健康受损的个体则需要不同程度的帮助。

（2）自理能力（self-care agency）：是指人进行自理活动或自我照顾的能力。自理能力包括十个主要方面：重视和警惕危害因素的能力；控制和利用体能；适当调整体位；认识疾病和预防复发；正确对待疾病的态度；对健康问题的判断；学习和运用疾病治疗和康复相关知识和技能；与医务人员有效沟通并配合治疗；安排自我照顾行为；寻求恰当社会支持和帮助的能力。

（3）自理主体（self-care agent）：是指能完成自理活动的人。在正常情况下，健康成人的自理主体是其本人；但儿童、患者等由于自理能力受限，不能成为独立承担自理主体，因此，他们的自理主体部分是自己，部分是健康服务人员或照顾者。

（4）治疗性自理需要（therapeutic self-care requisites）：是个人通过正确而有效的途径以满足自己的发展及功能的需要，是指在特定时期内，个体自理活动的总称，包括一般的、成长发展的和健康不佳时的自理需要。

1）一般性的自理需要（universal self-care requisites）：也称日常生活需要，它是人类生存和繁衍的共同需要，目的在于维持自身结构完整和功能的正常。包括：摄入足够的空气、水和食物；维持良好的排泄功能；维持正常的活动与休息；满足社会交往的需要；避免有害因素对机体的刺激；促进人的整体功能与发展的需要六方面。

2）发展性的自理需要（developmental self-care requisites）：在生命发展过程中不同阶段特定的自理需要以及在某种特殊情况下出现的需要。包括：①个体处于不同的发展阶段，发

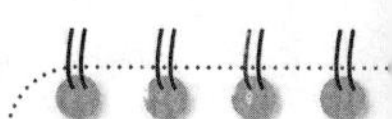

展的自理需要不同。如婴幼儿期应养成良好的进食、排泄习惯；青少年期能认识自己的第二性征、学习文化知识、学会与人相处；而成年期要有稳定的工作、收入、婚姻，事业有所成就等。②遇到影响个人成长的各种情况时，如失去亲人、失业等，有预防和处理这些不利因素的需求。

3）健康不佳时的自理需要（health deviation self-care requisites）：指个体发生疾病、遭受创伤及特殊病理变化，或在诊断、治疗过程中产生的需要。包括寻求恰当的健康服务，了解自己病情变化及预后，合理配合诊疗及护理方案，学习相应的技能，接受自己伤残的事实，重新树立自我形象及自我概念等六个方面的需要。

自理需要和自理能力受个性特征和生活条件因素影响。十个基本条件因素包括：年龄、性别、生长发育阶段、健康状况、社会文化背景、健康服务系统、家庭系统、生活方式与行为习惯、环境因素、资源及利用情况。

2．自理缺陷理论（the theory of self-care deficit）　自理缺陷理论是奥瑞姆自理理论的核心，重点阐述了个体什么时候需要护理。奥瑞姆认为：在某一特定的时间内，个体有特定的自理能力及自理总需要，在正常情况下，人有能力满足自己正常的自理需求，当个体的这种自理需要大于自理能力时就出现了自理缺陷，即当一个人不能或不完全能进行连续有效的自我护理时，就需要护理照顾和帮助。

3．护理系统理论（the theory of nursing system）　护理系统理论重点说明如何通过护理系统帮助个体克服自理缺陷，满足自理需要，即解释了如何提供护理的问题。并且指出护士应根据服务对象的自理需要和自理能力的不同而分别采取三种不同的护理系统：全补偿系统、部分补偿系统和支持教育系统。各护理系统的适用范围及护士和服务对象在各系统中所承担的职责（图 12-4）。

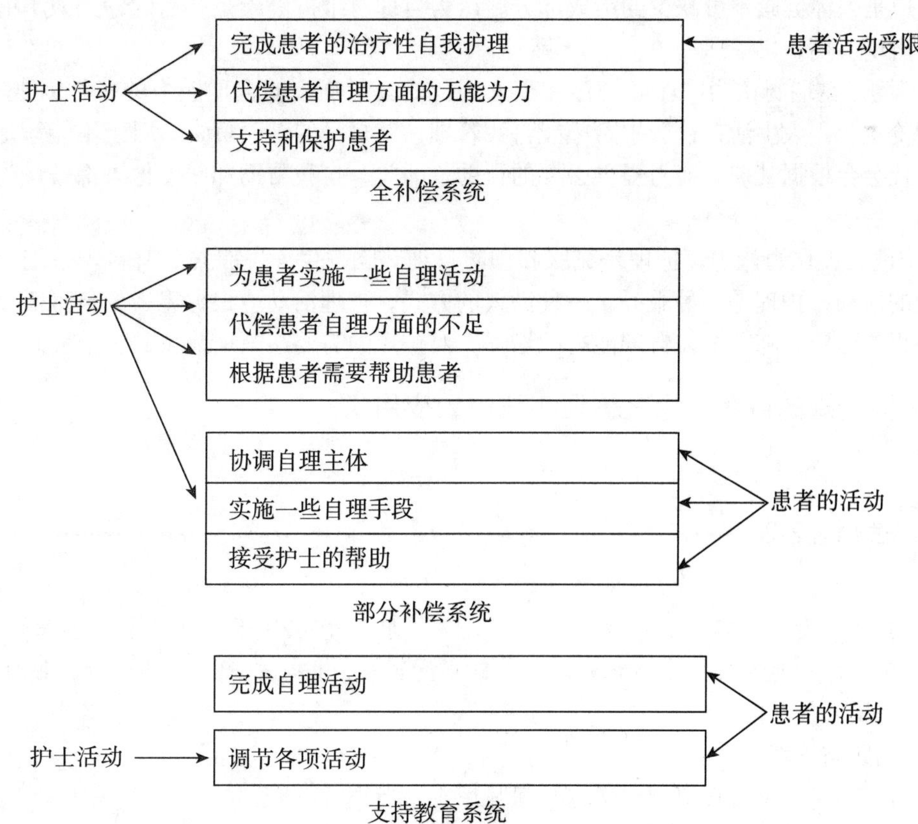

图 12-4　奥瑞姆护理系统理论结构示意图

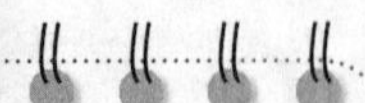

（1）全补偿护理系统（wholly compensatory system）：服务对象完全没有能力自理，需要护士进行全面帮助，以满足服务对象所有的自理需要，如治疗、生活护理、支持、保护。适用于：①服务对象在身体及心理上完全不能满足自己的自理需要，如昏迷患者；②服务对象在身体上不能满足自理需要，但有意识，如脑卒中患者；③服务对象的心理及精神活动不能满足生命的需要，如精神疾病的患者。

（2）部分补偿护理系统（partly compensatory system）：服务对象有能力满足自己的一部分自理需要，但另一部分需要护士来满足，补充服务对象自理能力的不足。包括以服务对象完成为主及以护士辅助完成自理需要为主。适用于手术后患者，尽管他能满足大部分自理需要，但需护士提供不同程度的帮助，如协助如厕、提供注射技术、给药、帮助更换敷料等。

（3）支持 - 教育系统（supportive-educative system）：服务对象有能力执行或学习一些必需的自理方法，但必须在护士的帮助下才能完成。如通过调节各项活动、支持、指导、教育服务对象或提供促进发展的环境，以提高自理能力。

奥瑞姆指出自理能力是可以通过学习增强的，一个人的自理能力越好，则显示其健康状况越佳，但健康状况越好，自理能力不一定越强，如婴儿。所以护理工作应以如何更好地去恢复和提高患者的自理能力为目的，以及如何通过护理系统帮助患者自己来满足或替代其满足自理总需要。

三、奥瑞姆的自理理论对护理学四个基本概念的阐述

1．人 奥瑞姆认为，人是一个具有不同自理能力的生理、心理、社会的整体。人有学习和发展的能力，人不是通过本能而是通过后天的学习行为达到自理的。

2．健康 奥瑞姆支持 WHO 关于健康的定义，认为健康的躯体、良好的心理、人际关系和社会适应是人体健康不可缺少的组成部分。认为自理对维持健康是必需的，当人不能维持自理时，便出现疾病。

3．环境 奥瑞姆认为“环境是存在于人周围的、影响人的自理能力的各种因素”。社会具有两种价值观：人生活在社会中希望能自我管理，对自身的健康负责；对于不能满足自理需要的人，社会会根据其现有能力提供必要的帮助。因此，自我帮助和帮助他人都被认为是有价值的活动。

4．护理 奥瑞姆认为，护理是克服和预防自理缺陷发生、发展并为有自理缺陷者提供治疗性自理的活动。护理是一种服务、一种助人的方式。护理活动应根据患者的自理需要和自理能力缺陷程度而定，随着个体自理能力的增强，对护理的需要逐渐地减少甚至消失。

四、奥瑞姆的自理理论在护理实践中的应用

案例 12-2 分析

案例 12-2

张某，女性，47 岁，技术员，直肠癌人工肛门术后 10 天，身体恢复良好，但较少下床活动、对人工肛门始终难以接受，不愿正视，担忧未来的生活质量，每日依赖护士处置人工肛门。

问题与思考：

1．如何应用奥瑞姆自理理论护理程序对患者进行护理？

2．你认为对该患者宜提供哪类护理系统？

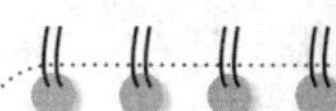

（一）奥瑞姆自理理论与护理实践的关系

奥瑞姆认为护理程序分为三个步骤：

1．**诊断与处置**　收集资料，分析判断评估患者的自理能力和自理需要。包括通过评估确定服务对象为什么需要护理、服务对象的自理需要、自理能力、自理需要与自理能力之间的关系等。同时确定需要采取哪些护理措施以满足服务对象的自理需要。在此阶段，奥瑞姆强调必须评估服务对象及家属的自理能力，以便使他们参与护理活动，尽快达到自理。相当于一般护理程序中的评估及诊断两个步骤。奥瑞姆对以下五个问题做出回答：

（1）患者现在的治疗性自护需要是什么？以后又是什么？

（2）为满足治疗性自护需要，患者是否存在自护缺陷？

（3）患者的自护缺陷是什么性质？原因是什么？

（4）为了达到治疗目的，是完全提供帮助而不让患者自护，还是让其自护？

（5）患者的自护力量有哪些潜力？如何将自护知识、技能、愿望纳入自护计划中？

2．**设计与计划**　在此阶段，护士首先应根据前一阶段评估的结果及服务对象目前的实际情况，确定采取何种护理系统，然后设计及计划具体的护理方案。相当于一般护理程序中的计划阶段。五种护理方案：替做、指导做、提供生理和心理支持、提供良好的环境、提供教育。

3．**评价及调整**　此阶段要求护士根据设计及计划的结果对服务对象实施护理，评价护理结果，并根据服务对象当时的实际情况不断调整护理方案，以协调和帮助患者恢复和提高自理能力。相当于一般护理程序的实施与评价阶段。

（二）奥瑞姆自理理论对护理实践的指导意义

1．**揭示了护理的本质**　奥瑞姆从自理的角度，对人、健康、环境、护理进行了解释。奥瑞姆自理理论认为护理是一种帮助性服务，而不是一种替代性服务，其重视“自我”在护理与保健中的主导作用，自我护理可增强患者的主动参与意识，体现自我价值，可缩短住院时间或减少患者再次入院的次数，减少医疗开支，减轻家庭负担，建立良好的医患关系，通过自我护理教育为护患之间沟通架起了桥梁，使护士有更多的时间、精力为全补偿、部分补偿患者服务。

2．**明确了护理专业的范畴和内容，形成新型的护患关系**　奥瑞姆自理理论明确了护士的职责范围和护士与患者的角色与行为。传统观念认为只有护士替患者做完全部的自理活动才是一个好护士，而不考虑患者是否具有自理能力。奥瑞姆认为护士不应无原则地全部包揽患者的自理活动，而应在其现有能力的基础上补偿自理的不足，帮助患者克服自理的局限性，从而恢复和提高其自理能力。

护患关系有两种：①互补关系：患者的自理力量＋补充的护理力量＝护理的治疗性水平。②协议关系：所需要的护理有哪些？这些护理由谁提供？

3．**对护士的职业提出了新的要求**　奥瑞姆自理理论对护士的职业提出了新的要求，必须由护士给患者传授护理知识和技术，强调护士必须接受系统的完整教育，而不是职业训练，护士应进行“思考护理”，而不只是熟练地执行标准化操作和熟练地完成任务。

4．**强调了患者在健康中的主体作用**　患者的自我护理对促进健康具有重要的意义，而自理是通过学习逐渐获得的。护士不仅要为有自理缺陷的患者提供帮助，而且要善于调动和激发患者的主观能动性，挖掘患者的自理潜能，引导患者和家属积极参与护理，成为维护和恢复健康的主体。三类护理系统贯穿于疾病的全过程，相互联系，灵活运用，为患者提供良好的服务，不因强调患者进行自理护理，而放弃护士的责任和努力。

5．**为护理实践提供了理论基础**　奥瑞姆自理理论被广泛地应用于护理教育、临床护理、护理管理和护理科研各个领域。首先，它对护理教育提出了更高的要求。作为护士不但要掌握护理的技术，更要掌握护理的艺术。其次，自理理论极大地拓展了护理临床实践和科研的领域，并为护士从事健康教育提供了依据。根据奥瑞姆自理理论，护士的职责之一是促进服务对象的自理，因此，护理不可能局限在医院内，必须面向家庭、社区和社会，满足人们的自理需要，发挥护理的最大效能。

第五节　纽曼的健康系统模式

一、概述

在护理理论的发展进程中，美国杰出的护理理论家、精神卫生保健领域和社区护理领域的开拓者贝蒂·纽曼（Betty Neuman）做出了重要贡献。纽曼的父亲患有慢性肾病，对多年来照顾他的护士评价很高，纽曼也对护理产生了浓厚的兴趣。她曾从事临床护士、护士长、护理部主任、公共卫生护士、精神病咨询专家、护理系教授及主任等工作。在公共卫生护理、社区护理及心理护理方面尤有建树。

纽曼（Neuman）的健康系统模式，是一个综合的、动态的模式，围绕减少应激而组织，认为个体与环境是相互作用的，重点强调人是与环境相互作用的开放系统，个体对于环境中压力源的反应。

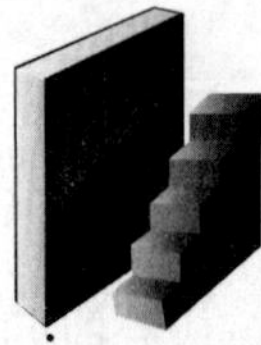

知识拓展

纽曼生平事迹

1924 年，出生于美国俄亥俄州

学习经历：

1947 年，毕业于俄亥俄州阿可诺医院护校（获得护理大专学历）

1957 年，毕业于加州大学洛杉矶大学护理学专业（获得公共卫生护理学士学位）

1966 年，毕业于加州大学洛杉矶大学精神卫生和公共卫生专业（获得精神卫生硕士学位）

1985 年，毕业于西太平洋大学临床心理学专业（获得临床心理学博士学位）

理论专著：

1966 年，发展了护理模式的“整体方法”思想

1972 年，提出“教授整体方法来解决患者问题的模式”

1982 年，代表性著作《纽曼的系统模式：在护理教育和护理实践中的应用》（*The Neuman's systems model: Application to nursing education and practice*）出版

二、纽曼的健康系统模式的主要内容

纽曼的健康系统模式主要包括三个部分：机体防御机制（线）、压力源和护理预防（干预）措施三部分（图 12-5）。

（一）机体防御机制

个体（群体、家庭、社区）被定义为服务对象，是一个与环境相互影响、持续互动的开放系统。每个人都具有正常的防卫能力及结构，一个中心核、一系列同心圆。中心核是一个基础结构，指人类生存的基本结构及能量源，由维持系统生存的一些基本要素组成，包括正常体

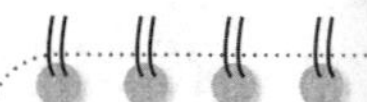

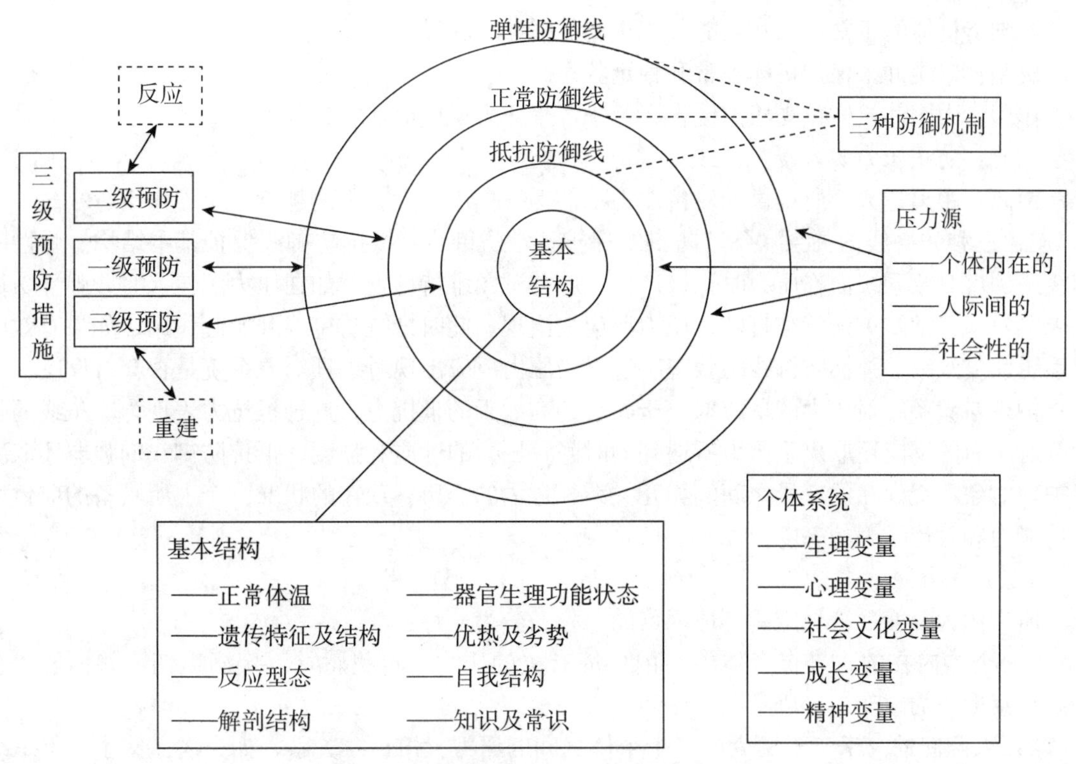

图 12-5　纽曼的健康系统模式结构示意图

温、遗传特征及结构、反应型态、解剖结构、器官生理功能状态、优势及劣势、自我结构、知识及常识。如果人的基本结构遭到破坏，会影响人的生命及生存。同心圆表示保护基础结构的三种防御机制。

1．个体系统　包括五个变量：①生理变量：机体的结构和功能；②心理变量：个体的心理过程和关系；③社会文化变量：社会和文化功能及其相互作用；④成长变量：生命的成长发展过程；⑤精神变量：精神信仰和信念。

2．三种防御线

（1）抵抗防御线：是保护人的基本结构稳定、完整及功能正常的防卫屏障，包括白细胞功能、免疫功能、生理功能及应对行为等方面。它根据个人的特征、生长发育阶段的特征及遗传特征的不同而有不同的反应。

作用：当压力源侵入正常防御线时不由自主地起作用。

功能：稳定护理对象系统并促进恢复正常防御线。

有效和无效：有效，系统平衡可以恢复；无效死亡。

（2）正常防御线：正常防御线的完整与否代表了机体是否处于一种动态平衡状态，是判断机体处于健康还是疾病的标志之一，是一生中防御作用的主体，是人在生命历程中建立起来的健康状态和稳定状态，是个体在生长发育与环境互动过程中对压力不断适应调整的结果。对各种压力源作出适当的调节，维持机体健康的稳定状态。如果正常防御线被破坏，则人的动态平衡会被破坏，人不能代偿性的应对压力源，就会出现症状或压力反应。

作用：以保护护理对象系统的正常状态。

功能：反映着该护理对象系统的变化发展情况。

扩张和收缩：扩张反映健康增强，收缩反映健康衰退。

（3）弹性防御线：弹性防御线也称应变防御线，是最外层的防御线，是一种动态的、易变的状态，是一种活动性的、保护性的缓冲力量，它处于正常防御线之外，它首先接触压力

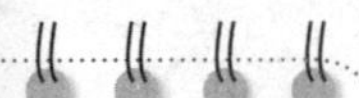

源，对维持机体的正常状态及功能起着重要的缓冲和滤过作用。

机制：以缓冲来保护机体正常和稳定状态。

作用：力图使机体免受压力侵害，免于产生压力反应或症状。

功能：防止压力源入侵，缓冲、保护正常防线。

距离：距离越大，所提供的对抗压力源的保护作用越大；距离越近，保护作用越小。

3．三种防御线的关系　弹性防御线保护正常防御线，抵抗防御线保护基本结构。弹性防御线是护理对象系统面临压力时积极产生反应并试图维持稳定。如在压力源侵入时，弹性防御线未奏效，正常防御线就被打破，压力反应会出现。此时抵抗防御线开始起作用，如果有效则使系统恢复健康，弹性防御线的状态决定着当压力反应出现时护理对象系统是否会有反应。

护理对象系统对压力的反应取决于先天的和后天的抵抗力，这种抵抗力表现为三条线的强度。对压力的反应还取决于压力所遇到的时间及压力的性质和强度。抵抗防御线的强弱还取决于护理对象系统内在的变量之间的相互关系，过去的经历、现在的状况、个人所具备的应付压力的能力和对待压力的态度。

（二）压力源

压力源为改变系统稳定的环境因素的总称。分为三种：

1．个体内在的　来自个体内与内环境有关的压力，自我感觉、疾病损伤，如愤怒、悲伤、自我形象的改变、自尊紊乱、疼痛、失眠等。

2．人际间的　来自于两个或多个个体之间的压力、角色、关系，如夫妻、父子、上下级或护患关系的紧张。

3．社会性的　发生于体外、距离比人际间压力源更远的压力，如经济状况欠佳、环境陌生、社会医疗保障体系等。

（三）护理预防措施

当压力源作用于机体时，机体发生防御反应。护理的目的是通过护理干预来维持和恢复机体系统的平衡。纽曼认为护理干预是通过三级预防来完成的：

1．一级预防　护理对象正面临或有可能面临压力源的到来但尚未发生反应时进行的干预，从而预防压力源侵犯或减少其侵犯的可能，巩固加强机体正常防御线。如进行健康宣教、保护易感人群、疾病的早期检查等。

目的：防止压力源侵入正常防御线。

2．二级预防　针对疾病潜伏期，护理对象的正常防御线被压力源攻破，身体反应出现时，采取的早期发现、早期诊断和早期治疗来防止或延缓疾病的发展。

目的：减轻和消除反应，恢复稳定，增强三条防御线。

3．三级预防　经过二级预防后，即针对发病后所采取预防措施，使系统恢复平衡，返回初级预防状态。如预防并发症、进行康复锻炼等。

目的：维持稳定，减少复发或恶化。

护理实例：一位有糖尿病家族史的中年企业经理，虽然平时健康良好，但护士仍然向他介绍一级预防的措施。由于最近一段时间工作压力重，人际关系紧张，请客吃饭应酬较多，体育锻炼不够等因素，使其体重增加明显，感觉疲劳，多汗，体检发现轻度脂肪肝，空腹血糖高于正常值。护士采用二级预防措施。病情稳定或恢复健康后，护士提供三级预防措施（图12-5）。

三、纽曼的健康系统模式对护理学四个基本概念的阐述

1．人　纽曼认为人是一个由生理、心理、社会文化、生长发育和精神信仰五个方面组成的整体，是不断与环境相互作用以寻求平衡的开放系统。人有抵御环境中压力源侵袭的能力，

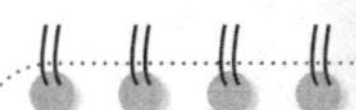

其防御机制为三种防御线：弹性防御线、正常防御线、抵抗防御线。

2．健康 纽曼认为健康是一个动态的、从疾病到强健的连续过程，即系统的各个组成部分相互和谐的状态，与正常防御线的动态平衡有关。纽曼认为健康是系统的最佳稳定状态。当系统的需要得到满足时，系统生理、心理、社会文化、生长发育和精神信仰五个方面的变化与系统整体间关系平衡而协调，机体处于最佳稳定状态；反之，系统的需要得不到满足，则机体的健康水平下降。健康是适应的一种反映。

3．环境 纽曼认为环境是机体内外环境的总和，即所有内部和外部压力源及影响因素的总和。即护理对象为了自身系统的完整和稳定，自发产生的变化的总称，包括机体内在的环境、人际间的环境和其他的机体外在的环境。

4．护理 纽曼认为护理是一门独特的专业，护理的任务是对护理对象采取有目的的干预措施，减少或避免影响最佳功能状态发挥的压力因素和不利状况，减少压力源造成的不良后果，使其维持或获得尽可能高的健康水平（保存能量，恢复、维持和促进个体的稳定、和谐与平衡）。要达到这一目的，她主张早期采取预防措施，并将预防措施分为一级预防、二级预防和三级预防。

四、纽曼的健康系统模式在护理实践中的应用

（一）纽曼的健康系统模式与护理实践的关系

纽曼将护理程序分成三个步骤：护理诊断、护理目标和护理结果。

1．护理诊断 评估个体的基本结构、防线特征、压力源，寻找偏离。

2．护理目标 设计时遵照保存能量，恢复、维持和促进个体稳定性为原则。

3．护理结果 评价、验证干预的有效性。评价压力源、防御机能、压力反应。

纽曼的护理方法反映了系统论思想，她认为系统进程和护理措施都是有目的、有方向的活动。

（二）纽曼的健康系统模式对护理实践的指导意义

1．在护理教育和临床教学中的应用 纽曼的健康系统模式得到了国外护理教育界的广泛认可，被积极应用于护理教育的各个环节，贯穿从课堂到临床实践的教学，适用于从学生到教师的教学促进过程，为护理院校的办学思想、课程设置、教学评价和评估工具的设计等提供了科学系统的指导框架。借助其以个体系统为中心的思想，来解决学生临床学习所面临的各种应激问题，使护理教育更具人性化和个体化。

2．在临床实践中广泛应用、进行评估和疗效观察，以提高临床患者的生存质量 在临床实践中广泛应用，根据患者基本结构、压力源的评估和患者目前正处于三条防御线的位置，适时给予三级预防，使患者达到最佳健康状态。在内科护理中应用非常广泛，包括高血压、糖尿病、脑卒中、乙型肝炎患者等；在外科中主要用于术后和癌症患者的护理；在妇科中广泛用于妊娠妇女、慢性盆腔炎、妇科癌症患者等护理方面；根据纽曼的健康系统模式也制定了压力评估测量工具，用于对住院患者或照顾者的压力评估与护理方面。

3．在护理管理中应用 发挥护士的工作热情，使护理团队更加和谐，积极采取有效措施，提高护士对压力源的防范，将其压力反应降到最小，使得护理团队保持和恢复稳定状态。

4．进一步丰富了护理理论体系

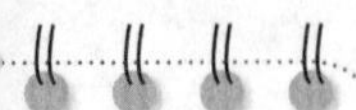

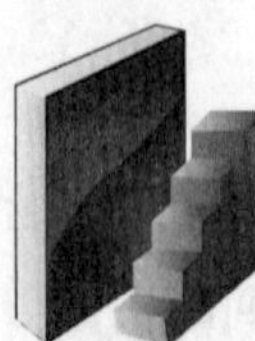

知识拓展

纽曼健康系统模式部分科研论文题目

1. 罗震，张文. 纽曼保健系统模式在老年高血压病患者中的护理效果观察. 护理实践与研究，2011，8（13A）：6-8.

2. 陆箴琦，贝文英. 纽曼护理模式在乳腺癌患者护理中的应用. 中国全科医学，2004，7（15）：1073-1074.

3. 王丽，亢巧玲. 纽曼健康系统模式对脑卒中患者主要照顾者压力的影响. 护理实践与研究，2009，6（7A）：15-17.

4. 马丽，余丽君. 纽曼系统模式及其在护理管理中的应用. 护理研究，21（9B）：2429-2430.

5. 袁爱华，陈京立. 纽曼系统模式理论在护理程序中的运用体会. 实用护理杂志，2011，17（4）：39-40.

6. 吴利芳. 纽曼系统模式在肝硬化合并上消化道出血患者中的应用. 临床护理杂志，2011，10（2）：16-19.

7. 施敏敏，曹梅娟. 纽曼系统模式中精神变量的研究与应用进展. 护理学杂志，2015，30（5）：110-112.

8. 雷云宏，孙朝文，高峰，等. 纽曼健康系统模式在甲型H1N1流感患者中的应用. 中国民族民间医药，2010：60-61.

9. 詹利雅，许虹. 纽曼系统模式在护理教育中的应用现状. 中华护理教育. 2014，11（3）：226-229.

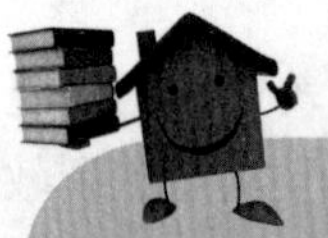

小　结

1. 护理理论是对护理现象及其本质的目的性、系统的、整体的概括，以描述、解释、预计和控制护理现象。

2. 南丁格尔的环境理论核心是环境概念。护理是把患者置于最佳环境中，主要通过改变环境使机体的本能发挥出来，提供最佳的条件，加强人的修复过程和防止修复过程被干扰。

3. 罗伊的适应模式认为人作为一个适应系统，自始至终处于内外环境（主要刺激、相关刺激、固有刺激）刺激中，要不断地从生理、认知两个层面进行调节，以适应内外环境的变化，维持自身在生理功能、自我概念、角色功能和相互依赖等方面的完整，从而维持健康。

4. 奥瑞姆自理理论包括三个理论结构：自理理论结构、自理缺陷理论结构和护理系统理论结构。自理理论结构重点阐述了什么是自理，人有哪些自理需要，哪些因素会影响个体的自理能力。自理缺陷理论结构是奥瑞姆自理理论的核心，重点阐述了个体什么时候需要护理。护理系统理论结构重点阐述了如何通过护理系统帮助个体克服自理缺陷，满足自理需要，即解释了如何提供护理的问题。并且指出护士应根据服务对象的自理需要和自理能力的不同而分别采取三种不同的护理系统：全补偿系统、部分补偿系统和支持教育系统。

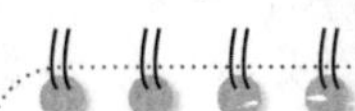

5. 纽曼的健康系统模式主要包括三个部分：机体防御机制（弹性防御线、正常防御线、抵抗防御线）、压力源（机体内在的环境、人际间的环境和社会性的环境）和护理预防措施（一级预防、二级预防和三级预防）三部分。

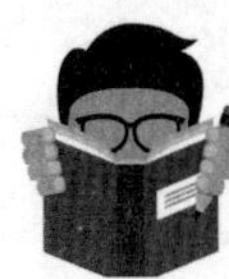

思考题

第十二章思考题参考答案

1．奥瑞姆自护理论的三个理论结构是什么？分别解释或说明什么问题？理论核心部分是什么？

2．纽曼的健康系统模式中保护基本结构的防线依次是什么？

（张小丽）

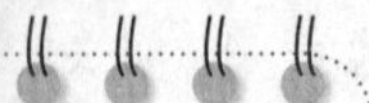

第十三章　临终关怀

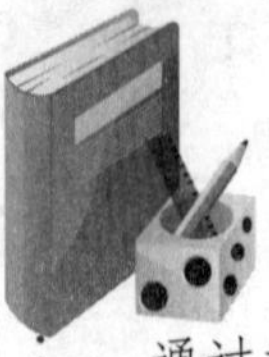

学习目标

通过本章内容的学习，学生应能够：

◎ 识记

1．准确复述临终关怀的概念及含义。

2．正确陈述临终关怀的内容、基本原则。

3．正确陈述临终患者及家属的心理关怀策略的主要内容。

◎ 理解

1．总结临终关怀的发展史和临终关怀的相关理论。

2．解释临终患者的基本需要及临终患者家属居丧期悲伤心理的发展过程。

◎ 运用

以某一临终关怀服务对象为例，运用临终关怀的相关知识，制订临终患者及其家属的护理方案。

生老病死是人类生命发展的自然规律，出生是人生旅程的第一站，临终则是这个旅程的终点站，死亡是构成完整生命历程不可回避的重要组成部分。临终关怀是近代医学领域中新兴的一门边缘性交叉学科，是社会需求和人类文明发展的标志，虽然它的发展仅有四十余年的历史，但发展迅速。临终关怀专注于减轻临终患者的疾病症状和延缓疾病发展，为其提供舒适的环境和有效的精神支持，帮助他们坦然、平静地面对死亡，有尊严、安详地度过人生最后阶段。同时，临终关怀也给予家属心理、社会及精神上的安慰与支持，帮助他们以健康的方式应对亲人丧失，减少悲哀期的各种不良影响。

613-1

案例 13-1A 分析

案例 13-1A

徐某，男，66 岁，退休干部，大学文化。两周前突发恶心、呕吐，上腹部疼痛，以急性胃炎收入院。经查体发现右上腹肿块，进一步检查诊断为原发性肝癌晚期。患者既往体健，拒绝承认身患肝癌的事实，并强烈质疑该院的医疗水平，要求家人为其转院到北京进一步确诊。归来后再次入院，患者曾一度积极配合治疗，经常与医生和护士讨论自己的病情。但近三天，患者情绪异常低落，不愿与任何人沟通，加之病痛折磨，睡眠质量差，身体状态每况愈下。

问题与思考：

1．徐某在得知身患绝症后经历了哪些心理过程？各有什么特点？

2．根据其目前心理特点，护士应如何进行心理护理？

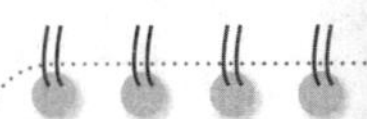

第一节 概 述

一、临终关怀的相关概念

临终是人生的最后阶段，保持和提高这个阶段的生存质量，是人类健康的重要组成部分。公民有生命健康权，同时也享有临终健康的权利，即在临终阶段达到身体、精神、社会上的“完满”与“安康”状态。临终关怀的基本概念包括临终、死亡、临终关怀、姑息照护、缓和医疗。

（一）临终

1．概念 临终（dying）一般是指由于各种疾病或损伤而造成人体主要器官功能趋于衰竭，经积极治疗后仍无生存希望，各种迹象显示生命活动即将终结的状态。临终是一个过程，故又称临终阶段。

2．时间界定 对临终阶段时间的界定，迄今为止世界各国尚未统一，各国或各地区依据实际情况制定了相应标准。例如，美国将临终界定为患者已无治疗意义，估计存活时间在6个月以内；英国以预期生存期限不超过1年为临终期；日本则以患者仅有2～6个月存活时间定义为临终期；另外也有不少国家倾向于以危重患者住院治疗到死亡平均时间（17.5天）为临终标准。我国对此没有具体时间限定，一般认为，患者处于疾病末期经积极治疗后仍无生存希望，死亡在短时间内（2～3个月）不可避免地发生即属于临终阶段，如慢性疾病终末期、恶性肿瘤晚期、重要脏器衰竭期等。

（二）死亡

1．概念 死亡（death）是生命活动不可逆的终止，是人本质特征的永久消失，是机体完整性的破坏和新陈代谢的停止。

2．分期 死亡不是生命骤然结束，而是一个渐进的过程。一般可分为三期，包括濒死期、临床死亡期、生物学死亡期。

（1）濒死期：又称临终状态，是死亡过程的开始阶段，机体出现各系统功能严重紊乱和中枢神经系统受抑制状态。濒死期因患者疾病状态不同而持续时间不等，猝死者可不经此期而直接进入临床死亡期。濒死期患者经积极抢救可以复苏。

（2）临床死亡期：又称躯体死亡，是死亡过程的过渡阶段，时间短暂。中枢神经系统深度抑制或功能丧失，患者心跳、呼吸停止，瞳孔散大，各种反射消失，但组织细胞仍有微弱而短暂的代谢活动，一般将维持4～6分钟，在此期间若采取积极有效的抢救措施仍有复苏可能。

（3）生物学死亡期：又称全脑死亡、细胞死亡，是死亡过程的最后阶段。此期中枢神经系统和新陈代谢相继停止，出现不可逆性变化，机体已无复活可能。

（三）临终关怀

1．概念 临终关怀（hospice care）也称为“善终服务”或“安宁服务”，其中的“hospice”源自法语，起源于拉丁语“Hospitium”，原意是“收容所”“济贫院”。现代意义的临终关怀将护理学和医学、社会学等结合起来，用临终关怀的知识积极为临终患者服务。因此，临终关怀通常被认为是一种特殊的卫生保健服务，是由医护工作者、社会工作者、志愿者等组织或个人对临终患者及其家庭成员提供多方位、人性化的照顾，包括医疗、护理、心理、精神和社会各个方面，以使临终患者的生命受到尊重、症状得到控制、心理得以安慰、生命质量得到提高，同时也使家属的身心健康得到维护。

美国国立图书馆出版的“医学主题词”索引将临终关怀（hospice care）解释为：对临终患

者提供专业的支持性卫生保健服务，通过整体照护方法，在满足患者当前生理需求的同时，为患者及其家属提供法律、经济、情感和精神上的支持和咨询，此外对已故患者的家属进行丧亲支持。

我国学者孟宪武在2002年出版的《临终关怀》一书中的定义为：临终关怀是一种特殊的卫生保健服务，指由多学科、多方面的从业人员组成的临终关怀团队，为当前医疗条件下尚无治愈希望的临终患者及其家属提供全面的舒缓疗护，以使临终患者缓解极端的病痛，维护临终患者的尊严，得以舒适安宁地度过人生最后旅程。

由此可见，临终关怀致力于提高临终患者的生命质量，旨在满足临终患者的躯体、情感和精神需求，其目的不是治愈其疾病，而是使患者在平静、舒适的环境下有尊严地离世。

2．含义 临终关怀的概念包括三层含义：

（1）临终关怀是以临终患者的生理和心理特征及相关的社会、伦理等问题为研究对象，为患者及其家属提供全面照护的一门新兴的边缘性交叉学科。

（2）临终关怀涉及医学、护理学、心理学、社会学、伦理学、管理学等诸多学科领域，是生物 - 心理 - 社会医学模式的充分体现。

（3）临终关怀不以延长临终患者生命为目的，而以缓解其身心痛苦，提高生命质量为宗旨，使患者能够无痛苦、有尊严地走完人生的最后旅程，并使其家属的身心健康得到维护和增强。

（四）姑息照护

姑息照护（palliative care）又称为姑息护理，是在临终关怀的基础上发展起来的一种新型医疗照顾模式。在英文中“palliative care”意义广泛，包含医师诊断、药物等治疗方法的确定，以及护理人员的常规护理和心理抚慰等护理方式。2002年WHO将姑息照护定义为：一种支持性照护方法，即通过早期识别、积极评估、控制疼痛和缓解其他痛苦症状，如躯体、社会心理和宗教（心灵）的困扰，以预防和缓解身心痛苦，从而改善进展性疾病患者及其亲属的生活质量。

姑息照护的概念强调了以下三个方面：第一，姑息照护的主要目标是提高患者及其家属的生活质量，同时也干预疾病的进程；第二，主要服务内容为疼痛和其他症状的控制和缓解，而且更重视预防；第三，服务方式是积极的，可以用于疾病早期，也可以和其他延长生命的治疗联合应用，而不是在接受姑息照护的同时必须放弃根治性治疗。

（五）缓和医疗

WHO认为缓和医疗（palliative medicine）是一种提供给患有危及生命疾病的患者和家庭的、旨在提高他们的生活质量及面对危机能力的系统方法，通过对痛苦和疼痛的早期识别，以严谨的评估和有效管理，满足患者及家庭的所有（包括心理和精神）需求。

缓和医疗是国家社会保障体系中的重要组成部分，是保证人生命完整性的重要一环。在人的生命进入终末期，医疗机构为患者提供缓解一切疼痛和痛苦的措施，综合照顾患者的心理和精神需求，将死亡视为生命的自然过程，既不加速也不延缓死亡，用系统方法帮助患者过尽量优质的生活直至去世，同时帮助患者的家庭和亲属能够平静面对亲人的离世。

二、临终关怀的对象及内容

（一）对象

临终关怀的服务对象既包括临终患者，也包括临终患者的家属。临终患者是指医学上已经判定在当前医学技术水平条件下治愈无望、估计在短期内将要死亡的人。具体包括：

1．恶性肿瘤晚期患者，如肝癌、白血病、恶性淋巴瘤等的晚期。

2．高龄久病，丧失生活自理能力，连续卧床一年以上，且四个以上重要器官持续衰竭的患者。

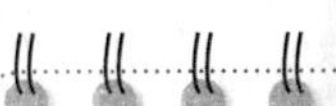

3．严重代谢系统疾病的晚期患者，如糖尿病、尿毒症等。

4．严重免疫系统疾病的晚期患者，如艾滋病、系统性红斑狼疮等。

3．心、脑血管疾病的急性发作并危及生命者，如急性脑出血、脑梗死、心肌梗死等。

4．严重心肺疾病失代偿期病情危重者，如慢性阻塞性肺气肿、心脏衰竭等。

5．多器官功能衰竭病情危重者，如中毒导致的肝功能衰竭、肾衰竭等。

6．其他处于濒死状态者，如意外伤害所致的危重患者等。

（二）内容

临终关怀并非单纯的医疗、护理服务，而是包括医疗、护理、心理咨询、社会支持、死亡教育、居丧照护等多学科、多方面的综合性服务，其主要任务是控制疼痛、缓解症状、舒适护理、减轻或消除临终患者及其家属的心理负担和消极情绪。主要内容包括以下四项：

1．满足临终患者的需求 包括生理、心理及社会方面的需求，尊重临终患者的权益，满足其在物质和精神方面的渴望。

2．临终患者的全面照护 减轻或消除临终患者的痛苦、不适症状及心理压力，提供医疗护理、生活护理、心理护理和社会支持。

3．满足临终患者家属的需求 包括家属对临终患者的医护要求、家属自身的心理需求，为家属提供情感支持，帮助其顺利度过居丧期，缩短悲哀过程等。另外还包括为家属提供殡丧服务。

4．死亡教育 死亡教育是以死亡学的理论为指导，进行死亡和生命相关知识的教育过程。它从生命伦理学角度指导患者认识生命的价值、死亡的标准、死亡的价值和死亡的尊严，改变其受传统死亡观所导致的否定、回避等负面态度，做到正确对待和接受死亡，消除对死亡的恐惧心理。

三、临终关怀的基本原则

临终患者是一个特殊的群体，需要医护人员从生理、心理、社会等方面进行综合的全方位的关怀照护，因此从事临终关怀的医护人员应遵从有别于一般医护服务的基本原则。其原则如下：

（一）尊重生命原则

临终患者在生命的最后阶段，个人尊严不应该因生命活力降低而被忽视，个人权利也不可因身体衰竭而被剥夺。临终关怀强调尊重生命的原则，要求服务的提供者应保持和维护临终患者的权利和尊严，尊重他们的信仰和习俗。护理人员在护理临终患者时，要维护患者的尊严、尊重患者的权利、保护患者的隐私，尽量满足患者的合理要求。

（二）照护为主原则

对临终患者而言，所提供的医学服务应从治疗（cure）为主转为照护（care）为主，不以延长生命为目的，而以减轻身心痛苦为宗旨。通过姑息性治疗护理措施，适度治疗以控制症状，达到减轻病痛、增进舒适、提高生命质量的目的，这是更加符合人道主义精神的医疗护理救助行为。

（三）心理支持原则

临终是人生旅途的最后阶段，患者的心理反应极其突出和复杂多变。注重心理关怀和支持是临终关怀的重要特点和基本原则之一。通过心理支持，使患者接受即将到来的死亡现实，以缓解或消除患者的焦虑和痛苦，使患者能安详、平静、达观地等待死亡的来临。同时做好家属的心理护理，帮助其经历和适应“丧亲”现实，缩短悲痛过程，维护身心健康。

（四）生命伦理原则

随着现代生物医学技术的飞速发展，多种仪器设备可以应用于延长患者的生理生命，甚至可以保持长久植物性生存状态，但生命质量已退化，生命已失去了本质意义。这种生命的被动维持未必是临终者本人的意愿，甚至恰与其意愿相悖。因此临终关怀还应致力于尊重临终患者的权利和人格，维护其尊严，体现符合生命伦理原则的关怀与照顾。

（五）社会化原则

临终关怀是一个社会化的系统工程，需要多学科、多领域共同参与。社会化原则要求大力开展临终关怀知识普及和宣传，开展死亡教育，树立科学死亡观，让社会公众了解并支持临终关怀事业。同时还需要以临终关怀专业人员和专门机构为主体，动员其他社会组织力量的积极参与和建设。

四、临终关怀的发展史

"临终关怀"来源于人类对老年体衰者或病入膏肓者的关怀和供养，在中西方都有着悠久的历史。

（一）早期临终关怀的发展

早期的临终关怀服务主要由政府或教会等慈善机构提供，体现对年老体衰或穷苦无依者的救助，并不具备医疗功能。

1．西方早期临终关怀 西方临终关怀的历史可以追溯到中世纪西欧的修道院和济贫院，为重病濒死的朝圣者、旅游者及流浪者提供照顾场所，使其得到最后的安宁，并为死者祈祷和安葬。1846年，在爱尔兰的都柏林，慈善团体开办了专门收容孤寡老人、贫病者及濒死无助患者的"收容所""济贫院"，专门为他们提供护理服务。这些机构作为一种宗教上的慈善事业，初次显露出现代临终关怀的雏形，为现代临终关怀运动奠定了基础。

2．中国早期临终关怀 我国2000年前就出现了专门的养老场所，到唐朝（公元618—907年）基本形成了较完整的养老制度，并在长安设立了"悲田院"，以专门收养贫穷无依的老年乞丐，并由佛教寺院负责具体管理工作。到了宋代（公元960—1127年），北宋官方曾在汴京（今河南开封）设立东西两个"福田院"，专门供养孤独有病的老年乞丐，其供给由皇室提供，脱离了与佛教寺院的联系。到了清朝（公元1616—1911年），康熙皇帝在北京设立"普济堂"，收养老年贫民。这些机构可以看作是我国早期的临终关怀机构，是现代临终关怀机构的雏形。

（二）现代临终关怀的发展

1．西方现代临终关怀 西方现代临终关怀始于20世纪60年代，倡导人有选择"优死"的权利，强调对临终者进行身体、心理和精神的全方位关怀和照护，并对临终者家属开展心理抚慰和居丧照护。其倡导者和奠基人是英国的西希里·桑德斯（D. Cicely. Saunders）博士，1967年，她在伦敦创办了世界上第一所现代临终关怀院——"圣克里斯多福临终关怀院"（St. Christopher Hospice），被誉为"点燃了临终关怀运动的灯塔"，成为现代临终关怀的标志。此后，美国、法国、加拿大、日本、澳大利亚、新西兰、芬兰、德国、挪威、以色列等70多个国家相继开展了临终关怀服务及研究，推动了临终关怀事业的发展。

以美国和加拿大的临终关怀现状为例。美国从1973年起政府就开始重视并发展临终关怀事业，并将其列为联邦政府的研究课题；1978年全美统一的非盈利性临终关怀组织成立；1980年10月，临终关怀纳入到国家医疗保险法案。截至目前，美国的临终关怀机构已达到1800多所，分布在50个州，每年有超过14万人接受临终关怀照护。加拿大则于1975年在蒙特利尔创办第一个临终关怀院——加拿大皇家维多利亚临终关怀院，现在已发展到116个不同类型的临终关怀机构。

2．我国临终关怀的发展及现状 我国现代临终关怀始于20世纪80年代。1988年7月，天津医学院在美籍华人黄天中博士的资助下，成立了中国第一个临终关怀研究中心，开展了临终护理、临终关怀伦理学等方面的研究，并于两年后建立了临终关怀病房。1988 年 10 月，在上海诞生了中国第一所临终关怀医院——南汇护理院。1992 年 5 月，在天津召开了首届东西方临终关怀国际研讨会，同年北京松堂关怀医院、北京朝阳门医院临终关怀病区等机构相继建立。1993 年，我国成立了“中国心理卫生协会临终关怀专业委员会”，并于 1996 年正式创办《临终关怀杂志》。2001 年，香港李嘉诚基金会捐资，在全国 15 个省市建立了 20 所临终关怀的服务机构，进一步推动了我国临终关怀事业的发展。2006 年 4 月，中国生命关怀协会成立，标志着我国临终关怀事业进入了一个新的发展时期。2010 年 9 月 29 日，中国内地首个社区临终关怀科室在上海闸北临汾路街道社区卫生服务中心成立。目前，我国大陆已有 120 余所临终关怀服务或研究机构，这些均标志着我国已跻身于世界临终关怀研究与实践的行列。

我国香港地区将临终关怀称为“善终服务”，善终服务始于 1982 年，由九龙圣母医院率先成立“关怀小组”，为晚期癌症患者及其家属提供善终服务。1987 年，香港善终服务会创立，积极推行善终服务活动。目前，香港地区的善终服务模式已趋多样化，如独立的善终院舍、善终服务单位、居家善终服务等。

我国台湾地区的临终关怀则是以实践起步，首先建立了临终关怀病房、临终关怀服务单位，随后成立台湾安宁照顾协会，出版《安宁疗护杂志》，有力地推动了台湾地区临终关怀事业的发展。

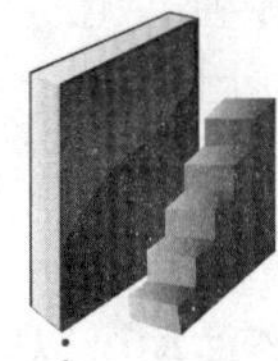

知识拓展

临终关怀的特殊领域

——儿童临终关怀

大部分临终关怀研究文献以成年人作为研究对象，儿童临终关怀是个容易被忽视的话题。在全世界，儿童患病率和死亡率不断升高，尤其是非洲地区，因为 HIV 和艾滋病而成为世界上儿童健康问题最为严重和紧急的地区。儿童姑息医疗具有极大的挑战性，对于医疗工作者来说，能够为儿童减轻痛苦和精神压力是非常欣慰且富有成就感的事情。贾斯汀·埃默里（Justin Amery）主编的《非洲儿童临终关怀》（*Children's Palliative Care in Africa*，2009）一书，以非洲儿童艾滋病患者为主要研究对象，针对儿童生理和心理特点，探讨在疼痛控制、缓解症状、情感交流等方面该采取的措施。该书是儿童姑息医学方面的教科书，其对儿童姑息医疗和临终关怀的论述值得所有医疗工作者深思，也强调了儿童姑息医疗和临终关怀事业的重要意义。

第二节　临终患者的心理关怀

临终关怀作为医学的一个特殊领域，致力于减轻临终患者的痛苦，提高其晚期生命质量，人道主义在其中得到了充分体现，提倡以人为中心，关心人、尊重人，尊重临终患者的生命、权利、价值及生命质量。当疾病无法治愈，死亡成为不可避免的末期阶段时，一个受过严格专业训练的医护团队，以护理与提高病患生活质量为目的、考虑患者家庭的个别性，满足其身体、心理、灵魂等需要，使患者得到有尊严且平静地“善终”，并重视死亡后家属的哀伤辅导与照顾，即所谓的“四全照顾”：全人、全家、全程及全队的整体性照顾。

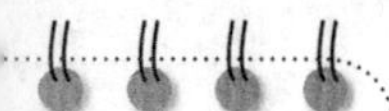

一、临终患者的基本需要

临终患者的基本需要与正常人类似，但也存在以保存生命、解除疼痛、无痛苦死亡三者为主的特殊需要。当死亡不可避免时，患者的主要需要是安宁，同时希望亲属陪伴并得到精神安慰，部分患者也可能存在撰写遗嘱、告别亲友等需要。一般而言，临终患者的基本需要可以分为基本生理需要、精神心理需要和社会活动需要三个方面。

（一）基本生理需要

1．衣着修饰的需要 临终患者对衣着的修饰作用已经淡化，但对衣着的舒适、保暖作用的需要仍然存在。至于生后着装，我国旧有制作“寿衣”的习俗，依照各地风俗习惯不同，临终患者对此类衣着的要求不同，但有些临终者因存在对死亡的忌讳，会拒绝讨论和准备。

2．饮食营养的需要 多数临终患者因疾病原因消化吸收功能减弱，进食量减少且喜食流质软食，部分患者甚至依赖鼻饲或静脉营养。营养医学证实，因其消耗量减少，他们每日所需热量仅占正常青壮年的1/3。进入临终后期，一些患者几乎不能进食，咀嚼和吞咽的动作或意愿明显削弱，几乎完全依赖静脉补液。

3．居住场所的需要 我国传统习俗中有“居家而终”的观念。研究表明，如果有适当的支持，大多数临终患者喜欢住在家中，并在家中逝去。事实上，在家中临终患者的生活能够维持常态，有亲人陪伴和照顾，一起回忆人生故事，患者能够获得安慰和力量，减少孤独、无助和失落感，并最终带着亲情和挚爱，幸福安详地离开世界，得到“善终”。目前，我国的临终关怀服务以居家照顾为主。

4．自主活动的需要 临终患者多数处于卧床状态，其躯体移动部分依赖甚至完全依赖他人和辅助器具。尽管如此，临终患者对躯体活动的需要仍然存在，主动或被动的躯体活动可以提高其身心舒适程度。

5． 清洁舒适的需要 由于疾病的影响，临终患者可能存在压疮、水肿、皮肤伤口、口腔糜烂甚至大小便失禁等身体机能持续下降的情况，但其对清洁舒适的需要仍然存在，如适宜的光线、声响、气味、温湿度、干燥清洁的床单位等环境需要，清洁的口腔、皮肤、头发等个人卫生的需要等。

6． 避免疼痛的需要 由于病痛的折磨，临终患者往往存在疼痛的主观感受。尤其对癌症晚期患者来说，疼痛是一个严重的问题，镇痛应该是居于首位的护理措施。长时间的疼痛严重干扰患者的睡眠，影响食欲，导致消瘦、恶病质，甚至引发焦虑，极大降低了患者的生活质量。因此，对患者的疼痛进行评估与管理是临终关怀的重要内容。

（二）精神情感需要

1．感知觉的需要 临终患者意识清醒时对刺激的感知觉仍然存在，且这种能力可以维持到意识模糊阶段。因此，虽然临终阶段患者的感知觉越来越迟钝，但直到昏迷前期他们完全可以较确切地感知到身体对异常刺激所产生的不适和痛苦。

2．情感的需要 临终患者的情感活动能力直到弥留之际仍然存在，这种能力及其心理效果往往带有强烈的亲情色彩。临终患者在意识由清醒到模糊的过渡期，往往会有数次波动较大的发作性情绪宣泄，亲人的守候可以使患者获得安全、放心、美满的情感体验，这对满足其情感需要极其重要。

3．宗教的需要 临终患者会产生强烈不确定感，过去未解决的问题、未了的情结会浮上心头，并开始总结自己的一生，寻找生命的意义，此时对宗教信仰的需要会变得更加强烈，希望得到神灵的宽恕或安慰，尤其在弥留之际，更希望有宗教人士陪伴身边，以帮助自己得到解脱。

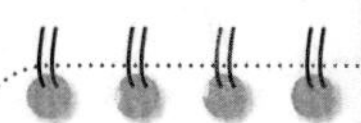

（三）社会活动需要

社会实践是人类生存和生活的根本方式，也是个体精神生活的重要源泉，丰富的社会活动可以增强自信和自尊心。因此，临终患者只要保持神志清醒，不管其社会活动能力保留状态如何，都有继续参与社会交流的主观愿望和内在需求。但从被确诊为绝症而住院治疗时起，临终患者的社交网络便大大缩小，很多社会角色也开始衰退甚至消失，此时家庭成为影响临终患者的最重要社会因素，家庭成员的反应会直接影响患者的心理活动。除家庭之外，某些社会团体、传媒机构、亲朋好友、医护人员等都可成为临终患者直接或间接的社会交流对象。越是趋近死亡终点，患者同外界沟通信息、实现交往的需求就越强烈，此时社会性组织或个人的关心、造访、慰问等对临终患者具有十分重要的意义。

二、临终患者的权利

临终患者享有普通患者的基本权利，但由于存在不同的病情和利益需求，所以又表现出其权利的特殊性。

（一）生命维持权

生命是宝贵的，即使是临终患者，同样享有维持生命的权利，他人不能剥夺。

（二）平等医疗权

临终患者不分年龄、性别、种族、宗教信仰、职务、地位、经济状况及支付医疗费用的来源，均享有接受平等、周到、得体的医疗护理服务的权利。

（三）知情同意权

患者拥有在疾病诊断、治疗及临终关怀阶段获得自己病情、预后及选择是否同意治疗计划的权利。不论拒绝何种治疗方案，患者有权知道他的拒绝行为可能产生的所有后果。

（四）隐私保密权

患者有要求保护个人隐私的权利，有权要求医院和临终关怀机构对有关信息和记录予以保密。

（五）监督批评权

患者及其家属有权监督医护人员或临终关怀人员对他的医疗照护过程，对于侵害自己权利的医疗行为，有权提出批评意见，且有权要求自己的意见受到重视。

（六）尊严死亡权

临终患者不但拥有死亡权，而且拥有尊严死亡权。临终患者是否放弃治疗，应首先强调患者的自主权，医护人员和亲属都应尊重患者的决定。对于失去了积极的生命意义、身心处于极度痛苦状态中的临终患者，同样拥有体面死亡的权利，任何人不能剥夺其死亡的尊严。

（七）其他权利

如诉讼赔偿权，即当发生医疗事故时，临终患者及家属有要求赔偿及诉讼的权利；责任减免权，即患者有因病免除一定社会责任和义务的权利。

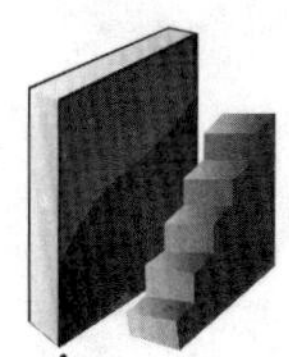

知识拓展

选择与尊严

2013 年 6 月 25 日，由陈小鲁、罗裕平等倡议发起的“北京生前预嘱推广协会”成立，它是在创办于 2006 年的“选择与尊严”（Choice and Dignity）公益网站的基础上成立的。“选择与尊严”是中国大陆第一个推广“尊严死”的公益网站（http：//www.

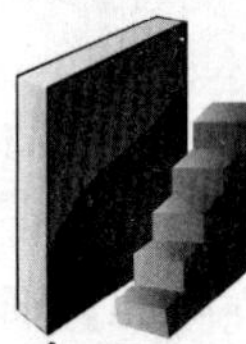

知识拓展

xzyzy.com）。它结合中国国情，推出了供中国大陆居民使用的"生前预嘱"文本《我的五个愿望》，并建立了生前预嘱注册中心，使公民注册、使用《我的五个愿望》及保存、检索等日臻完善。

生前预嘱（living will）是人们事先，即在健康或意识清楚时签署的，说明在不可治愈的伤病末期或临终时要或不要哪种医疗护理的文件指示。

早在1976年8月，美国加州首先通过了"自然死亡法案（Natural Death Act）"，允许不使用生命支持系统来延长不可治愈患者的临终过程，也就是允许患者依照自己的意愿自然死亡。

三、临终心理关怀的相关理论

（一）临终心理发展阶段理论

临终患者面对死亡的心理过程是非常复杂的。美国精神病学家伊丽莎白·库伯勒·罗斯博士（Dr. Elisabeth Kubler-Ross）经过与500位濒死患者相处和观察，于1969年在她的著作《论死亡和濒死》（*On Death and Dying*）一书中提出了濒死过程理论（图13-1）。她认为临终患者通常会经历五个心理反应阶段，分别是否认期、愤怒期、协议期、忧郁期和接受期。

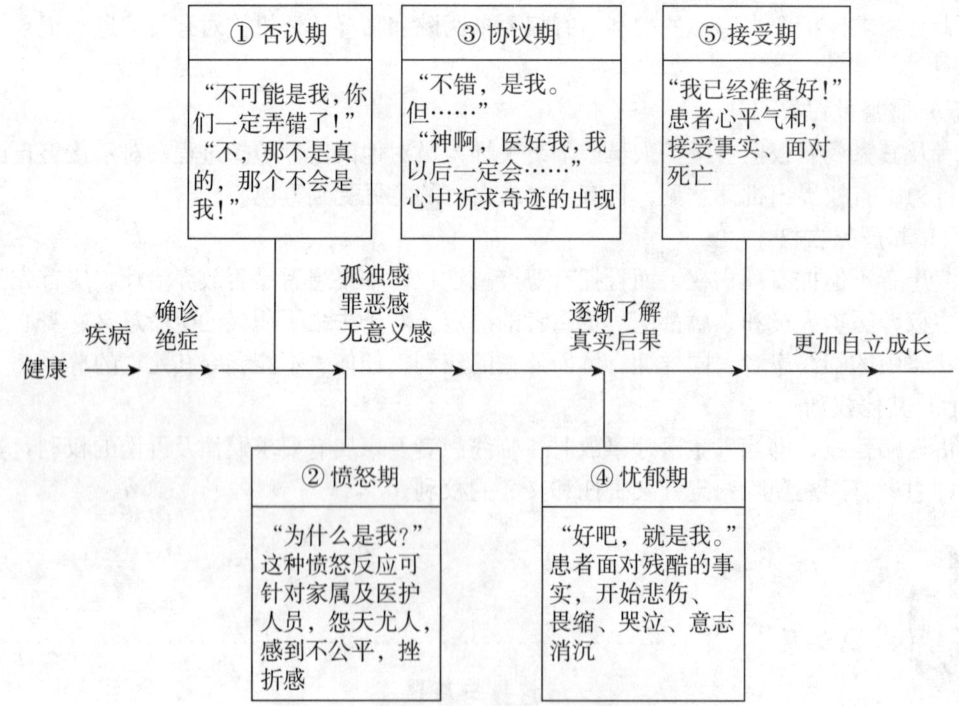

图13-1 库伯勒·罗斯的临终心理发展理论

1．否认期（denial） 当患者得知自己身患不治之症即将面临死亡时，首先出现的心理反应是震惊和否认。患者会采取各种方式试图证实医生的诊断是错误的，如四处求医、要求复

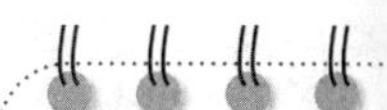

查、转院就医等。库伯勒·罗斯认为，否认是患者应对突然降临的不幸而产生的一种正常的心理防御机制，其作用是为了暂时逃避现实的压力。这个阶段为期短暂，一般持续数小时或数天，但也有少数患者会直到死亡临近仍处于否认阶段。

2．愤怒期（anger） 当病情趋于加重，否认难以维持，患者常会产生愤怒情绪，表现为怨恨、嫉妒和易激惹等变态心理反应，容易将怒气转移到家属、朋友和医护人员身上，以谩骂、摔打等破坏性行为发泄内心的痛苦，甚至拒绝接受治疗。

3．协议期（bargaining） 当愤怒的心理消失后，患者开始承认并接受临终的事实，表现为不再怨天尤人，而是请求医生想尽一切办法来医治疾病，并相信奇迹会在自己身上出现。此期患者变得和善，在努力配合治疗的同时，还会做出各种承诺以换取生命的延续，比如对过去所做的错事表示后悔，甚至向神灵祈福、许愿或者行善积德，希望以此扭转死亡的命运。

4．忧郁期（depression） 随着疾病日趋恶化，患者清楚地认识到任何治疗和努力都无济于事的时候，便产生了强烈的失落感，表现为明显的忧郁和深深的悲哀，可能有情绪低落、哭泣等哀伤反应，甚至产生自杀念头。此期患者要求与亲朋好友见面，关心自己的身后事并做出安排，愿意让所爱的人陪在身边。部分患者也可以出现强烈的孤独感，沉闷压抑，冷漠对待一切，不愿与人交流。

5．接受期（acceptance） 经历了强烈的心理痛苦和挣扎后，患者不再对病情存在任何侥幸心理，并做好了接受死亡的准备，情绪显得平和、安静，已看不出恐惧、悲哀和焦虑。此期患者喜欢独处，精神和躯体极度疲劳、衰弱，常处于嗜睡状态，情感反应减退，对外界反应淡漠。

值得注意的是，临终患者心理发展的个体差异很大，并不是所有的人临终心理发展都表现为典型的五个阶段，即使有些患者五个阶段的心理表现都存在，但其表现顺序也并非一成不变，可能出现前后颠倒。另外，五个阶段的过渡转变，有人可能只需要几分钟，也有人可能需要数个月，视患者过去的生活经验及个性而定。

（二）临终心理发展三阶段理论

帕蒂森（E. M. Pattison）认为临终患者在不同的人生历程中会使用不同的自我调适机转，于临终时期其心理发展可经历三个阶段（图 13-2）。

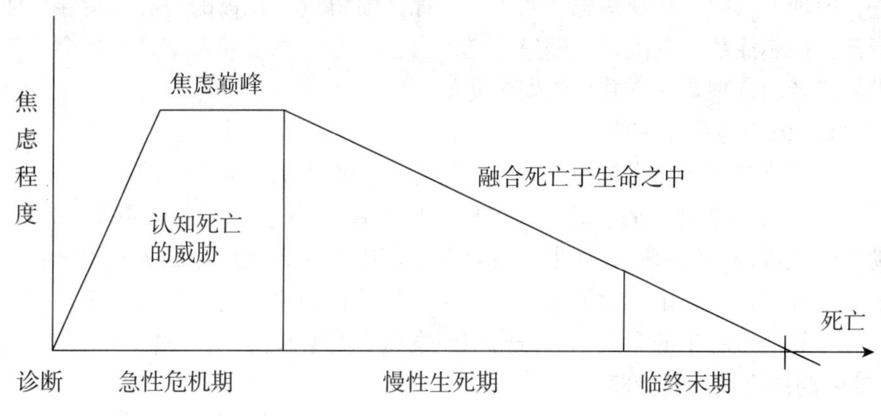

图 13-2 帕蒂森的濒死过程

1．急性危机期 在此阶段，患者已发现自己面临死亡，心理反应以焦虑为主，通常有以下五个特征：①面临死亡的情境压力和危机感无法解决；②面对死亡的问题超出了个人解决问题的能力；③死亡威胁着自我实现的目标；④死亡危机感呈现先上后下的趋势；⑤危机感具有复合性。

2．慢性生死期 此期患者的焦虑已逐渐降低，并且开始学习面对各种恐惧，渐渐接受死亡的事实。

3．临终末期 此期患者已准备好离开世界，面对死亡。

帕蒂森称上述过程为“死亡之轨”（Death Trajectory），这个过程可受某些因素的影响而发生改变，例如患者的适应能力、患者的支持系统、疾病的种类及所患绝症时间的长短等。许多学者观察到在此过程中，患者最初的恐惧心理可以因为平静地对待死亡和正视死亡而减弱，最终接受死亡。

四、临终患者的心理关怀策略

对临终患者的心理关怀策略可以依据罗斯的临终心理发展五个阶段不同的心理特征来分别实施。

（一）否认期的心理关怀策略

否认是抵御严重精神创伤的一种自我保护机制。首先，护理人员应与患者坦诚沟通，既不揭穿防卫机制，也不欺骗对方，应耐心回答患者对病情的询问，注意与其他医护人员及家属的语言保持一致。其次，护理人员应注意非语言沟通的应用，如加强巡视、增加陪伴时间、耐心倾听患者诉说、恰当抚触等，以增加心理支持。再次，护理人员应充分调用患者社会关系上的有利因素，如亲人关怀、同学好友的陪伴、领导同事的慰问等，往往能起到药物不能起到的效果。最后，在与患者的沟通中，护理人员要注意自己的言行，并注意观察患者对事物的兴趣，转移其注意力，使其心情处于欣慰和轻松状态。

（二）愤怒期的心理关怀策略

首先，护理人员应把愤怒看作一种健康的适应性反应，通过情绪的宣泄来减轻自我心理压力，这对患者是有益的，而不可把患者的攻击看作是针对某个人并予以反击。其次，应认真倾听患者的心理感受，允许其通过合适的方式宣泄内心的不快，充分理解患者的痛苦，加以安抚和疏导，并尽量满足其合理需要。但护理人员应制止患者的过激行为，以防意外事件发生，必要时可遵医嘱使用镇静剂稳定其情绪。

（三）协议期的心理关怀策略

此期患者为了推迟和扭转死亡的命运，会表现得合作和友好，这种心理反应对患者是有利的。首先，护理人员应密切观察患者的反应，抓住时机进行积极的关心和指导，使其配合用药、减轻痛苦、控制症状。其次，鼓励患者说出自己内心的感受和希望，尊重个人信仰，尽量创造条件满足患者的合理要求，并加强安全防护。

（四）忧郁期的心理关怀策略

忧郁和悲伤对临终患者而言是正常表现。首先，护理人员应允许临终患者用自己的方式表达悲哀，并尽力安抚和帮助他们。其次，鼓励家属陪伴，让患者有更多时间和亲人待在一起，并尽量帮助他们完成未尽的事宜，如果患者愿意在家中与家人共度最后的旅程，临终关怀人员则需提供上门服务。再次，由于此期患者会产生强烈的孤独感，对心理关怀的需求增加，一旦得不到满足，容易产生轻生的念头，故需密切观察患者的心理变化，预防自杀发生。

（五）接受期的心理关怀策略

此期患者很少提出要求，但其内心对于安慰和支持的需要同样存在。首先，护理人员需要为临终患者提供一个安静、舒适、独处的环境，不应过多打扰患者，更不要勉强与之交谈。其次，护士需要继续应用非语言行为传递陪伴、关怀与支持，加强生活护理，尊重患者的信仰，让患者宁静、安详地告别人间。

卡洛尔（Caroll）将临终心理抚慰归结为几个方面，分别是：感情之事处理完毕、未竟心愿得以满足；医嘱、财产等法律文件签署完毕；父母、配偶、儿女等重要家庭成员安排妥当；尽量保证经济上无后顾之忧；舒适的环境；神职人员在场、宗教仪式准备完毕；保持清醒、与亲友做最后告别。

第三节 临终患者家属的居丧照护

丧亲是生活中的重大事件，尤其丧偶更是重大的心理打击，严重影响临终患者家属的身心健康。家属陪伴亲人从生病到临终直至死亡的整个过程，心理上也经历了多个复杂历程，其躯体、精神、心理压力同样不可忽视。临终关怀是一种立体化、全方位的社会性卫生服务，对临终患者家属的居丧照护亦是临终关怀的重要组成部分。

案例 13-1B

患者徐某的妻子张某为本地医学院教授，退休后被返聘回校继续工作。对丈夫突然诊断为肝癌晚期她深感意外，并感到深深的内疚，经常偷偷地背着丈夫流眼泪。今日，张某找到责任护士哭诉，自己身为医学工作者，终日忙碌工作而长期忽视了对丈夫健康的关心，自己的内心极度痛苦，并希望了解一些护理技术，能尽量多地为丈夫提供照顾，并尽可能减轻丈夫的病痛，让他安详地度过临终期。

问题与思考：

1．张某作为患者妻子，其目前的心理状态有何特点？

2．责任护士应如何对张某提供支持和帮助？

案例 13-1B 分析

一、临终患者家属面临的压力

当得知亲人濒临离世，家属的反应主要为悲哀和失落，出现难以抑制的悲痛心理，但行动上却四处求医，期盼出现转机，延长亲人的生命，加之经济的付出，导致家属的生活、工作、心理情绪等都面临不小的压力。

（一）个人需要的推迟或放弃

家庭成员的临终牵动着整个家庭的改变，比如家庭经济条件的下滑和家庭发展轨迹的调整，也影响着每一个家庭成员的调整与适应。各家庭成员在综合整个家庭的状况后，会对自我的某些社会角色与职责进行调适，推迟某些个人需要，比如升学、结婚等，甚至放弃某些机会比如出国、进修等。

（二）家庭中角色的调整与再适应

随着家庭成员的即将离世，家庭结构将发生变化，各家庭成员所担当的家庭角色也随时发生新的调整，以保持家庭正常的生活型态和良好运作，并获得成功的再发展，比如慈母严父一身担、长兄如父、长姊如母等角色变化，这无疑使家庭成员的角色压力增大。

（三）社会交往与经济支持减少

照顾临终患者期间，家属因精神哀伤、体力和财力的消耗，而感到心力交瘁，正常的工作、生活秩序被打乱，减少了与亲友、同事间的社会交往，由此所获得的社会支持相应减少。家庭成员如果选择辞掉工作以专心照顾亲人，使得家庭收入减少，再加上医疗花费，经济状况将更加窘迫。另外，我国传统的文化与伦理习俗导致人们倾向于对患者隐瞒病情，同时压抑自我的哀伤，这就更加重了家属的身心压力。

二、临终患者家属居丧悲伤心理发展过程

家庭中很难面对其中一个成员濒临死亡的事实，从患者生病到死亡再到死后，对家属而言，是一连串的哀伤过程，正如库伯勒·罗斯所言："亲属往往比患者本身更难接受死亡的事实。"

（一）丧亲者悲伤心理分期

悲伤是丧亲者心理的必然反应。丧亲者可因社会背景、宗教信仰、对丧亲事件的承受和适应能力不同而产生不同的悲伤反应。

1．安格乐的悲伤分期　1964 年安格乐（Engel）提出将悲伤的过程分为六个阶段。

（1）冲击与怀疑期：当家属获知亲属离世时，表现出不接受、不知所措、惊恐、麻木和困惑，拒绝接受既成的事实，甚至悲痛欲绝。这种震惊会发生在亲人故去后的最初阶段，尤其意外死亡事件中表现最为明显，家属的举止和谈吐会出现某些反常现象，以拒绝接受自己亲人已故的事实。

（2）逐渐承认期：经历过震惊与否认之后，家属从麻木中解脱出来，继而产生悲伤心理。此时已清醒地认识到亲人确实已故，开始出现空虚、无助、发怒、自责和哭泣等痛苦表现，其中以痛哭为典型特征。

（3）恢复常态期：家属已接受亲人离世的事实，带着悲痛的情绪开始着手处理死者的后事，准备葬礼，此期情绪有可能变得平稳些。

（4）克服失落感期：患者故去后，亲属常会产生失落感与孤独感。进入此期，家属将设法克服痛苦和空虚，借以强烈的思念和追忆来弥补内心的失落，故对亲人留下的任何遗言、遗物都会引起他们的伤感，他们常常陷入往日与患者相处的回忆中，甚至觉得亲人还在身边。

（5）理想化期：此期丧亲者产生想象，追忆亲人在世时的种种情景，想象着如果他（她）仍然在世该有多么美好，认为失去的亲人是最完美的，懊悔和自责亲人在世时为何没有更好地对待他（她）。

（6）恢复期：此阶段家属已接受亲人去世的事实，逐步从精神的痛苦中解脱出来，开始变得理智并重新寻找新的生活方向和方式，他们把逝者安置在内心适当的情感位置，将永远怀念。丧亲者恢复速度的快慢受已逝者的重要性、所得到的支持、原来的悲哀体验等影响而不等。

2．派克斯的悲伤分期　美国学者派克斯（Parkes C）则把悲伤分为四个阶段。

（1）麻木（numbness）：表现为麻木迟钝、昏昏沉沉，此阶段时间不长。

（2）思念与抗议（yearning and protest）：是感情最强烈、最痛苦的阶段，表现为大哭及啜泣、易激惹、谵妄、幻想、思想混乱等。

（3）失调与抑郁（disorganization and depression）：表现为冷漠，对未来失去兴趣，食欲减退，出现全身症状。

（4）复原（recovery）：能够控制感情，从悲伤中解脱出来，建立新的人生目标和人际关系，开始新的生活。

3．卡文纳夫的悲伤过程　美国社会学家罗伯特·卡文纳夫（Kavanaugh R）用七个阶段描述丧亲者的悲伤过程。

（1）震惊：突然得到噩耗，可出现举止和谈吐怪异的反常表现，并拒绝相信事实。

（2）混乱失调：震惊过后出现的不知所措，无法做出理性选择。

（3）情绪反复无常：对逝者时而气愤，时而怨恨、时而思念，对自己产生无助、痛苦和挫折感。

（4）罪恶感：懊悔在逝者生前没有更好善待他（她），甚至觉得自己对亲人的故去负有不可推卸的责任。

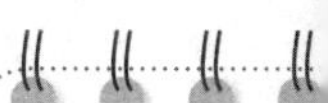

（5）失落与孤独：生活中的任何细节都可能会带来伤感和难过。

（6）解脱：认清逝者已逝，生者如斯，痛苦已经成为过去，精神和心理得到解脱。

（7）重组：此过程是渐进的，个人重新寻找生活的方向，准备开始新的生活。

不论居丧期心理悲痛过程如何划分，其心理反应和表现形式无明显差异，且持续的时间因人而异，一般居丧期悲伤可持续 1 年左右，丧偶者可能需要经历 2 年或更久。

（二）影响丧亲者调适的因素

1．对逝者的依赖程度　家属对死者经济上、生活上、情感上的依赖程度越强，面对亲人离世后的调整越困难，最突出的为配偶离世。

2．逝者病程的长短　病程时间越短，家人对丧亲事件的思想准备越欠缺，尤其面对亲人的突然离世，更容易产生强烈的自责、内疚心理；而慢性疾病者，病程时间长，家人已有预期性心理准备，则较容易完成调适。

3．年龄的因素　①逝者的年龄越小，家属惋惜与不舍情绪越浓，悲痛心理越重，其引发的内疚和罪恶感越强；②家属的年龄越大，则人格越成熟，其心理承受能力也越强，相对来说更易完成调适过程。

4．其他支持系统　家属的其他社会支持系统越强大，则得到的支持与帮助越多，则较易调整悲痛期。

5．生活改变程度　失去亲人后生活改变越大，调适难度越大，如幼年丧母、中年丧偶、老年丧子等悲剧事件。

三、丧亲者的心理辅导策略

居丧期心理辅导可帮助丧亲者直面失去亲人的现实，正确应对丧亲所带来的不良影响及适应障碍，顺利度过悲痛期。护理人员和其他受过专业训练的临终关怀人员均可以作为居丧期心理辅导的执行者，但心理治疗则需要在专业心理治疗师的指导下进行。丧亲者的心理辅导策略可以包括如下几个方面：

（一）帮助丧亲者面对现实

在医疗机构中失去亲人的家属，往往向医护人员反复询问逝者临终时的细节及各种表现，医护人员的耐心解答对于丧亲者面对现实有很大帮助。如临终前经历了抢救，护理人员可就患者的病情和抢救过程向家属做必要的解释，在取得家属同意的情况下拆除患者身上的各种管道，且动作应该更加轻柔和缓慢，这对维持逝者的尊严是非常必要的，同时对家属也是一种莫大的安慰。

（二）帮助患者宣泄悲伤情绪

丧亲者情绪起伏较大，部分情感得不到正确表达，比如气愤、内疚、焦虑和无助等。鼓励丧亲者讲述逝者的生前故事，或采用写日记、写信等形式来抒发自己的情感，使情绪得以宣泄。社会文化和年龄差异会影响情绪宣泄的方式选择，护理人员需要帮助丧亲者了解自身悲痛情绪的正常反应，并能区分居丧期的正常行为和异常行为，帮助丧亲者选择合适的行为方式宣泄其悲伤情绪。

（三）识别丧亲者的心理防御机制

失去亲人是人生中的重大生活事件，丧亲者会产生巨大的心理应激反应。此时，丧亲者可能无意识地采取各种心理防御机制来进行自我保护，其中有些是健康的防御机制，如合理化、转移、升华等，有些则对身心健康不利，如退化行为、酗酒等。护理人员需要帮助丧亲者识别他们的应对行为，解释这些行为背后的意义，鼓励他们继续使用或者寻找一些更有效的方式缓解强烈的情绪反应。

（四）帮助丧亲者恢复日常生活

给丧亲者充分的悲伤时间，一般而言，丧亲后两个时间点对悲伤愈合很重要，分别是丧亲后3个月和1年，因此居丧期护理应是一种持续的帮助和心理支持。当丧亲者开始转移其注意力，打算开始一段新的生活时，护理人员可对其进行生活状况的评估，发现现存的和潜在的生活问题，并给予适当的生活指导与建议。通常逝者生前的生活角色须由丧亲者或他人承担，护理人员应指导丧亲者认识并充分利用身边的社会资源，以获得必要的帮助，保证生活与工作的正常运行。居丧期由于情绪尚未稳定，对待事物很难有好的判断力，所以应尽量避免生活中的重大变迁，如搬家、辞职或变卖家产等，以免对未来生活或新关系的建立留下隐患。

（五）警惕丧亲者的有害行为

居丧期应特别警惕丧亲者出现严重抑郁症行为，护理人员对丧亲者的情绪表达和情绪变化应做到持续、及时的评估。丧偶老年人有较高的自杀率，提示抑郁可能是丧偶老人的主要心理问题。因丧亲后巨大的心理应激会引发失眠与焦虑，丧亲者可能自发使用镇静催眠药或抗焦虑药物来缓解悲伤情绪和睡眠障碍，故护理人员应警惕药物滥用和过量使用的情况，做到及时评估与正确指导。

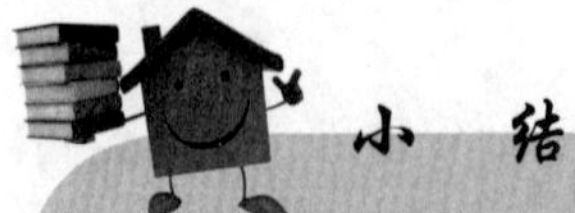

小　结

1. 临终关怀，又称为“善终服务”或“安宁服务”，是一种特殊的卫生保健服务，是由医护工作者、社会工作者、志愿者等组织或个人对临终患者及其家庭成员提供的多方位、人性化的照顾，包括医疗、护理、心理、精神和社会各个方面，以使临终患者的生命受到尊重、症状得到控制、心理得以安慰、生命质量得到提高，同时也使家属的身心健康得到维护。

2. 患者临终前通常会经历否认期、愤怒期、协议期、忧郁期和接受期五个阶段的心理变化历程，这个五个阶段各有不同的心理特点，护理人员需根据各期特点选择临终患者的心理关怀策略。临终患者的家属也将在亲人去世前后产生不同的心理情感体验，对家属居丧期的护理同样为临终关怀的重要内容。

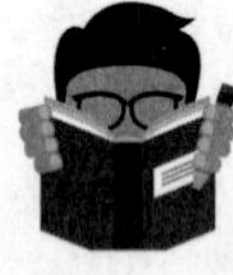

思考题

第十三章思考题参考答案

1. 何谓临终关怀？其含义是什么？
2. 随着社会老龄化加剧，你认为发展临终关怀事业的意义是什么？

（钟丽丽）

第十四章 护理伦理

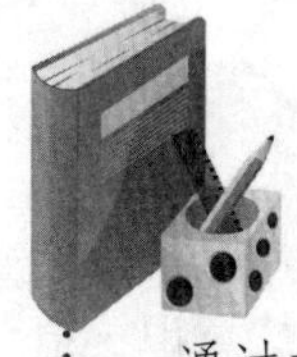

学习目标

通过本章内容的学习，学生应能够：

◎ 识记

1．正确阐述道德、伦理、生命伦理学、护理伦理学的基本概念。

2．准确陈述护理伦理的基本原则、规范和范畴。

◎ 理解

1．正确阐述道德与伦理的区别与联系。

2．举例说明护士在护理实践中可能遇到的伦理问题及应遵循的伦理原则。

◎ 运用

运用所学知识，阐述如何提高护士的护理伦理道德修养。

护理职业以人的健康为工作内容，具有不同于其他职业的特殊性和复杂性，其特性决定护士在为患者提供护理服务的同时，还需要考虑所涉及的伦理问题。掌握卫生保健相关的伦理知识，有助于护士遵循伦理守则，正确处理护理实践中常见的伦理问题，维护患者及护士自身的利益。

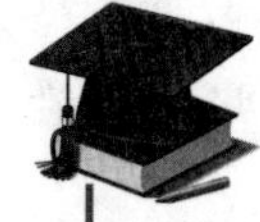

案例 14-1

秦默是布达佩斯某医院的一名护士。一段时间以来，在她供职的医院中出现了一些奇怪的现象：只要一轮到秦默上夜班，患者的死亡人数就会增加。起初，这没有引起注意，因为死者都是年老体弱或绝症患者。但由于死亡发生得太过频繁，医院还是展开了调查。结果发现，一些死者并非自然死亡，而是被人注射了大量的镇静剂，但这些镇静剂都不在医师开出的处方中，且很多是死在秦默当班时。警方逮捕了秦默，在被拘捕后，秦默很快就承认了是她故意为患者注射的镇静剂，但在认罪的同时，她辩护说，之所以这么做是因为“想帮助这些年老的遭受病痛折磨的人摆脱痛苦”，自己是出于“仁慈”才这么做的。警方也承认，至今没有发现任何证据可以证明，秦默在杀害这些患者时有其他物质上的动机。

问题与思考：

请依据你对生命伦理学和护理伦理学的理解，评价护士秦默的行为。

案例 14-1 分析

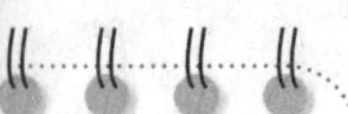

第一节 概 述

一、道德与职业道德

（一）道德

1. 道德的含义 道德是人类社会生活中所特有的，由一定社会经济关系所决定，依靠人们的内心信念、社会舆论和传统习俗维系，用以调整人与人、人与社会、人与自然的利益关系，并以善恶标准进行评价的原则、规范、心理意识和行为活动的总和。道德由道德意识、道德关系和道德活动等基本要素构成。

2. 道德的本质 道德的本质是指道德区别于其他社会现象的本质属性。道德是在一定社会关系，特别是经济关系上产生并受其制约的一种社会意识形态。社会关系可以分为两类：一类是物质关系即经济关系，它是决定其他一切社会关系的基础；另一类是思想关系，如政治关系、法律关系、道德关系等，它是通过人们的意识而形成的，受物质关系的制约。当人们深入到社会意识形态的内部，比较多种社会意识形态时，又会发现道德还有别于其他意识形式的特殊本质，它是一种特殊的调解规范体系，是人类把握世界的特殊方式，也是人类完善发展自身的活动。这是道德的更深层次上的本质。

3. 道德的功能

（1）调节功能：道德具有通过评价等方式来指导和纠正人们的行为和实践活动，以协调个人之间、个人同社会整体之间关系的能力。调节功能是道德最主要的社会功能。

（2）认识功能：道德教导人们认识自己对家庭、对他人、对社会、对国家应负的责任和应尽的义务，教导人们正确认识社会道德生活的规律和原则，从而正确地选择自己的行为和生活道路。

（3）教育功能：道德具有通过评价等方式营造社会舆论、形成社会风尚、树立道德榜样、塑造理想人格，以感化和培养人们的道德观念、道德境界、道德行为和道德品质的能力。

（4）激励功能：道德具有通过评价激发人的道德情感和道德意志以避免恶行，坚持不懈地追求善行的能力。

（5）导向功能：道德具有通过评价等方式，启迪人们的道德觉悟，使人认清自己同现实世界的价值关系，改变旧的行为方式，选择正确价值方向和目标的能力。

（6）辩护功能：道德具有对产生它的、由一定的经济基础决定的利益关系，以及与之相联系的作为其他上层建筑、社会意识形态具体表现的思想的社会关系进行论证，并促使它们形成、巩固和发展的能力。

4. 道德的特征 道德不同于其他社会意识形式的根本特征，在于其特殊的规范性。首先，道德是一种非制度化的规范，是处于同一社会或同一生活环境的人们，在长期的共同生活过程中逐渐积累起来的某些要求、理想和秩序，具体表现在人们的视听言行之上，蕴含于人们的品格、习性和意向之中。其次，道德主要是依靠传统习俗、社会舆论和人们内心信念的力量来实现的。再次，道德还是一种俗称为良心的内化性规范，由此形成特定的动机、意图和目的，促进人们自觉自愿地以此为言行的标准和尺度，并外化为一定的道德行为。

（二）职业道德

1. 职业道德 职业道德是指调整职业活动中所结成的人与人之间、人与社会之间关系的行为规范的总和。职业道德的形成受多种因素的影响，包括社会总体道德水平和职业分工。任何社会的职业道德都要受制于该社会整体的道德水准，职业道德是构成社会道德的重要组成部分，是社会道德原则、规范在该职业领域的具体表现。同时，职业分工的不同又会使某一种职

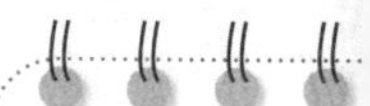

业影响人们不同的利害关系、对社会的不同责任及不同的工作作风，因而不同的职业有不同的职业道德。

2．**护理职业道德**　护理职业道德又称护理道德，是指护理人员在执业过程中应遵循的，用于调节护理人员与患者之间、护理人员与其他人员以及与社会之间关系的行为原则和规范的总和。护理职业道德存在于从事护理职业的全体人员以及与卫生事业相关的人员之中，是围绕护理工作者的职业活动和与护理相关的社会活动而展开的，是一般道德原则与规范在护理实践领域的具体化。

二、伦理与伦理学

（一）伦理

1．**伦理的含义**　在中国历史上，“伦”和“理”是分别使用的两个概念。在古汉语中，“伦”与“辈”同义，之后转义为“秩序”“区别”；“理”原指“治玉”，之后引申为“条理”“道理”。将“伦”和“理”合为一个概念使用，最早见于《礼记·乐记篇》，“乐者，通伦理者也”，把安排部署有秩序称为伦理。后被引申为处理人与人之间关系的道理和原则。现代伦理具有两层含义：①处理人与人之间关系的准则，是人类社会特有的行为规范；②道德理论，即协调人与人之间关系的行为准则。

2．**道德与伦理的关系**　道德与伦理的含义基本相似，均突出了行为准则在人们行为中的重要性，强调社会生活和人际关系要符合一定的准则。因此，常被当作同义词使用。但在严格的科学论述中，两者有所区别：首先，伦理侧重道德理论，是道德关系的理论概括和表现，因而研究道德的学问就叫伦理学；道德侧重实践，在评价个体的具体行为时要用道德概念。其次，伦理侧重社会层面，道德侧重个体层面。某些时候，伦理与道德可以混用。

（二）伦理学

1．**伦理学的含义**　伦理学（ethics）是一门研究道德的起源、本质、作用和发展规律及其社会作用的科学，也称道德哲学。它是以善恶、义务、行为准则、人生目的和价值等范畴、概念体系，反映人类社会的道德生活，改造和完善自身人格的一门科学，是人们道德观的理论化和系统化。它把道德与其他人类活动区别对待，对道德现象加以界定，将道德作为唯一的研究对象，从一定的哲学历史观来理解道德，并揭示它的本质和规律，是对道德现象的哲学思考。

2．**伦理学的基本问题**　伦理学的基本问题是道德和利益的关系问题，包括两个方面的内容：一是社会经济利益决定道德，还是道德决定经济利益，以及道德对社会经济有无反作用的问题。道德是社会的、历史的产物，是一定社会经济关系的反映。在人类道德生活领域中，作为社会经济关系直接表现的利益是第一性的，而反映利益关系的道德是第二性的。利益决定道德，道德又反作用于利益。二是道德如何反映和调节个人利益和社会整体利益关系的问题，即个人利益服从社会整体利益，还是社会整体利益服从个人利益的问题。对这一问题进行不同回答，就形成了不同的道德体系及相应的原则和规范，也规定着不同道德活动的标准、方向和方法。

第二节　生命伦理学

一、生命伦理学的概念

（一）生命伦理学的含义

生命伦理学（bioethics）是由两个希腊词 bio（生命）和 ethics（伦理学）组成，它以人的生命为主，兼顾其他物种的生命而展开伦理道德研究，涉及伦理道德的本质、原则、规范等重要内容。它就是探讨人与环境问题，以及涉及医学领域与生命相关的伦理道德问题。目前，多数学者将生命伦理学定义为：根据道德价值和原则对生命科学和卫生保健领域内的人类行为进行系统研究的学科。

（二）生命伦理学的基本原则

1．自主和知情同意原则 是生命伦理学的一条基本原则，是指在医疗活动中应尊重患者的尊严，尊重其自主选择治疗方案、医务人员以及同意或拒绝医生建议的权利。

2．有利与不伤害原则 是指一种研究、治疗不管动机如何不应对试验对象造成伤害，包括不允许有意伤害和任何有伤害的危险。有利原则是不伤害的高级形式，即一种试验、治疗不仅要避免伤害患者，而且应促进其健康、完满与福利。

3．保密原则 医疗保密不仅指保守患者隐私和秘密，而且也指在一定情况下不向患者泄露真实病情，即向患者保密。此外，还包括保守医务人员的秘密。

4．公正与公益原则 公正是以同样的服务态度、医疗水平对待有同样医疗需要的患者，不能因为医疗以外的其他因素而有所不同。公益来自公正，其实质是如何使利益分配更合理，更符合大多数人的利益。

5．生命价值原则 是生命伦理学的最基本原则。生命是至高无上的，要重视生命质量，尊重自己和他人的生命，尊重生命价值，生命不能受到任何科学和技术的威胁及侵犯。

二、常见的生命伦理学难题及处理

医学发展至今仍然面临许多伦理道德难题，特别是应用高新技术后，医学实践中的伦理难题更是不断出现，如器官移植、胚胎干细胞研究、克隆技术（图 14-1）等，使人们在众多的应用选择中出现伦理道德的两难选择。下面以安乐死、人体试验为例，阐述生命伦理学难题及处理。

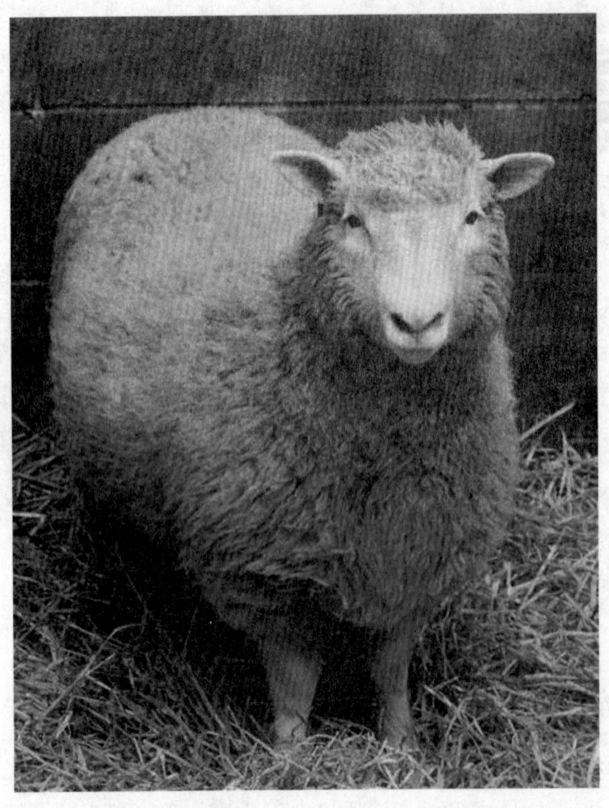

图 14-1 克隆羊多莉

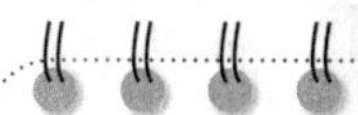

（一）安乐死

“安乐死”源于希腊文 Euthanasia，原意是“无痛苦的死亡”或“尊严的死亡”。现代意义上的安乐死，通常是指那些患有不治之症、死亡已经逼近，且非常痛苦而又无法救治的患者，患者自愿和明确地提出要求用药物或其他方式实现无痛苦状态下结束生命愿望的一种临终处置。

1．安乐死在伦理道德中的争议　赞成的观点认为：①个人有权处理自己的生命，即人有生的权利，也有死的权力和选择死亡方式的权力；②维持一个毫无生命质量和生命价值的生命是毫无意义的；③对于死亡已不可避免、遭受着难以忍受的痛苦的患者，解除痛苦比延长生命更重要，让患者忍受临死前的极端痛苦是不人道的；④把大量的资金、人力与物力用在治疗无望的患者身上是一种浪费，不如把有限的医疗资源用于其他有康复希望的患者身上。因此，对无望的患者实施安乐死是一种公益的做法。

反对的意见认为：①生命是神圣的，在任何时候和情况下都不能主动促其死亡，否则违背人道原则；②救死扶伤是医务人员的天职，任何情况下促使患者死亡都是不人道的；③实施安乐死实际上是变相杀人，也有可能形成故意杀人，允许安乐死，无异把杀人的权利赋予了医生；④医生的判断并不总是正确，安乐死会使患者错过病情改善、继续救治、因使用新药而得到治愈的机会，这从根本上违背了医学的精神，是不人道的。

现代观点认为，一个人有尊严地活着的权利，同样也有尊严地死去的权利。人的生命之所以神圣，就在于它是有价值的，毫无价值的生命，即使延长也没有意义，因此，实行“安乐死”是必要的，但必须是在合法的前提下。目前，合法化的安乐死需遵守以下条件：①生前预嘱；②代理人委托书；③安乐死的执行必须有相应的合法机构；④必须是无痛苦的致死术。

2．安乐死的立法　1935 年，全世界第一个提倡自愿安乐死的团体在英国正式成立。1976 年，美国加利福尼亚州颁布了《自然死亡法》，这是人类历史上第一个有关安乐死的法案。1993 年，荷兰议会通过了默认安乐死的法律，此后又放宽安乐死合法化的尺度。1996 年，澳大利亚北部地区议会通过了《晚期患者权利法》，从而使安乐死在该地区合法化。以色列于 1998 年也实行了首例经法院批准的安乐死。2002 年 3 月，英国高等法院批准了一例要求安乐死的案件，意味着在英国严格限制下的安乐死将成为合法。

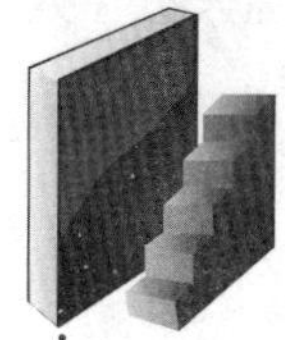

知识拓展

生前预嘱

生前预嘱（Living will）是预立医疗指示（advance directive）最早的形式，最初由伊利诺伊州一位名叫路易斯·库特纳的律师在 1969 年的一份法律期刊上提出。现行的财产法允许个人对身故后的财产事务提前做好安排，库特纳从中获得灵感——提出了让个人提前表明在身体无法自主时想要得到的医疗护理要求。因为这种“嘱愿”要在个人活着（但无法做决定）的时候使用，所以被称为“生前预嘱”。

（二）人体试验

1．人体试验的含义　人体试验，就是以人体作为受试对象，采用实验手段，有控制地对人体观察和研究的行为过程。

2．人体试验的道德问题　人体试验的道德矛盾主要表现在四个方面：动机和效果的矛盾；主动与被动的矛盾；自愿与强迫的矛盾；科学利益、社会利益和受试者利益的矛盾。科研应是

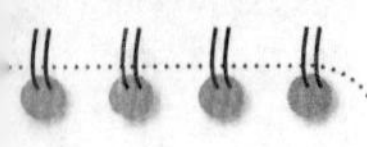

一切着眼于患者的利益，一切为了增进和维护人们的身心健康。但纯正的动机并不能保证人体试验能达到此效果。此外，受试者是否自愿？是否完全了解试验的目的、方法、要求以及对自身的影响？如何避免和减少受试者的伤害？等等，都是人体试验所面临的问题。

《涉及人的生物医学研究的国际伦理准则》所包含的21个方面

3．人体试验的法律依据 国际上，人体试验的知情同意原则开始于1946年的《纽伦堡法典》。1975年，在第29届世界医学大会上修订的《赫尔辛基宣言》对《纽伦堡法典》进行了完善和补充。1982年，世界卫生组织和国际医学科学组织理事会联合发表的《人体生物医学研究国际指南》又对《赫尔辛基宣言》进行了详尽解释。1993年，这两个组织再次对此指南修订，之后联合发表了《伦理学与人体研究国际指南》和《人体研究国际伦理学指南》。2002年，他们又修改制定了《涉及人的生物医学研究国际伦理准则》，规定了涉及人的生物医学研究需要遵守21项准则。

现在，该准则和《赫尔辛基宣言》已经成为各个国家医学组织和个人所公认、遵循的人体试验研究的伦理学原则。

第三节　护理伦理学

一、护理伦理学概述

（一）护理伦理学的含义

护理伦理学是研究护理道德的学科，它用伦理学的原则、理论和规范来指导护理实践，协调护理领域中的人际关系，对护理实践中的伦理问题进行分析、讨论并提出解决方案，是护理学和伦理学相交叉的边缘学科。其研究对象包括：护理人员与患者之间的关系、护理人员与其他医务人员之间的关系、护理人员与社会的关系。

（二）护理伦理学的研究内容

1．护理道德基本理论 包括护理道德的起源、本质和发展规律；护理道德的特点及作用；护理道德的理论基础；护理道德与护理学、医学、医学模式和护理模式转变、卫生事业发展的关系。

2．护理道德规范体系 包括护理道德的基本原则、基本规范和基本范畴；护理人员在处理各种关系中的道德规范；护理人员在不同领域、不同学科的具体道德规范和要求等。

3．护理道德实践 包括护理伦理学决策、监督、评价、考核、教育和修养等。

二、护理伦理的基本原则、规范及范畴

（一）护理伦理的基本原则

国际护士伦理守则

护理伦理基本原则是指护理人员在护理实践中用以调整和处理各种人际关系的根本指导原则，主要包括以下三方面的内容：

1．防病治病、救死扶伤 要求护理人员必须掌握过硬的护理专业技能，具备高尚的护理道德修养，才能很好地完成防病治病、救死扶伤的任务。

美国护士协会2015年版护士伦理守则

2．实行社会主义的人道主义 要求护理人员把防病治病、救死扶伤作为自己的神圣职责，深切同情患者，热情为患者服务，尽力解除患者的痛苦，高度重视患者的健康和生命价值，尊重患者的人格和尊严，对患者一视同仁，谴责并反对不人道的行为。

3．全心全意为人民的身心健康服务 要求护理人员做到：正确处理好与患者、集体和社会三者的利益关系，把维护患者、集体、社会的利益放在首位。端正服务思想，增强服务意识，改善服务态度，提高服务质量，认真负责地做好本职工作。

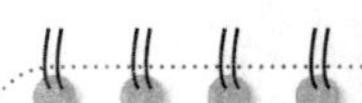

（二）护理道德规范的内容

1．爱岗敬业，恪尽职守 选择了护理专业，就应树立热爱护理专业，并立志献身护理事业的道德信念。要充分认识护理工作的性质和意义，以从事护理工作、献身护理事业为荣。

2．尊重患者，一视同仁 要尊重患者的人格和尊严，它是建立良好护患关系的前提和基础，也是护理人员最基本的道德品质。它要求护理人员平等地对待和尊重患者的人格、权利和生命价值，满足患者的正当愿望和合理要求。

3．刻苦钻研，精益求精 随着医学事业的不断发展，需要护理人员不断学习，完善自身的知识结构，提高护理的技术水平，以适应护理科学的快速发展与进步。

4．廉洁自律，奉公守法 不能把医疗护理作为牟取私利的手段，这是医护人员自律的医德要求和品质，也是护理人员全心全意为人民服务的一项重要标志。

5．相互尊重，团结协作 现代医学的发展，使各专业的分工越来越细，护理人员应当树立整体观念，与其他专业人员共同努力、密切配合完成工作。

6．态度和蔼，举止端庄 在与患者的交往过程中，护理人员的言行对患者会产生影响。所以，护理人员要始终做到和蔼亲切、举止大方，使患者感受到尊重、信任和安全。

7．严肃认真、极端负责 护理人员要具有对患者身心健康高度负责的精神，认真工作，要严格遵守各种规章制度和操作规程，及时且有效地开展各种护理措施，努力做到准确无误。

（三）护理道德范畴

1．护理道德范畴的含义 护理道德范畴是反映护理道德现象的特性、关系的基本概念。它是对护理道德现象的总结和概括，反映了护患之间、护士之间、护士与其他医务人员以及社会之间最普遍、最本质的道德关系。

2．护理道德范畴的内容

（1）权利：①患者的权利：平等享有医疗的权利；监督医疗单位的权利；知情同意的权利；个人隐私被保护的权利等。②护理人员的权利：对患者的护理权；维护个人正当利益的权利；学习、深造、提高知识和技能水平的权利；要求同行合作的权利；向医生提出合理建议的权利等。

（2）义务：指一定社会的道德原则和规范对人们的道德要求，是人们对社会及他人所负的道德责任。救死扶伤、防病治病，是护理人员的神圣职责和义务。这既是护理道德原则和规范对护理人员的道德要求，又是护理人员对患者、对社会应有的道德责任。

（3）荣誉：指对医疗护理行为的社会价值所做出的公认的客观评价和主观意向。它是医护人员在履行了社会义务后得到的社会赞扬和肯定，并在其自我意识中产生的一种满足感和欣慰感。荣誉不仅是对医护人员个人贡献的评价和奖赏，而且具有广泛、深远的意义。

（4）良心：指护理人员在履行护理职业活动过程中的自觉认识和自我评价能力。它对护理人员有三个方面的要求，即在任何情况下要做到：①忠实于患者的健康利益，坚决不做有损于患者利益的事；②忠实于护理事业，坚决不做违背护理精神的事；③忠实于社会，坚决不做违背社会利益的事。

（5）情感：人们内心世界的自然流露，是人们对客观事物和周围人群的一种感觉反映和态度体验。护理伦理情感是建立在尊重人的生命价值、人格权利的基础上，表现出对生命、对患者、对护理事业的一种挚爱，是一种高尚、纯洁的职业伦理情感。

（6）审慎：即周密谨慎，它是人们在行为之前的周密思考和行为之中的小心谨慎。护理伦理审慎是指护理人员在内心树立起来的，在为患者治疗护理过程中详细周密的思考与小心谨慎的服务，包括行为谨慎、语言谨慎、护患关系谨慎。

（7）保密：即要求做到①保守患者的秘密和隐私；②对某些患者的病情保密，主要是针对一些预后不良的患者采取保护性隐瞒的做法。但护理人员须把详情告知患者家属，避免造成

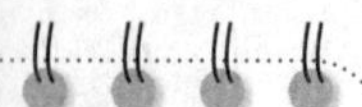

医疗纠纷。

三、护理道德修养

（一）护理道德修养的概念

护理伦理道德修养，是指护理人员依照护理道德基本原则和规范所进行的自我锻炼、自我改造、自我陶冶、自我培养的过程和活动，以及经过这种努力和锻炼所形成的护理道德情操和护理道德境界。

（二）护理道德修养的境界

1. **护理道德境界的含义** 护理道德境界是指护理人员接受护理道德教育、完善护理道德修养所达到的程度。由于所处社会地位的差异，世界观、人生观的不同，每个人道德境界呈现不同层次。

2. **护理道德境界的层次**

（1）自私自利的境界：其特点是认识和处理一切关系以满足私利为目的，表现为：自私自利，利用工作之便谋利；工作拈轻怕重，推诿责任；服务态度恶劣，不钻研业务，责任心不强。处于这一境界的人数较少，但影响恶劣，须加强教育，促使其尽快转变。

（2）先私后公的境界：其特点是有一定的职业良心，但私心较重，计较个人得失，常以个人利益为重；服务态度、质量时好时坏。处于这一境界的人数不多、思想不够稳定，如果不对其进行护理道德教育，就有可能会抵御不住诱惑，做出不道德的行为。

（3）先公后私的境界：其特点是一般能以国家和集体的利益为重，能先公后私、先人后己，但也关注个人利益，主张通过自己的诚实劳动和服务获得正当合理的个人利益。处于这一境界的人占大多数，只要努力进取，自觉地进行道德修养、锻炼，可以达到最高层次的道德境界。

（4）大公无私的境界：处于这种境界的为少数护理人员，他们具备毫不利己、专门利人的思想境界，其一切言行都以是否有利于社会利益为准则，具有全心全意为患者服务和为护理事业发展献身的精神。表现为：对工作极端负责，对患者极端热忱，为了患者的利益能够毫不犹豫地牺牲个人利益乃至生命。这种道德境界值得大力宣传、发扬，每一位护理人员都应该把它作为自己的理想境界而不断地追求。

（三）护理道德修养的方法

1. **“内省”的方法** 所谓“内省”，就是在自己内心深处以护理道德的基本原则和规范为标准，严格要求自己、对照自己，不断地进行内心的反思，及时用符合道德规范的行为激励自己；注意吸取教训，避免同样的错误再次发生。

2. **“慎独”的方法** 对护理人员而言，“慎独”是指个人在独处的时候，仍然自觉地坚持护理道德信念，恪守护理道德规范。要达到这一境界，须增强护理道德修养的自觉性；打消一切侥幸、省事的念头；从小事入手，防微杜渐，养成良好习惯，逐步达到“慎独”境界。

3. **“坚持”的方法** 要加强护理伦理修养，需有持之以恒的精神，在困难中磨炼顽强的意志。只有坚持不断地在护理实践中丰富充实自己，加强自我锻炼和修养，持之以恒，才能成为一个具有高尚道德情操的护理工作者。

4. **“躬行”的方法** 护理道德修养来源于护理实践，服务于护理实践。只有理论与实践统一，身体力行，把护理道德原则、规范及其理论知识运用到实践中去，不断反省、剖析自己，才能持续提高。护理实践是培养和提高护理人员良好道德品质、达到高层次道德境界的根本途径。

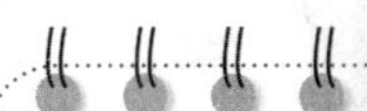

四、护理科研伦理原则

护理科研是护理人员为了反映和揭示人体的健康、疾病及其防治中的本质和规律而进行的一种实践活动，是护理学发展的重要环节。护理科研伦理是保证护理科研工作沿着健康轨道发展并达到预期研究目的的重要条件，也是护理科研成败的基础，能保证科研成果的严谨性、科学性，是促进护理科研发展的重要动力。因此，从事护理科研的护理工作者，除了要有开展科研工作的智力素质和能力外，还必须具备一定的护理科研伦理素养，遵循相应的道德意识和行为规范，主要包括以下几个方面：

（一）动机纯正，淡泊名利

动机决定行为。护理科研的根本目的在于寻求增进健康、预防疾病、恢复健康、减轻痛苦的途径和方法，发展护理学理论和技术，为人类健康服务。护理研究者只有树立正确的目的和动机，具有坚定的科学信念，才能产生科研动力，激发科研热情，提高创造性思维的积极性，发扬勇敢的拼搏精神，取得科研成果，如果将护理科研仅仅作为个人职称晋升、追逐名利的途径，就可能迷失方向，丧失科研的热情与动力。

（二）实事求是，一丝不苟

实事求是是开展任何科研活动都必须遵循的基本原则。若违反该科研道德底线，必然会导致严重后果，不仅影响人民群众的健康和生命安全，甚至触犯法律。因此，护理研究者在进行科学研究时，必须严格遵守科研步骤，真实准确地记录科研情况，不得隐瞒和附加任何主观因素。护理研究者要捍卫科学研究的客观性和科学性，必须具备严肃认真、一丝不苟的作风。

（三）团结协作，互相支持

团结协作、互相支持，既是社会主义科研职业道德的一种体现，也是医学科学技术发展的客观需要。随着医学诊断技术的发展和医疗规模的扩大，分科越来越细，各学科间相互交叉，互相渗透，这就决定了在科研工作中团结协作、相互支持的必然性，且这种协作是互利共赢的。因此，护理研究者也应积极参加到多学科、多团队的科研合作中，互通信息、相互学习。大量科研实践证明，只有在科研工作者之间大力提倡相互支持、相互帮助、相互学习的精神，才能不断提高科研水平。

（四）保守秘密，正确对待科研成果

在科学研究中不仅要保护涉及研究对象隐私的资料。对于科研成果，由于国家和社会制度不同，科研所追求的目的和目标也不同；加上科学技术往往伴随着社会制度的矛盾和竞争的需要而发展，谁占有先进的科技成果多，在竞争中取胜的可能性就大，科研工作与科研成果也存在一定时间与一定范围的保密问题。泄露机密者，不仅要受到道义上的谴责，还要受到法律的制裁。除此之外，科研成果还要依靠法律以保护其合法权益。只有这样，才有利于护理科研的发展，也有利于科研成果的推广和应用。

护理科研伦理提倡研究者在取得成果后正确对待科研成果所带来的利益和荣誉。科研成果的取得是个人、集体智慧与劳动的结晶，任何抄袭、剽窃他人研究成果都是缺乏科研道德，甚至是违法的行为。科研道德要求研究者之间互相尊重，在荣誉面前表现出高尚的谦让精神，在联名公布成果时，按照贡献大小，实事求是地对待署名顺次，不可把物质利益当作追求目标，计较个人利益，也不可搞平均主义分配，没有贡献而要求署名更是不道德的行为。

护理科研工作者只有遵循上述道德准则，树立高尚的情操、远大理想，才能激发出对科研的兴趣和热情，在困难和挫折面前努力追求创新性的发现，不断深入地进行探索性的研究；才能在科研工作中坚持实事求是，尊重客观实际，自觉抵制和杜绝欺骗、窃取、隐瞒等不道德的行为，才能在科研队伍中形成团结互助、谦虚谨慎、遵纪守法的新风尚。

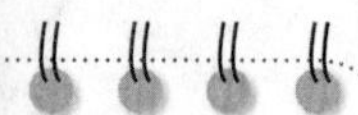

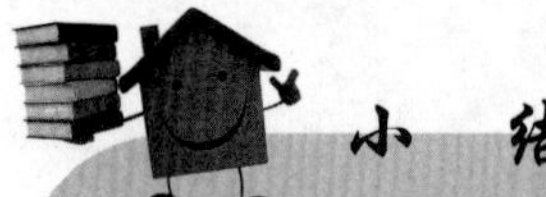

小　结

1. 道德是人类社会生活中所特有的，由一定社会的经济关系所决定，依靠人们的内心信念、社会舆论和传统习俗维系，用以调整人与人、人与社会、人与自然的利益关系，并以善恶标准进行评价的原则、规范、心理意识和行为活动的总和。道德具有调节、认识、教育、激励、导向和辩护的功能。

2. 伦理是处理、协调人与人之间关系的准则，是人类社会特有的行为规范。道德与伦理常被当作同义词使用，均强调社会生活和人际关系要符合一定的准则。但也有所区别：伦理侧重道德理论，是道德关系的理论概括和表现，且侧重社会层面；道德侧重实践和个体层面，在评价个体的具体行为时要用道德概念。

3. 生命伦理学是根据道德价值和原则对生命科学和卫生保健领域内的人类行为进行系统的研究。其基本原则包括：自主和知情同意原则、有利与不伤害原则、保密原则、公正与公益原则、生命价值原则。

4. 护理伦理学是研究护理道德的学科，它用伦理学的原则、理论和规范来指导护理实践，协调护理领域中的人际关系，对护理实践中的伦理问题进行分析、讨论并提出解决方案，是护理学和伦理学相交叉的边缘学科。其基本原则包括：防病治病、救死扶伤；实行社会主义的人道主义；全心全意为人民的身心健康服务。

5. 护理科研伦理原则包括：动机纯正，淡泊名利；实事求是，一丝不苟；团结协作，互相支持；保守秘密，正确对待科研成果。

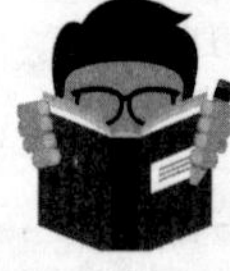

思考题

第十四章思考题参考答案

1．结合护理实践，阐述如何遵循生命伦理学的基本原则。

2．护理研究生小黄最近有一篇文章被杂志社接收，好友小张得知后与她商量，希望能在文章中加上自己的名字，小黄很为难，因为小张做的课题与这篇文章没有任何关系，文章也是自己独立完成的，可是她又不愿失去一位好朋友。请帮助小黄解决这个难题，并阐明你的理由。

（刘　霖）

第十五章　护理与法律

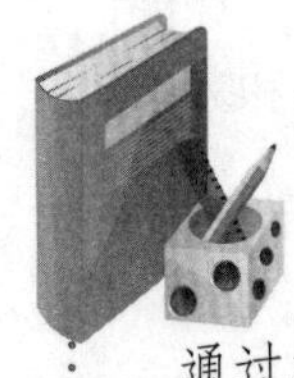

学习目标

通过本章内容的学习，学生应能够：

◎ 识记

1．正确复述医疗事故的概念。
2．准确描述医疗事故的分级及处理流程。
3．正确复述护理差错的概念。
4．正确描述护理专业学生的法律问题。

◎ 理解

1．正确说明医疗事故的构成要件。
2．正确描述护理差错的评定标准。
3．正确描述护士与患者之间的某些特殊法律关系。
4．正确归纳临床中不属于医疗事故的情形。

◎ 应用

正确应用所学知识分析护理工作中潜在的法律问题。

护理工作是卫生事业发展的重要组成部分。在临床护理实践中，由于服务对象的特殊性、疾病的复杂性、职业的高风险性，以及医疗护理技术的局限性，给护理发展带来了前所未有的挑战。此外，随着我国社会经济文化迅速发展的影响，人们自身的健康需求和法律维权意识不断增强，以及护士角色与职能的拓展，护士面临的法律问题日益增多。因此，护士应该学习和掌握相关的法律知识，了解与自身工作密切相关的各种法律规范，正确认识自己在护理工作中应享有的权利及承担的义务，应用法律的手段有效维护服务对象及自身的合法权利，规范和调整各种护理活动，避免法律纠纷的发生，提高护理服务质量，为促进我国卫生事业的发展做出应有的贡献。

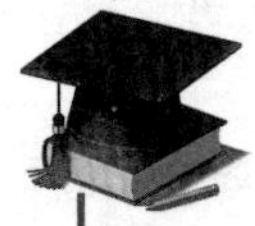

案例 15-1

患者，男婴，1 岁，因面色苍白，发热、呕吐 5 天，以营养不良性贫血入院。入院后医嘱：10% 氯化钾 10ml 加入 10% 葡萄糖液 500ml 中静脉滴注。值班护士没有认真阅读医嘱，将 10% 氯化钾 10ml 直接静脉推注。注射完毕发现患儿昏迷、抽搐、心搏骤停。立即组织抢救，行人工呼吸、心脏按压、注射钙剂、脱水剂等。经多方抢救无效死亡。

问题与思考：

1．此案例是否属于医疗事故？
2．值班护士在治疗护理活动中违法了吗？

案例 15-1 分析

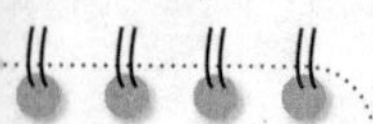

第一节　中国的法律体系及医疗卫生法规

中国的法律体系贯彻社会主义原则及民主原则，体现公民权利与义务的统一，依靠国家强制实施及个人自觉遵守，从而保障国家政权稳定，社会秩序良好有序。人人享有卫生保健，全民族健康水平不断提高是中国现代化建设的重要目标，医疗卫生法规的建立、发展和完善对医疗卫生事业的发展、人民健康水平的提高具有重要的意义。

一、法律概述

法律是由国家立法机关制定的人们行为规范的总则，依靠国家强制力调整各种社会关系。其严肃性、公正性及强制性是其他手段都无法取代的。法律对调节和保障人们的社会生活、家庭生活、经济生活等具有极其重要的意义。在社会生活中，个人或团体的行为必须与国家所制定的法律规范相一致，否则将会受到法律的制裁。

（一）法律的概念

法律（law）是指国家制定或认可并由国家强制力保证执行的具有普遍约束力的行为规范。法律有狭义及广义之分，狭义的法律专指由特定的国家立法机关制定的规范性文件。广义上的法律指各种法律、法规、规范的总和，除了国家立法机关制定的规范性文件之外，还包括国家行政机关制定的行政法规、地方国家权力机关制定的地方性法规等。

（二）法律的分类

根据不同的标准，法律的分类方法有很多。如根据法律的调节手段，分为民事法、行政和刑事法；根据法律所调节的社会关系，分为经济法、劳动法、教育法和卫生法等。其中民事法、刑事法及卫生法与护理实践密切相关。民事法是调整公民之间人身和财产关系的法律规范。护士在工作中的疏忽大意、医疗事故、侵犯隐私、攻击和殴打等属于民事法处理的范畴。刑事法是处理侵犯公共安全和利益行为的法律规范，如非法使用毒麻药品等。卫生法是由国家制定或认可，并由国家强制力保证实施，旨在保护人们的身体健康，调整人们在与卫生有关的活动中形成的各种社会关系的法律规范。

（三）法律的基本范畴

1．权利和义务　权利（right）和义务（duty）是法律的核心范畴。权利是正当化的利益；义务是法律关系主体承担的责任，表现为必须依法做出某种行为或抑制某种行为。

2．法律责任（legal responsibility）　在广义上是指任何组织和个人都要遵守法律，依法行使法律所赋予的权利，履行法律所规定的义务，自觉维护法律尊严的义务和责任。狭义上是指由特定的法律事实所引起的对损害予以赔偿、补偿或接受惩罚的特殊义务，即违法者对违法行为或违约行为所应承担的法律后果。

3．法律制裁　法律制裁包括刑事制裁、民事制裁、行政制裁及违宪制裁。刑事制裁又称刑罚，指法院对于违反刑法的犯罪者所应承担的刑事责任而实施的处罚措施，包括监禁、死刑等。民事制裁指法院通过民事审判活动，依照民事法律规范，对违法的当事人依其应负的民事责任给予的强制性措施，包括停止侵害、消除危险、返还财产、修理更换、赔偿损失、支付违约金、恢复名誉、赔礼道歉等。行政制裁指国家行政机关对有关单位或个人因违反行政法规，依其所应承担的行政法律责任而实施的强制性措施，可分为行政处分、行政处罚和劳动教养。违宪制裁指依据宪法的规定，对违宪行为实施的一种强制性措施。

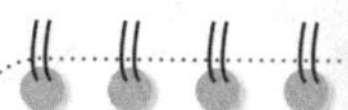

二、中国法律体系及立法程序

（一）中国的法律体系

法律体系（legal system）是指一国现行法律规则和原则按一定的逻辑顺序组合起来的整体，法律体系的基本构件是法律部门。法律规则是指具体的法律和法律条文，原则是指创建法律的指导思想与理论的概括性内容。

我国的法律体系包括：宪法、行政法、民法、经济法、劳动法、刑法、诉讼法、军事法等。其中，与护理实践密切相关的法律体系有，刑法、民法及卫生法。

（二）中国的立法程序

立法程序是国家的有关机关制定、修改、废除法律时必须遵循的法定程序及方式，根据我国宪法及法律的有关规定，中国的立法程序包括四个步骤：法律议案的提出、法律草案的讨论及审议、法律草案的通过、法律的公布。

三、医疗卫生法规

医疗卫生法规通过人们对医疗卫生与医疗实践中各种权利和义务的规定，调整、确认、保护、发展良好的医疗法律关系和医疗卫生秩序。它反映出了医疗卫生领域内人与自然、人与人之间的关系。

（一）医疗卫生法的概念

医疗卫生法是我国法律体系的重要组成部分，是由国家制定或认可的，并由国家强制力保证实施的医药卫生方面的行为规范的总和。医疗卫生法的表现形式既有国家立法机关正式颁布的规范性的文件，也有许多非正式立法机关颁布发行的在其所辖范围内普遍有效的规范性决定、条例、办法等。

（二）医疗卫生法的特点

1．以保护公民的健康权利为宗旨　医疗卫生法的主要作用是维护公民的身体健康。通过保证公民享有国家规定的健康权和治疗权，惩治侵犯公民健康权利的违法行为来保护公民的健康。

2．技术规范和法律密切结合　将防治疾病、保护健康的客观规律加以法律化，使其成为人人必须遵守的规则，以求最大限度的趋利避害。对不遵从医疗卫生法中的医疗卫生技术规范，造成严重后果者，将实行法律的严惩。

3．调节手段多样化　维护健康是一项非常复杂的工程，涉及复杂的社会关系及一系列技术问题，包括生活环境的状况、防治疾病的技术、爱国卫生运动等。因此，医疗卫生法要吸收并利用其他部门的法律，如民法、行政法、刑法等多样化的调节手段。

（三）医疗卫生违法行为及法律责任

医疗卫生违法行为指个人、组织所实施的违反医疗卫生法律、法规的行为，从违反法律性质来看，可分为医疗卫生行政违法、医疗卫生民事违法和医疗卫生刑事违法行为。违法行为由于违反法律规定，侵犯了医疗卫生法律、法规所保护的社会和个人的利益，必须承担相应的法律责任。可见，医疗卫生法律责任指违反医疗卫生法的个人或单位所应承担的、带有强制性的责任。

根据违法行为和法律责任的性质及法律责任承担的方式不同，可分为行政责任、民事责任和刑事责任。

1．行政责任（administrative liability）　指个人、组织实施违反医疗卫生法律、法规的一般违法行为而承担的法律后果，分为医疗卫生行政处罚和医疗卫生行政处分。行政处罚指医疗卫生行政机关对违反卫生法律、法规、规章，对应受制裁的违法行为，做出的警告、罚款、没收违法所得、责令停产停业、吊销许可证以及卫生法律、行政法规规定的其他行政处罚。行政处分是医疗卫生行政机关对违反法律、法规的下属工作人员实施的纪律惩罚，包括警告、记过、记大过、降级、开除等。

2．民事责任（civil liability） 指根据民法及医疗卫生专门法律规范的规定，个人或组织对实施侵害他人人身、财产权的民事不法行为应承担的法律后果。民事责任主要是弥补受害方当事人的损失，以财产责任为主。

3．刑事责任（criminal liability） 指行为人实施了犯罪行为，严重侵犯医疗卫生管理秩序及公民的人身健康权而依刑法应当承担的法律后果。医疗卫生法上的犯罪主体多为特定主体，这种主体既包括由不法行为造成严重后果的个人，也包括由不法行为造成严重后果的单位或单位的直接责任人员。刑事责任不同于民事责任和行政责任。从概念上可以看出，刑事责任是行为人违反了刑法构成了犯罪，所应承担的刑事法律责任。如果行为人的行为危害不大，达不到构成犯罪的标准时，只能追究其行政责任。

（四）医疗事故及处理

1987 年，我国国务院颁布了《医疗事故处理办法》，它使我国对医疗事故的处理走上了规范化、法制化的轨道，对于保障患者和医务人员的合法权益、维护医疗秩序保障医疗安全具有重要的意义。2002 年，国务院颁布了《医疗事故处理条例》，对医疗事故的概念做了重新的界定，扩大了它的范围。同年，卫生部根据该条例制订了《医疗事故分级标准（试行）》《医疗事故技术鉴定暂行办法》。

1．医疗事故的概念 医疗事故（medical malpractice）指医疗机构及其医务人员在医疗活动中，违反医疗卫生管理法律、行政法规、部门规章和诊疗护理规范、常规，过失造成患者人身损害的事故。

2．医疗事故的构成要件

（1）医疗事故的主体必须是经过考核及卫生行政部门批准或承认，取得相应资格的各级各类合法的医疗机构及其医务人员。

（2）医疗机构及其医务人员违反了医疗卫生管理法律、法规和诊疗护理规范、常规。

（3）医疗事故的直接行为人在诊疗护理中存在主观过失，即行为人应当知道相关知识、规定及后果而不知道或虽然知道但轻信可以避免出现有危害的后果。

（4）患者存在人身损害后果，包括患者死亡、残疾、组织器官损伤导致功能障碍等。

（5）医疗行为与损害后果之间存在因果关系。过失行为与后果之间存在因果关系是判定是否属于医疗事故的一个重要方面。虽然存在过失行为，但是并没有给患者造成损害后果，不应该视为医疗事故；虽然存在损害后果，但是医疗机构和医务人员并没有过失行为，也不能判定为医疗事故。

具有下列 6 种情况之一的，不属于医疗事故：①在紧急情况下为抢救垂危患者生命而采取紧急医学措施造成不良后果的；②在医疗活动中由于患者病情异常或患者体质特殊而发生医疗意外的；③在现有医学科学技术条件下，发生无法预料或者不能预防的不良后果的；④无过错输血感染造成不良后果的；⑤因为患者及其家属方面的原因延误诊疗导致不良后果的；⑥因不可抗力造成不良后果的。

3．医疗事故的分级 为了科学划分医疗事故等级，正确处理医疗事故争议，我国根据国务院颁布的《医疗事故处理条例》制定了医疗事故分级标准。

根据患者受损害的程度，医疗事故可分为 4 个等级：

（1）一级医疗事故：造成患者死亡、重度残疾，可分为甲、乙两等。

（2）二级医疗事故：造成患者中度残疾、器官组织损伤导致严重功能障碍，可分为甲、乙、丙、丁四等。

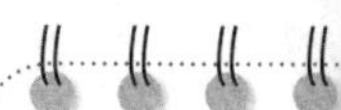

（3）三级医疗事故：造成患者轻度残疾、器官组织损伤导致一般功能障碍，可分为甲、乙、丙、丁、戊五等。

（4）四级医疗事故：造成患者明显人身损害的其他后果。

4．医疗事故的处理　当发生或发现医疗事故时，医疗机构应对其正确处理。

（1）医疗事故的报告：医务人员在医疗活动中发生医疗事故或医疗事故争议，或发现医疗事故或可能引起医疗事故的医疗过失行为时，应当立即向所在科室负责人报告，并逐级上报。医疗机构的专（兼）职管理人员接到报告后，应立即进行调查、核实，并将有关情况如实向机构负责人报告，同时向患者通报、解释。发生重大过失行为时，医疗机构应当在12小时以内向所在地卫生行政部门报告，如导致患者死亡或可能为二级以上的医疗事故、导致三人以上人身损害后果等情形。

（2）相关证据收集及保存：有关事故的原始资料和现场实物是认定医疗事故的重要依据。因此，当发生医疗事故争议时，有关的原始资料如死亡病例讨论记录、疑难病例讨论记录、上级医师查房记录、会诊意见、病程记录等，应在医患双方在场的情况下封存和启封。严禁涂改、伪造、隐匿、销毁或者抢夺病历资料的情况发生。因抢救急危患者，未能及时书写病历的，有关医务人员应当在抢救结束后6小时内据实补记，并加以注明。如果疑似输液、输血、注射、药物等引起不良后果的，医患双方应当共同对现场实物进行封存和启封，封存的现场实物由医疗机构保管。患者死亡，医患双方当事人不能确定死因或者对死因有异议的，应当在患者死亡后48小时内进行尸检，尸检应当经死者近亲属同意并签字。

（3）医疗事故的技术鉴定：发生医疗事故的双方当事人协商解决医疗事故争议，需进行医疗事故技术鉴定时，应共同书面委托医疗机构所在地负责医疗事故技术鉴定工作的医学会进行医疗事故技术鉴定。鉴定由负责组织医疗事故鉴定工作的医学会组织专家鉴定组进行。医学会组织专家鉴定组，依照相应法律、法规，运用医学科学原理和专业知识，独立进行医疗事故技术鉴定。

（4）医疗事故的行政处理与监督：卫生行政部门应当根据相关法律、法规，对发生医疗事故的医疗机构和医务人员做出行政处理，对参加医疗事故技术鉴定的人员资格和专业类别、鉴定程序进行审核；必要时可以组织调查，听取医疗事故争议双方当事人的意见。

（5）医疗事故的赔偿与处罚：发生医疗事故的赔偿等民事责任争议时，医患双方可以协商解决，不愿意协商或协商不成时，可向卫生行政部门提出调解申请，也可直接向人民法院提起民事诉讼。医疗事故的赔偿，应当考虑医疗事故等级、医疗过失行为在医疗事故损害后果中的责任程度、医疗事故损害后果与患者原有疾病状况之间的关系。赔偿的具体数额，在考虑以上三方面因素后确定。根据医疗事故的等级和情节，卫生行政部门给予发生医疗事故的医疗机构警告，情节严重者限期停业整顿或吊销执业许可证，对于负有责任的医务人员依法给予处分或追究刑事责任。

四、护理法

随着我国法律制度的健全，人们的法律观念日益增强，护士在为护理对象提供护理服务的过程中产生了各种各样的法律关系，而相关法律、法规也为规范和调节包括法律关系在内的各种社会关系提供了强有力的保证。

（一）护理法的概念

护理法是由国家制定或认可，并以国家强制力保证实施，用以规范护理活动及调整这些活动而产生的各种社会关系的行为规范的法律与法规。

（二）护理法的种类

1．由国家主管部门通过立法机构制定的法规　可以是国家卫生法的一部分，也可以是根据国家卫生基本法制定的护理专业法。目前，我国最高的护理法规是由国务院颁布的《护士条例》。

2．根据卫生法由政府和地方主管部门制定的规章制度及规范性文件 包括各种与护理有关的法规条款，如由卫生部颁布的《护士执业注册管理办法》。

3．专业团体的规范标准 由政府授权的护理专业团体，如中华护理学会根据法律所制定的各种护理标准及操作规范以及护理实践的规定、章程、条例等。它清楚地表达了护士能做什么，不能做什么，各种操作应该如何去做，其规范要求是什么等。

4．工作机构的有关要求、政策及制度 各级医疗机构一般都有针对护理工作的详细而具体的规章制度，包括护理工作规范要求、护理标准手册、相关政策及制度。

以上各类护理法规中，专业团体的规范标准及工作机构的有关要求、政策及制度虽然不是正规的法律条文，但这些条款是保证护士及合法权益的依据之一。

（三）护理立法的基本原则

1．国家宪法是护理立法的最高守则 宪法是国家的根本大法，在法律方面具有至高无上的权威，护理法的制定必须在宪法的总则下进行，不允许有任何与其相抵触之处。护理法规不能与国家已经颁布的其他任何法律条款有任何冲突。

2．符合本国护理专业的实际情况 护理法的制定，一方面要借鉴和吸收发达国家的护理立法经验，确立一些先进目标；另一方面，也要从本国的文化背景、经济水准和政治制度出发，兼顾全国不同地区发展水平的护理教育和护理服务实际，确立更加切实可行的条款。

3．反映科学的现代护理观 护理学作为一门独立的学科，从护理教育到护理服务，从护理道德到护理行为，从护理诊断到护理计划的实施、评价，均已形成完整的理论体系。只有经过正规培训且通过执业考试和注册的护士才有资格从事实际护理工作。护理法应能反映护理工作的专业性、技术性、安全性和公益性特点，以增强护士的责任感，提高护理实践的合法度。

4．条款要显示法律特征 护理法与其他法律一样，应具有权威性、强制性的特征，制定的条款措辞必须准确精辟、科学而又通俗易懂。

立法要注意国际化趋势，当今世界，科学、文化、经济的飞速发展势必导致法制上的共性，一国法律已不可能在本国法律中孤立地长期存在。所以，制定护理法必须注意国际化趋势，使各条款尽量同国际上的要求相适应。

（四）护士执业资格

取得执业证书、进行执业注册是护士从事护理工作的前提。《护士条例》中对护士的执业注册做出了具体规定。为了规范护士执业注册管理，卫生部制定了《护士执业注册管理办法》以加强护士管理，提高护理质量，保障医疗和护理安全，保护护士的合法权益。

1．护士执业资格考试 护士应当通过国家统一的护士执业资格考试后才能注册。国家护士执业资格考试是评价申请执业资格者是否具备执业所必需的护理专业知识与工作能力的考试，由卫生部主管部门负责组织实施，每年举行1次。考试包括“专业实务”和“实践能力”两个科目，内容涉及基础护理学、内科护理学、外科护理学、妇产科护理学、儿科护理学、护理伦理学、护理心理学、护理管理学等相关学科的知识。测试方法采用选择题书面考试形式，每个科目题量为120～160题。一次考试通过两个科目为考试成绩合格。

2．护士执业注册制度 护士执业考试合格即取得护士执业的基本资格，之后必须经过注册，取得《护士执业证书》后，才能成为法律意义上的护士。注册护士可按照注册的执业地点从事护理工作，履行护士的义务，并享有护士的权利。如果未经执业注册取得《护士执业证书》就对患者进行护理，造成患者严重损害者，应承担一定的法律责任，同时雇用者也要承担相应的法律责任。

护士执业注册机构一般为护士执业所在地的省级以上卫生行政机关，省、自治区、直辖市

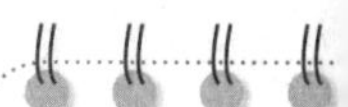

人民政府卫生主管部门负责本行政区内的护士执业注册管理工作。

护士注册的有效期为 5 年。注册期满前 30 天可按规定办理延续注册。许多省、自治区、直辖市还规定了把参加继续教育作为再次注册的条件。这些条件的规定有力地促进了护士的知识更新和专业水平的提高。

当护士在执业注册有效期内变更执业地点时，应向主管部门报告，并办理变更手续。

注销护士执业注册是基于特定事实的出现，由卫生行政部门依法收回护士执业注册证，原执业注册自注销决定生效起失去效力，护士不能继续执业。

第二节　护理工作中潜在的法律问题

随着医疗改革的深入发展，护士在临床工作中面对的职业风险越来越凸显，在护理工作中必须重视许多潜在的法律问题，维护护士的合法权益，规范护理行为，保障医疗安全和人体健康。

一、基本概念

（一）侵权行为与犯罪

1．侵权行为（tort） 是指侵害国家、集体或侵害了他人的财产及人身权利包括生命权、隐私权、名誉权、知识产权、知情同意权等，而给他方造成损失的行为。

2．犯罪（guilt） 是指危害社会，触犯国家刑律，应当受到法律制裁的行为。护理行为中的犯罪可根据行为人主观心理状态的不同而分为故意犯罪和过失犯罪。故意犯罪是明知自己的行为会发生危害社会的结果，并且希望或放任这种结果发生，因而构成犯罪。过失犯罪是应当预见自己的行为可能发生危害社会的结果，因疏忽大意而没有预见，或已经预见而轻信能够避免，以致发生不良后果而构成犯罪。

侵权行为可能不构成犯罪，但犯罪必然有对被害人合法权益的严重侵害。有时，在同一护理活动中，侵权行为与犯罪可能同时存在，区分两者的关键是对护理实践中的护理行为的目的及结果的准确鉴定。

（二）疏忽大意与渎职

疏忽大意是指行为人应当预见自己的行为可能发生危害社会的后果，但因疏忽大意而没有预见，以致发生危害他人和社会的后果的过失行为。

渎职是指行为人未履行或未正确履行职责，以致公共财产、国家和公众利益遭受重大损失的行为。护理渎职是指护士在执业过程中不负责任，违反各项规章制度和护理常规，造成患者死亡或严重伤害的违法行为。

（三）收礼与受贿

受贿是指国家工作人员利用职务上的便利，为行贿人谋取私利，而非法索取、接受其财物或不正当利益的行为。构成受贿罪必须具有两个特征：一是行为人必须是国家工作人员；二是行为人利用职务上的便利，为行贿人谋取利益，而有非法索取、接受其财务或不正当利益的行为。

二、执行医嘱的法律问题

医嘱是护士对服务对象实施评估及治疗的法律依据。在执行医嘱时，护士应熟知各项医疗护理常规、各种药物的作用、副作用及使用方法。用负责的态度和专业知识对医嘱仔细核查，确信无误后，准确、及时地执行医嘱。随意篡改医嘱或无故不执行医嘱均属违法行为。如对医嘱有疑问时，护士应向医生求证医嘱的准确性；如发现医嘱有明显的错误，护士有权拒绝执行。如果护士对明知有错误的医嘱不提出质疑，由此造成的后果，护士将与医生共同承担法律责任。因此，为了保护患者和自己，护士在处理及执行医嘱时应注意以下几点：

(1) 如果患者对医嘱提出疑问时，护士应核实医嘱的准确性。

(2) 如果患者病情发生变化时，护士应及时通知医生，并根据自己的专业知识与临床经验进行判断，是否应暂停医嘱。

(3) 慎对口头医嘱及“必要时”等形式的医嘱。一般不执行口头医嘱或电话医嘱。在急诊等特殊情况下，必须执行口头医嘱时，护士应向医生大声重复一遍医嘱，双方确认无误后方可执行。在执行完医嘱后应尽快记录医嘱的时间、内容和患者当时的情况等，并请医生及时补写书面医嘱。

三、护理文件书写时的法律问题

护理记录是病历的组成部分，它不仅是衡量护理质量的重要资料，也是医生观察诊疗效果、调整治疗方案的重要依据，具有重要的法律意义。漏记、错记、不认真记录等可影响对疾病发展的正确判断，造成误诊、误治而引起医疗事故、纠纷。在医疗纠纷案件中实行举证倒置，医疗机构需要承担一定的举证责任。我国《医疗事故处理条例》第十条规定，患者有权复印或复制病历资料。因此，如何保全和提供证据，防范可能出现的医疗纠纷是护士必须面对的问题。

四、麻醉药品与物品管理中的法律问题

麻醉药品主要是指吗啡、哌替啶等药物。这类药物应由专人锁于柜内负责保管。护士只能凭专用的医嘱领取及应用这些药物，若护士窃取、盗卖或自己使用，则会构成贩毒、吸毒罪。

此外，护士在工作中还会接触各种医疗用品和设备，负责保管病区的物品或保管服务对象的一些物品。若护士利用职务之便，将这些物品据为己有，情节严重者，将受到法律制裁。

五、护士与患者之间的某些特殊法律关系

（一）知情同意

从法律角度讲，患者在医院所接受的主要治疗必须在患者或其家属全面了解情况，经过自身的判断，自愿表示同意的条件下才能进行。知情同意必须符合三个条件：①患者必须对所接受的诊断、治疗或护理完全知情，即了解其原因、方法、优点及缺点，可能出现的反应或不良反应等；②同意必须建立在完全自愿的基础上，任何强迫患者同意或患者由于害怕报复而同意的均不属于知情同意；③患者或家属是在完全清楚、有能力做出判断及决定的情况下同意的。

《侵权责任法》第七章第五十五条规定：医务人员在诊疗活动中应当向患者说明病情和医疗措施。因此，护士在对患者实施护理时，应注意按照有关的规定获取患者的知情同意。如违反了知情同意的有关原则，则可能侵权或犯罪。

（二）患者死亡及有关问题

1．患者遗嘱的处理 遗嘱是患者死亡前的最后嘱托，如果护士作为患者遗嘱的见证人，必须明确以下程序：应有 2 ~ 3 个见证人参与；见证人必须听到或看到，并记录患者遗嘱内容；见证人应当场签名，证实遗嘱是该患者的；遗嘱应该有公证机关的公证。护士在作见证人时应注意到患者的遗嘱是在其完全清醒、有良好的判断及决策能力的情况下所立的。并对患者当时的心身情况等加以及时、详细准确地记录，以便事后发生争端时，对其法律价值做出合理公正的判断。如果护士本人是遗嘱的受惠者，应在患者立遗嘱时回避，且不能作为见证人，否则会产生法律及道德上的争端。

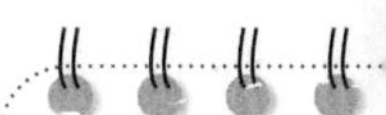

2．安乐死　目前，世界上有些国家的法律允许实施安乐死，但我国的法律并没有对安乐死做出明确规定，根据法理学的逻辑分析，实施安乐死的行为符合“故意杀人罪”。我国现行《刑法》第132条以概括性的条款规定了故意杀人罪，认为只要不是依法剥夺他人生命权利的行为，均构成故意杀人罪，安乐死也不例外。因此，不论有无医嘱，护士均不能对患者实施安乐死。

3．患者尸体处理及有关文件记录的书写　当医生经检查并确认患者已经死亡，在有关的记录上签字后，护士应填写有关卡片，做好详细、准确的记录，尤其是患者的死亡时间，以防产生法律纠纷，并依常规做好患者的尸体护理。如患者生前同意尸检，捐献自己的遗体或组织器官，应有患者或家属签字的书面文件。如患者在紧急情况下住院，死亡时身旁无亲友，其遗物应在至少有两人在场的情况下加以清点、记录，并交病房负责人妥善保管。

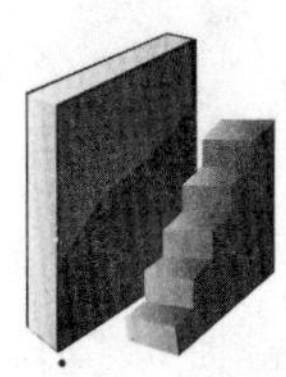

知识拓展

中华人民共和国《护士条例》第三十一条明确规定，护士在执业活动中有下列情形之一的，由县级以上地方人民政府卫生主管部门依据职责分工责令改正，给予警告；情节严重的暂停其6个月以上执业活动，直至由原发证部门吊销其护士执业证书：

1．发现患者病情危急未立即通知医师的；

2．发现医嘱违反法律、法规、规章或者诊疗技术规范的规定，未依照本条例第十七条的规定提出或者报告；

3．泄露患者隐私的；

4．发生自然灾害、公共卫生事件等严重威胁公众生命健康的突发事件时，不服从安排参加医疗救护的。

护士在执业活动中造成医疗事故的，依照医疗事故处理的有关规定承担法律责任。

来源：中华人民共和国《护士条例》

六、护理差错

护理差错是指凡在护理工作中责任心不强，粗心大意，不按规章制度办事，或技术水平低而发生护理过失，对患者产生直接或间接影响，但未给患者造成死亡、残疾、组织器官损伤等严重不良后果者。

（一）护理差错的分级

根据对患者造成的不良后果的轻重，将护理差错分为一般差错和严重差错。一般差错，是指未对患者造成影响，或对患者有轻度影响但未造成不良后果的护理过失。严重差错，是指由于护理人员的失职行为或技术过失，给患者造成一定痛苦，延长了治疗时间的护理过失。

（二）护理差错的评定标准

1．一般差错标准

（1）各项护理工作（基础护理、重症护理、专科护理）违反操作规程，质量未达到标准要求，尚未造成不良后果。

（2）各种护理记录不准确，医学术语不当，项目填写不全，不签全名，尚无不良影响。

（3）标本留置不及时，尚未影响诊断治疗。

（4）执行查对制度不认真，打错针、发错药（一般药物），未发生任何反应，无不良后果。

（5）各种检查前准备未达要求，尚未影响诊断。

（6）监护失误，静脉注射外渗、外漏，面积达 3cm × 3cm 以下者。

2．严重差错标准

（1）执行查对制度不认真，发错药、打错针，给患者增加痛苦者。

（2）护理不当发生Ⅱ度压疮。

（3）实施热敷造成Ⅱ度烫伤，面积不超过体表 0.2% 者。

（4）未进行术前准备或术前准备不合格，而致推迟手术，尚未造成严重后果。

（5）抢救时执行医嘱不及时，以致影响治疗但未造成严重不良后果者。

（6）监护失误，引流不畅，未及时发现，影响治疗；或各种护理记录不准确，影响诊断治疗。

（7）监护失误，静脉注射外渗、外漏，面积达 3cm × 3cm 以上或有局部坏死者。

七、护理专业学生的法律问题

护理专业学生（以下简称护生）进入临床实习阶段，尚未获得执业资格，不具备独立工作的权利。就法律意义而言，护生只能在执业护士的指导下，严格按照护理操作规范对患者实施护理。如果脱离带教护士的监督和指导，擅自行事并对患者造成伤害时，护生将对自己的行为负法律责任。

护生的法律责任包括：①熟悉所在实习医院的医疗护理政策和操作规程；②不得单独进行任何护理操作，若擅自行事并造成患者的损害时，应承担法律责任；③对自己未曾学习或自认不熟悉的操作应告知带教护士；④由于患者病情变化很快，特别是急救情况下，应及时向带教护士或相关护士汇报患者的病情变化，即使并不能确定这些变化的临床意义。带教护士对护生负有指导和监督的责任，若由于给护生指派的工作超出其能力范围，而发生护理差错或事故，带教护士应负主要的法律责任，护生自己负相关的法律责任，其所在的医院也应负相应的法律责任。

八、职业保险与法律裁决

职业保险是指从业者通过定期向保险公司交纳一定数额保险费，在执业范围内一旦突然发生责任事故时，由保险公司承担对损害者支付相应的赔偿。目前世界上大多数国家的护士几乎都参加这种职业责任保险，但我国医疗卫生界目前尚未开展相关的工作。护士加入职业保险的内涵如下：

（1）保险公司可在政策范围内为其提供法定代理人，以避免其受法庭审判的影响或减轻法庭的判决。

（2）保险公司可在败诉以后为其支付巨额赔偿金，从而减轻护士经济上的损失。

（3）因受损害者能得到及时合适的经济补偿，而减轻自己在道义上的负罪感，较快达到心理平衡。

因此，如果护士参加职业保险可被认为是对护士自身利益的一种保护，他虽然并不摆脱护士在护理纠纷或事故中的法律责任，但实际上可在一定程度上抵消其为该责任所要付出的代价。同时，在职业范围内，护士对患者负有道义上的责任，绝不能因护理的错误而造成患者的经济损失，参加职业保险也可以为患者提供这样一种保护。

法律是强化护理管理，使护理专业走向法制化、规范化、科学化发展的重要保证。护士除具有高度的责任心、优良的服务态度、过硬的技术水平、敏锐的观察力和应急处理能力外，还应熟知国家的法律条文，主观上强化法律意识，认识到护理工作中特殊的法律问题，以法律为

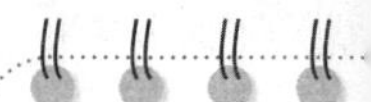

依据，严格要求自己，以减少和杜绝护理医疗纠纷的发生，维护患者及自身的正当权益。

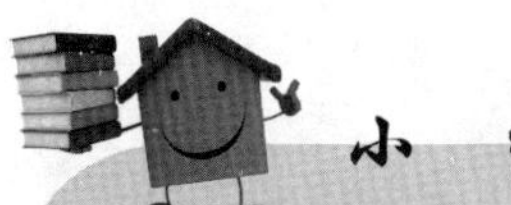

小　结

1. 许多法律规范影响护理实践，其中民法、刑法、卫生法与护理实践密切相关。

2. 医疗事故是医疗护理活动中常常涉及的法律问题，每一名医务人员都应该对其概念、构成要件、分级、以及医疗事故的处理了如指掌，以便更好地进行防范。

3. 根据对患者造成的不良后果的轻重，将护理差错分为一般差错和严重差错。

4. 护士的法律责任包括为患者提供护理服务和作为医疗事故诉讼中的专家见证人。

5. 护理活动中，护理违法以侵权与犯罪、疏忽大意与过失、收礼与受贿为表现，要承担民事责任及刑事责任。

6. 知情同意权包括患者有权了解与其疾病相关的足够的和准确的医疗信息，并可以对医务人员所采取的医疗护理措施取舍。

7. 在处理患者死亡有关问题时，如宣布死亡、安乐死、遗嘱、器官捐献和尸体解剖，护士必须了解和遵守现行的法律法规及地方性法规。

思考题

第十五章思考题参考答案

1．简述医疗事故的概念。

2．简述医疗事故的构成要件。

3．知情同意必须符合的三个条件是什么？

4．小张，护理学院大四的学生，她在某外科病区实习已轮转一个月，工作非常出色，星期三是病区的手术日，小张和带教老师一起值班，中午1点钟，三位手术患者都先后被送回病房，小张主动接管，因为是全麻患者，麻醉未完全清醒，患者躁动而坠床，造成肋骨骨折。请问：责任由谁负？

（刘红敏）

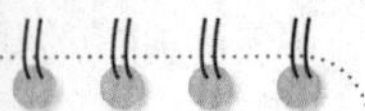

第十六章　护理职业防护

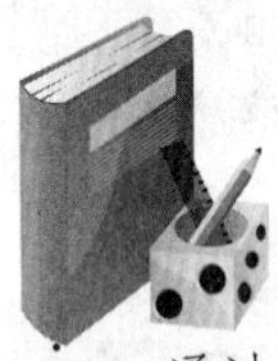

学习目标

通过本章内容的学习，学生应能够：

◎ **识记**

1．正确说出常见护理职业伤害因素及其对人体的影响。

2．正确陈述护理职业防护的意义。

◎ **理解**

1．准确解释下列概念：职业暴露、护理职业暴露、护理职业风险、职业防护、护理职业防护及职业伤害。

2．正确阐述护理人员各种职业伤害因素的防护措施。

◎ **运用**

1．运用所学知识采取有效措施预防和处理锐器伤。

2．运用所学知识预防和处理化疗药物损伤。

护理人员作为医院环境的主要从业人员，因其工作性质和工作环境的特殊性，常常暴露于各种现存的和潜在的职业危险因素中，成为职业暴露的高危人群。因此，护理人员应当树立职业伤害的防护意识，具备对各种职业伤害因素的认识、处理和防范的基本知识和能力，以保护自身的身心健康和职业安全。

616-1

案例16-1分析

案例 16-1

实习护士谢某为一名患者抽血后用双手回套针帽，不慎右手示指被针刺伤，刺伤后只做了简单的止血处理。5周后该护士出现了发热、咽痛、乏力、全身淋巴结肿大等症状，血清学检查HIV抗体阳性。

问题与思考：

1．护士谢某受到了什么类型的伤害？

2．此类伤害的主要因素有哪些？

第一节　概　述

医院环境是护理人员治疗与护理患者的场所，环境中的生物、物理、化学及心理社会等因素可能直接或间接地对其身心健康造成影响。因此，护理人员应掌握护理职业防护的措施，以更好地维护身心健康，有利于提高职业生命质量。

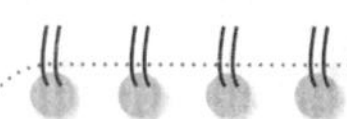

一、基本概念

（一）职业暴露

1．职业暴露（occupational exposure） 是指从业人员由于职业关系而暴露在有害因素中，从而有可能损害健康或危及生命的一种状态。

2．护理职业暴露（nursing occupational exposure） 是指护理人员在从事护理工作中，接触有毒、有害物质、病原微生物或受到心理社会等因素的影响，从而损害健康或危及生命的职业暴露。

（二）护理职业风险

护理职业风险（nursing occupational risk）是指在护理工作中可能发生的一切不安全事件。

（三）职业防护

1．职业防护（occnupational protection） 是针对可能造成机体损伤的各种职业性损伤因素，采取有效措施以避免职业性损伤的发生，或将损伤降低到最低程度。

2．护理职业防护（nursing occupational protection） 是指在护理工作中，针对各种职业性有害因素，采取各种有效措施，以避免护理人员受到职业性有害因素造成的损伤，或将损伤降至最低程度。

（四）职业伤害

职业伤害（occupational injury）是指劳动者从事职业活动或者与职业责任有关的活动时所遭受到的不良因素的伤害和职业病伤害。

二、护理职业防护的意义

（一）维护护理人员身心健康，保障职业安全

通过护理职业防护措施的有效实施，可以避免或减少职业安全对护理人员造成的机体损害，还可以控制由环境和行为引发的不安全因素。从而增强护理人员的职业适应能力，减轻工作过程中的恐惧心理和压力，维护自身的身心健康，保障职业安全。

（二）控制职业危险因素，规避护理职业风险

通过学习职业防护知识和技能，护理人员可以提高职业防护意识，自觉履行职业规范，严格遵守护理操作规程，有效控制职业危险因素，从而科学规避护理职业风险，减少护理差错。

（三）增加护士的安全感，激发其工作激情

良好安全的职业环境，充分满足护理人员对安全的需要，增加职业满意度，提高职业认同感；安全、愉快的工作氛围，可以缓解护理人员的工作压力，激发工作激情，减少职业疲溃感。

三、护理职业防护的进展

追溯历史，职业伤害的发生，往往随着社会生产和生活方式而不断变化。职业防护研究始于 19 世纪，随着预防医学的兴起而出现。

进入 21 世纪，生物、化学、物理性的致病因素所致疾病和防护措施等已基本明确，防护用具趋向现代化、统一化，某些国家实行了护理职业有害因素的普及性预防等，护理职业防护在以下几方面进展较快：

（一）研究角度渐趋多样化

从致病因素入手，分别有生物、化学、物理、心理社会等因素；从工作场所入手，有医院、诊所以及社区的护理人员的职业防护；从产生的影响入手，可分为神经性损伤、眼部损伤和运动系统损伤等。

（二）研究规模和方法不断改进

首先，广泛采用调查、测量和观察访谈等多种方法收集资料；其次，研究规模不断扩大，跨地区，甚至跨国家的合作性研究呈现增多趋势。

（三）逐渐重视心理社会因素

重视心理社会因素对护理人员职业损伤的作用，护理人员的工作疲溃感、职业紧张、脑体并用的劳动特点等，都已成为国内外研究的热点，心理社会因素受到更多的关注。

（四）逐步确立防护立法

目前，多数国家都是通过立法或制定相应文件的形式，建立综合性的职业防护网络，护理职业防护也是如此。我国也相继出台和完善了相应的法律法规，并对锐器收集方法和医疗垃圾的处理等做出了明确规定。近年来，护理职业防护规定和措施的落实逐步引起重视。

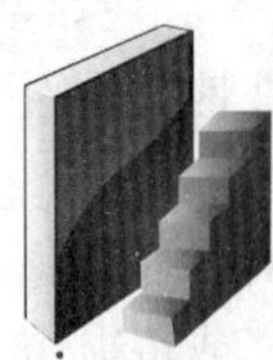

知识拓展

美国护理职业防护

1981 年，世界首次报道医护人员因职业原因感染人类免疫缺陷病毒（HIV）。此后，医护人员的职业暴露及防护逐渐受到世界各国的普遍关注。美国职业安全防护走在世界前沿。20 世纪 80 年代中期，美国职业健康安全管理局（Occupational Safety and Health Adminisition，OSHA）先后制定了许多职业防护法规，如普及性预防、抗肿瘤药物使用法规等。1991 年，美国职业安全卫生研究所（National Institute for Occupational Safety and Health，NIOSH）建立了血液暴露防治通报网络系统，要求医院必须上报医务人员血液暴露及针刺伤发生的情况，还制定了针刺伤发生后的处理流程，以达到对职业暴露、职业安全的控制与管理。1996 年，美国疾病预防控制中心（Centers for Disease Control and Prevention，CDC）提出标准预防（standard precaution）。1998 年，美国召开了首届“护士健康与安全”国际大会，会议的口号是“为了关爱患者，我们应首先关爱自己”。2001 年，美国通过了针刺安全及防护法案，把医护人员的职业安全问题提高到法律高度，要求所有医疗单位使用安全医疗装置以防止锐器伤害。此外，美国职业保健护士协会（American Association of Occupational Health for Nurses，AAOHN）也致力于护士的职业安全与健康。美国等国家已将“职业安全防护教育”和“普遍预防”策略纳入医学教育的课程中。

第二节　护理职业伤害的因素

随着不断更新的各种医疗设备、新型药物、高新技术的广泛应用，护理人员的工作越来越多地暴露于各种职业有害因素之中，其中包括生物因素、物理因素、化学因素、心理社会因素、运动功能性因素、暴力攻击伤害等。

一、生物因素

生物因素是指护理人员在工作中接触的病原微生物或含有病原微生物的污染物。常见的生物性职业伤害因素有细菌、病毒、支原体、真菌等微生物，是否发病以及病情轻重主要与接触的致病微生物的种类、暴露剂量、暴露方式、暴露人员的免疫力有关。致病的微生物存在于患

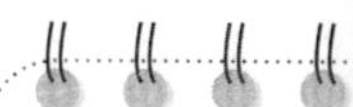

者的血液、体液、分泌物和排泄物中，也可存在于患者直接或间接污染的物品中。护理工作中凡有可能接触患者血液、体液的操作（包括注射、采血、输血、标本的采集、传递器械及废弃物处理等），若操作不当，均可造成护理人员患上经体液、血液传播的感染性疾病。

二、物理因素

在日常护理工作中，常见的物理因素有锐器伤、噪声、辐射性损伤及温度性损伤等。

（一）锐器伤

锐器伤是指一种由医疗锐器，如注射器针头、各种穿刺针、缝合针、手术刀、破碎的玻璃及安瓿等造成的意外伤害，造成皮肤深部的足以使受伤者出血的皮肤损伤。它是最常见的职业性伤害因素之一，也是护理人员感染血源性传播疾病的最主要职业性因素。

（二）噪声

医院中的声音强度一直都远远超过国际卫生组织制定的关于医院噪声的规定标准，即病室内的声音强度应小于 35 分贝。长期置于噪声超过 90 分贝的环境中，会使人出现头晕、头痛、失眠、记忆力减退、神经衰弱等症状，如果长时间接触噪声还可导致人体的听觉、神经、心血管和消化系统等出现不良反应。

（三）辐射性损伤

包括电离辐射和非电离辐射。电离辐射主要来自于医学诊断和治疗过程中的造影检查、核医学检查、放射治疗、γ 射线治疗等。护理人员长时间持续接受照射容易产生神经衰弱综合征、自主神经功能失调、造血系统功能改变、白内障、生育功能受损、皮肤病等。非电离辐射主要包括：紫外线、激光、高频电磁场等。非电离辐射主要造成不同程度的皮肤、眼睛等受损，甚至可以造成内脏的损伤。

（四）温度性损伤

主要由于医院内易燃、助燃物品以及电器设备和仪器设备应用较多造成的。易燃物品如乙醇、环氧乙烷等，助燃物品如氧气、温度过热的装备等，各种电器如高频电刀的使用或设备超负荷用电等。这些原因主要造成皮肤烧伤、烫伤或电灼伤。

三、化学因素

化学因素是指护理人员在日常护理工作中，可接触到危害护理人员职业安全的各种化学物质。临床上可造成身体不同程度损伤的化学物质包括化疗药物、消毒剂、麻醉废气等。

（一）化疗药物

常用化疗药物有环磷酰胺、甲氨蝶呤、多柔比星、5- 氟尿嘧啶、铂类及长春新碱等。护理人员在药物准备和使用过程中、操作注射过程中、药物使用后处理过程中或直接接触患者的排泄物、分泌物和其他代谢物时，如果操作不当均可造成对身体的潜在伤害。化疗药物的毒性反应常表现为白细胞和血小板减少、口腔溃疡、脱发等，同时还会有远期影响，如致癌、致畸、致突变等危险。

（二）消毒剂

常用消毒剂如甲醛、含氯消毒剂、过氧乙酸、戊二醛等具有挥发性和刺激性，护理人员在使用过程中容易通过皮肤接触和呼吸道吸入等途径受到损伤，主要表现为皮肤过敏、灼伤、出现黏膜瘙痒、红肿、干燥、脱皮症状，还可造成鼻炎、角膜炎、结膜灼伤、上呼吸道炎症、喉头水肿和痉挛、化学性气管炎或肺炎、肺纤维化，甚至还会损伤中枢神经系统，表现为头痛及记忆力减退。

（三）麻醉废气

主要是指恩氟烷、异氟烷等。短时吸入麻醉废气可引起护理人员头痛、注意力不集中、应

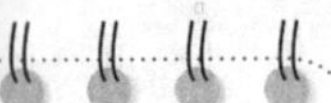

变能力差及烦躁等问题；长期吸入麻醉废气，在机体组织内逐渐蓄积后，可产生慢性氟化物中毒、遗传性影响（包括致突变、致畸、致癌），对生育功能也会产生不良影响，可使自发性流产率增高。

四、心理社会因素

随着医学模式和健康模式观念的转变，护理人员不仅仅是单纯地执行医嘱，同时承担着照顾者、管理者、教育者、科研者及协调者等角色，护理人员常处于高负荷的工作状态和紧张的工作气氛中。同时，由于人们观念的差异，某些患者及家属对护理工作存在偏见，造成护患关系紧张。护理人员在处理护患矛盾时，会产生紧张情绪。紧张的工作状态使护理人员容易发生机体疲劳性疾病，并容易产生心理疲惫，引发一系列心理健康问题。

五、运动功能性因素

根据肌肉与骨骼劳损方面的流行病学调查研究结果证明：手工操作、经常弯曲和扭转身体、重体力劳动、固定姿势工作、重复性工作均可引起颈、肩、腰、腿等部位肌肉与骨骼劳损。而护理人员由于临床工作的要求经常需要搬运重物，如搬运患者、协助患者更换体位、协助患者上、下床等，因此，护理人员容易出现负重伤。同时护理人员还有 25% 的工作时间是处于弯腰或其他腰部受限的工作姿势，使腰部负荷过重，容易出现腰椎间盘突出、腰肌劳损、职业性腰背痛。由于工作性质的原因，护理人员站立时间较久，同时由于日常工作的强度较大，下肢负重大，均导致下肢静脉损伤出现静脉曲张。

六、暴力攻击伤害因素

医院工作场所暴力是指医疗卫生人员在其工作场所受到辱骂、威胁和攻击，从而造成对其安全、幸福和健康的明确的或含蓄的挑战。其中常见的暴力行为方式既包括导致躯体损害的暴力行为，也包括导致心理健康受损的言语谩骂、恐吓、聚众闹事、性骚扰等。虽然护理人员遭受暴力行为的流行率在不同国家或地区之间不同，但均显示护理人员遭受暴力攻击伤害已经成为国际上一个重要的职业伤害问题。

第三节　护理职业防护的对策与措施

护理人员的职业防护贯穿于整个医疗活动的全过程，因此，护理职业防护必须采取相关的对策，确实执行相应的防护措施。

一、护理职业防护的对策

（一）提高行政管理部门对护理职业伤害的重视程度

各级政府部门和卫生行政管理部门要充分认识到护理职业伤害的危险性、严重性，充分认识做好护理职业防护的重要性和迫切性，给予人力、物力、政策、技术支持。

（二）健全护理职业防护制度

制度是护理职业防护的保障，职业防护制度包括：建立突发性公共卫生事件的预警系统；制定各种职业防护制度、完善各项操作过程以及建立职业损伤报告制度等。

（三）促进医院环境的合理布局

医院的建筑合理、设施齐全、环境整洁是护理人员职业安全防护的前提。

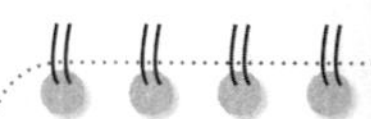

（四）改进护理防护设备

防护设施是进行护理职业防护的关键，为护理人员提供全方位的安全保障。

（五）关注护理人员的个人保健

加强营养、体育锻炼和接受必要的预防接种是增强护理人员身体素质和提高抵抗力的有效手段。定期对护理人员进行体检，建立健康监测制度。

（六）加强护理人员的职业防护教育

加强职业防护宣教，引起护理人员思想上的重视、提高防护意识，是职业防护的基础。其中包括对护理人员的传染病疫情培训、中毒知识培训、心理健康培训等，做好岗前培训和定期在职培训与考核。

（七）增强护理人员的自身重视

护理人员应该充分认识职业暴露的危害和防护的重要性，严格执行职业防护制度和操作规程。认真学习护理职业防护的相关知识，以保持良好的身心健康状态。

二、护理职业防护措施

在诊疗护理操作过程中，职业伤害的危险正在不断增加，护理人员的职业安全越来越受关注，通过各种措施加强职业防护，保证护理人员的安全与健康，已成为护理工作必须面对的重要问题。

（一）生物因素的防护

1．切断传播途径的防护措施

（1）洗手：洗手是预防传染病传播的最重要措施之一，也是防止感染扩散的最简单有效的手段。护理人员在护理患者前后、无菌操作前后、接触患者周围环境及物品后、脱手套后都应该洗手，必要时可进行手消毒。

（2）戴手套：戴手套可预防病原微生物通过护理人员的手传播疾病和污染环境，同时可减少锐器伤发生后进入人体的体液量。接触患者或被污染物品必须戴手套，操作结束后立即脱掉手套并进行洗手或手消毒。如手部皮肤有破损，进行有可能接触患者血液、体液、排泄物、分泌物的操作时必须戴双层手套。

（3）戴口罩和防护目镜：戴口罩及防护目镜可以防止悬浮在空气中含有病原微生物的飞沫吸入，阻止感染性血液、体液、碎屑等物质溅到医务人员眼睛、口腔及鼻腔黏膜。

（4）穿、脱隔离衣：隔离衣可以保护护理人员避免受到血液、体液和其他感染性物质污染，同时也保护患者免受传染。

2．控制感染源的防护措施

（1）隔离已感染的患者及病原携带者：对已被传染的患者进行隔离主要是控制感染源，切断传播途径。

（2）按规定程序处理污染物及废弃物：所有医疗废物都应放在有标记的塑料袋或专门容器内，送往规定地点进行无害化处理。

（3）环境的防护措施：医院环境常被各种传染源排出的病原微生物所污染，可用不同的清洁、消毒和灭菌方法使室内空气、环境及物品表面达到规范标准。

3．保护易感人群　应通过改善营养，提高自身非特异性免疫力，有计划进行预防接种，提高主动和被动的特异性免疫力，并加强个人防护和药物防护。

（二）物理因素的防护

1．锐器伤防护措施　（具体措施见本章节常见护理职业损伤及防护）

2．噪声防护措施

（1）规定各类噪声的标准及管理规定，对护理人员进行培训，将噪声控制在一定强度内。

（2）降低医疗仪器、设备的声音强度，注意使用的时间及摆放的位置，对室内环境采用各种隔音处理。

（3）医务人员说话注意语音语调，以患者或家属听清为宜，行动和操作时应把声音控制在最小范围内。

（4）患者和家属要遵守医院的作息时间，交谈时要注意音量不要影响他人休息，控制探视人数。

3．辐射性损伤防护措施

（1）护理人员要经过岗前培训，能够掌握辐射性损伤的知识以及防护措施，熟练进行设备的操作，能够对设备和防护设备的性能进行检查。

（2）可通过缩短受照时间、增加与放射源的距离和增加与放射源之间的屏障物厚度来减少受照剂量。

（3）护理人员定期进行体检，合理排班，严格休假管理。

4．温度性损伤防护措施

（1）护理人员应严格遵守消防安全条例，树立消防安全意识。

（2）定期对易燃、助燃物品以及电器设备和仪器设备进行检查，注意安置位置。

（3）医院内禁止吸烟。

（4）选择高质量的高频电刀并能够熟练使用，在使用过程中要注意负极板的粘贴问题。

（三）化学因素的防护

1．工作人员要牢固树立化学制剂都有毒副作用的观念，强化防护意识，掌握防护知识和防护操作技能。

2．工作人员尽量减少不必要的化学制剂接触；如果不可避免接触，必须采取有效的防护措施。

3．尽量减少化学制剂对工作环境的污染。根据不同需要，准备必要的环境和设备。

4．使用化学制剂过程中出现不良反应时，及时就诊。对各种化学制剂过敏的人员不应进行相应工作。

（四）心理社会因素的防护

1．增加护理编制，合理安排各科室人员，合理分配劳动时间 应按照有关部门规定配齐护理人员，并根据各科室工作性质合理安排人员，合理分配劳动时间，避免频繁轮班导致劳动强度过大。

2．提供学习机会，建立激励机制 护理人员通过学习能够提高学历和职业竞争力，增强应对职业压力的能力。提高经济奖励、提供学习和晋升机会，可激发护理人员的工作热情，避免产生工作疲溃感。

3．培养积极乐观精神 积极乐观精神可以缓解压力引起身心反应，变压力为动力，积极迎接各种挑战。

4．积极发展社会支持 社会支持系统能够有效的缓冲压力，保护身心免受紧张状态的影响，有助于个体维持良好的情绪，有效应对压力。

5．合理疏导心理压力带来的影响 进行轻松的业余活动和良好的生活习惯来减轻压力，同时也可尽快恢复精力和体力。

6．寻求专业帮助 护理人员在应对压力时，应积极寻求专业人员的帮助，如专业指导、心理支持等。

（五）运动功能性因素的防护

1．加强锻炼，提高身体素质，增强机体免疫力 护理人员可在业余时间进行太极拳、健美操、慢跑等体育活动，通过锻炼身体增加骨关节活动度、提高机体免疫力，使全身各个脏器

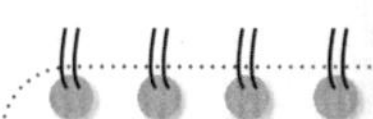

系统功能增强。

2．正确运用人体力学原理，维持良好工作姿势　在护理工作中运用人体力学的原理可在工作中减少不必要力的使用，起到省力的作用；另外，护理人员也要避免剧烈运动，以防腰部肌肉拉伤等；在工作中还要避免长时间维持同一劳动姿势。

3．使用劳动保护用品　可以佩戴腰围等保护用品来增加腰部的稳定性，保护腰肌和椎间盘；对已患腰椎间盘突出症的护理人员急性期疼痛加重时应坚持佩戴腰围，卧床休息时才解下，气候变化时也要坚持佩戴起预防作用；穿弹力袜或捆绑弹力绷带，可以促进下肢血液回流，减轻或消除肢体沉重感和疲劳感。

4．养成良好的生活和饮食习惯　护理人员应在生活中养成良好习惯，去除各种诱发因素，加强对局部组织的保护，如使用硬板床休息；注意避免长时间弯腰活动或尽量减少弯腰次数；减少持重物的时间及重量，预防负重伤的发生；加强营养，多食富含钙、铁、锌和维生素的食物。

（六）暴力攻击伤害的防护

1．提高护理人员的人际沟通能力　努力构建良好的护患关系和和谐的诊疗环境，充分考虑患者及家属的心理需要与自己所能提供服务的差距。

2．加强护理人员自我防范的培训　提高业务水平及自身素质，培养护理人员主动学习的意识；加大继续教育力度，全面拓宽护理人员的知识面，不断提高自身的综合能力；定期学习相关的法律、法规及发生的有关案例，教会护理人员评估和识别可能发生暴力的信号及自身保护方法。

3．构建安全的医疗环境　提高医务人员的防暴意识和应对能力，同时医院要加强管理，积极采取有效的防暴措施。

4．争取政府和社会的支持　建议政府部门制定处理医疗工作场所暴力的法规，大力打击医院暴力事件；同时积极发挥社区、医院和媒体的作用，普及医疗护理常识，使人们认识到医护工作的特殊性、风险性和局限性，增加理解，减少误解。

5．构建规范的暴力事件处理程序　成立安全防范小组，制订预防、报警、报告和处理暴力事件的书面流程，组织护理人员学习和使用。

三、常见护理职业损伤及防护

（一）锐器伤

案例 16-2

贾某，女，24 岁，消化科护士，为一名乙肝患者进行静脉穿刺时，由于患者躁动不安将已刺入血管内的针头脱出又误伤了自己。

问题与思考：

1．贾护士应立即采取哪些紧急措施处理伤口？

2．贾护士还应该做哪些血清学检查和预防用药？

3．对于此类患者护理人员在日常工作中可采取哪些预防措施？

案例 16-2 分析

锐器伤的防护原则是加强职业防护教育，规范操作，提高防护意识，完善防护措施。

1．加强护理人员的自我防护教育

（1）护理人员在接触患者血液、体液的诊疗和操作时必须戴手套，如果手部皮肤发生破

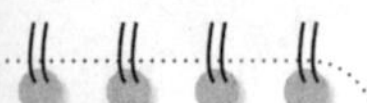

损时必须要戴双层手套，操作完毕脱去手套后立即洗手，必要时进行手消毒。

（2）抽药后要单手套上针帽，使用后的针头禁止重新套上针帽，并禁止用手分离用过的针头和注射器，同时用后的锐器应直接放入利器盒。

（3）严格执行护理操作常规和消毒隔离制度。在进行侵入性诊疗和护理操作过程中，尽量避免操作环境过度拥挤，保证工作过程中光线充足；传递器械时要娴熟规范，禁止用手直接传递锐器；禁止用手折弯或弄直针头，注意防止被针头、缝合针及刀片等锐器损伤；对于在手术室工作的护理人员应制定手术中刀、剪、针器械摆放及传递的规定，规范每位护理人员的操作流程；禁止用手直接接触使用后的针头、刀片等锐器。

2．加强护理人员的健康管理 医院应为护理人员定期开展健康体检，及时发现健康问题并督促其采用积极的行为方式改善和维护自己的健康。并建立常规预防接种制度，以提高机体免疫力并定期检查抗体滴度。同时对已发生的锐器伤应建立登记上报制度，规范锐器伤处理流程，建立受伤护理人员的监控体系，追踪伤者的健康状况。定期对护理人员进行心理调查，了解其心理需求，并积极处理各种工作隐患和护患纠纷，以减轻心理压力。

3．增强医疗废物的严格管理 使用过后的锐器应统一放在符合 BS7320 国际标准的锐器盒内，不能混放在医疗垃圾内，更严格禁止放入生活垃圾中。病区内应配备足够的锐器盒，放置在人体腰部高度水平。使用的锐器盒必须处于密封状态，原则上达到锐器盒 3/4 容积时就应该进行封存并注有明确标志，等待集中回收更换，锐器盒绝对禁止重复使用。

4．注意对不合作患者的管理 对于神志不清、躁动不安或者不愿意配合的患者，护理人员在操作前要尽量先与家属和患者进行沟通，取得他们的理解和信任，必要时可对患者进行约束或请他人协助，以免锐器误伤患者或护理人员。

5．采取科学的排班制度 首先根据护理工作量，同时依据国家护理人员配置标准，合理配置人力资源。加强现有护理人员的科学管理，合理安排护理人员的工作时间，还要根据不同时段工作强度和工作任务调配人员。通过这种方法来减轻护理人员的劳动强度和工作压力，从而减少锐器伤的发生。

6．使用安全功能高的护理器材 尽可能使用安全的护理器材包括可使用无针头产品或具有安全保护性装置的产品，如带有可收缩式针头的注射器、自毁型注射器和密闭式防针刺伤型留置针等；广泛使用无针输注系统，不需要针刺就可以反复向输液管路输入或抽取液体；还可以在病房内配备全自动注射器毁形器，杜绝重复使用，防止病毒感染；使用不同型号的安瓿折断器，避免护理人员折断安瓿时伤及手。

7．锐器伤的应急处理流程

（1）受伤时护理人员要保持镇静，戴手套者按规范迅速脱去手套。

（2）立即用手从伤口的近心端向远心端挤压受伤部位，尽可能把伤口处的血液挤出，禁止在伤口部位来回挤压，以免产生虹吸现象将污染血液吸入血管，增加感染机会；再用肥皂水和大量流水冲洗伤口，最后用乙醇或 0.5% 聚维酮碘（碘伏）消毒伤口，被暴露的黏膜应用生理盐水反复冲洗。

（3）立即向部门负责人报告，及时填写锐器伤登记表，由负责人签字后上交预防保健科及医院感染管理科，由二者共同评估锐器伤的情况并做相应处理。

（4）受伤护理人员应立即进行血清学检测，同时根据患者血清学结果，尽可能在 24 小时内采取预防措施（表 16-1）。

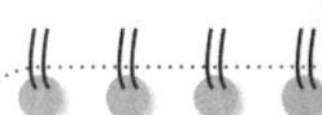

表16-1　护理人员、患者血清学结果与预防措施

护理人员血清结果	患者血清结果	处理原则
HBsAg（+）或 抗 -HBs（+）或 抗 -HBc（+）	HBsAg（+）	可不进行特殊处理
抗 -HBs<10mU/ml 或 抗 -HBs 水平不详	HBsAg（+）	24 小时内注射乙肝免疫球蛋白，并于受伤当天、第 1 个月、6 个月接种乙肝疫苗，第 3 个月、6 个月监测 HBsAg、抗 -HBs、ALT
抗 -HCV（–）	抗 -HCV（+）	于受伤当天、第 1 个月、3 个月、6 个月监测抗 -HCV、ALT，根据复查结果进行抗病毒治疗
抗 -HIV（–）	抗 -HIV（+）	立即向分管院长报告，由院内评估专家决定是否实施预防性用药方案。预防性用药最好在 4 小时内实施，最迟不超过 24 小时，即使超过 24 小时，也应实施预防性用药。预防性用药方案可分为基本用药程序和强化用药程序。基本用药程序一般选用两种逆转录酶抑制剂，强化用药程序是在基本用药基础上加一种蛋白酶抑制剂，都使用常规治疗剂量，各连续使用 28 天。于第 4 周、8 周、12 周、6 个月监测抗 -HIV，对服用药物的毒性进行监控和处理，观察和记录 HIV 病毒感染的早期症状
TPHA（–）	TPHA（+）	苄星青霉素，每周 1 次，连续 3 次，第 1 个月后再查 TPHA

（二）化疗药物损伤

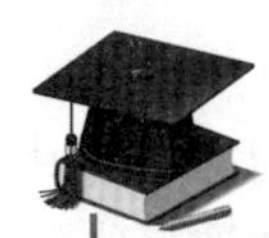

案例 16-3

王某，女，32 岁，肿瘤科护士。在一次给患者静脉注射化疗药物时，不慎使注射器与输液管接头分离，造成药液溢出。

问题与思考：

1. 王护士应立即采取哪些应急措施处理药液溢出？
2. 护理人员在配制和执行化疗药物注射时应采取哪些防护措施？

G16-3
案例 16-3 分析

使用化疗药物防护措施包括预防措施和暴露后的应急处理。

1．岗前规范化培训　配制化疗药物的护理人员要进行岗前规范化培训，经过考核合格后才可以上岗。

2．化疗药物集中配制　为了避免化疗药物配制过程中造成环境的污染，要在静脉药物配制中心（pharmacy intravenous admixture service，PIVAS）对化疗药物集中配制。在垂直层流生物安全柜内操作，防止在化疗药物配制过程中，药物扩散到空气中形成肉眼看不见的气雾或小液滴，污染周围空气和环境。条件达不到标准要求的医院可配置简易的化疗药物配药柜，尽量改善化疗防护条件，尤其是配药环境。

G16-4
静脉药物配制中心与职业防护

3．改善医疗器具，完善防护设施　操作时要穿一次性隔离衣，戴一次性口罩、帽子，乳胶加聚氯乙烯双层手套，戴护目镜，有条件的戴面罩，铺一次性防护垫。隔离衣要具备防尘、防静电、非透过性的特点，确保有屏障保护作用。戴一次性口罩（加两块无菌纱布），有条件可佩戴 N95 口罩。一次性帽子要遮盖头发及耳朵，尽量减少皮肤裸露。内层防渗透的聚氯乙烯手套戴在防护衣袖口下，外层乳胶手套需盖住袖口；手套每 30 分钟更换一次，出现破损、

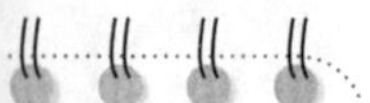

刺破和被药物污染及时更换。操作台面覆盖一次性防渗透型防护垫，操作过程中一旦污染应立即更换或每日工作结束后更换。

4．化疗药物的领取和保管 临床指南中将细胞毒性药物定义为危险药品，因此化疗药物应由专人到药房领取，与其他药品分开放置，置于专用的防漏小盒内，以免包装破损或药瓶碰撞等意外泄漏情况的发生，尤其不能忽略非注射型化疗药品的保管。化疗药品应存放在专用的药柜或冰箱内，由专人管理，做好特殊标识。

5．配置化疗药物和执行注射时的职业防护

（1）配置化疗药物：割锯安瓿前轻弹其颈部，使附着的药粉降至瓶底，掰开安瓿时应垫无菌纱布，开口应避开面部方向；溶解药物时沿瓶壁缓慢将溶媒注入瓶底，待药粉完全溶解后再行晃动；使用针腔较大的注射器抽取药液，抽取药液以不超过注射器容量 3/4 为宜；药物配置时要避免强正压或强负压，对于瓶装药物稀释后应立即抽出瓶内气体，防止药物从穿刺针孔处溢出；抽取药液时在瓶内进行排气和排液后再拔针，不要将药物排于空气中或外溅到周围环境里；拔针时用无菌纱布包裹瓶塞，再撤针头，防止由于压力差造成药液外溢；配置好的药液放入封闭的塑料袋中。

（2）执行注射：静脉给药时护理人员应戴一次性口罩、帽子，穿一次性隔离衣，戴手套；操作时确保注射器及输液管接头处紧密连接，以防药物外漏；若需要从茂菲滴管加药时，应用无菌棉球围在滴管开口处再进行加药，加药速度不宜过快。

（3）废弃物处理：在整个操作过程中使用过的废弃物必须放在一次性防刺容器中，要与其他垃圾分类放置并标有特殊标记，集中处理。

（4）操作后处置：操作结束后，用清水冲洗或擦拭操作台和台面。脱去手套后用肥皂水及流水彻底洗手，使用过的防护用品应放置于指定防渗漏容器内。

6．化疗患者的管理 化疗药物可以通过患者的分泌物、呕吐物、排泄物、血液污染环境，最好安排化疗期间和化疗后 10 天内的患者集中病房居住。患者使用水池、马桶后反复用水冲洗两次以上，必要时可用清洁剂和热水彻底清洗；化疗药物污染的被服要与其他被服分开清洗，不要混用生活用品，患者的衣物要单独清洗等；处理 48 小时内接受化疗的患者分泌物、呕吐物、排泄物、血液时，必须穿隔离衣、戴手套；医护人员进入化疗病区必须严格着装，戴一次性口罩、帽子和手套等，做好个人防护后方可处理污染区。

7．护理人员的健康管理 定期为接触化疗药物的护理人员进行体检，合理安排休假，避免怀孕或哺乳期护理人员接触化疗药物。

8．化疗药物溢出的应急措施

（1）当化疗药物外溅时应立即标明污染范围，避免他人接触。

（2）护理人员皮肤直接接触到化疗药物时，立即用肥皂和清水清洗被污染皮肤。不慎溅入眼睛用生理盐水持续冲洗，当防护用品被污染时立即更换。

（3）处理溢出化疗药物时必须穿戴手套、鞋套、面罩和防护衣，必要时要戴呼吸面罩。

（4）当化疗药物外溢到周围环境中，应用吸收性抹布吸附药液，药物完全去除后，用清水冲洗被污染的地方，再用清洁剂清洗 3 遍，最后再用清水冲洗干净。

（5）如为粉末状药物，应用湿性吸收性抹布覆盖在上面，防止药物弥散到空气中。

（6）所有被污染物品都应放置于细胞毒性废物专用垃圾袋，封口后再放入一次性防刺容器中。

（7）记录相关信息，包括药物名称、溢出量、溢出发生的原因、处理过程、相关人员、告知相关人员注意药物溢出等。

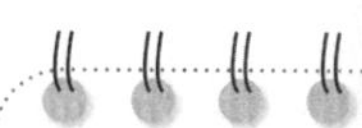

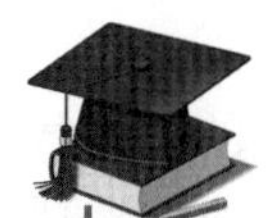

案例 16-4

案例 16-4 分析

杜某，女，42 岁，某医院重症监护室护士，从业 21 年，工作中需经常搬抬患者和搬运各种医疗仪器，3 年前开始出现腰背部疼痛，近期疼痛加剧，经检查证实为腰 4、5 椎间盘突出。

问题与思考：

1．该护士发生了哪种职业损伤？

2．该损伤是由何种职业损伤危险因素导致的？

3．该损伤应如何防护？

（三）负重伤

负重伤是指护理人员由于职业关系经常需要搬动重物，当身体负重过大或用力不合理时，所导致的肌肉、骨骼或关节的损伤。防护措施有：

1．加强护理人员的身体素质　加强腰部锻炼是预防负重伤的重要措施，如健美操、广播体操、太极拳、慢跑、游泳及瑜伽等。

2．保持正确的工作姿势　良好的身体姿势不仅可以预防职业性腰背痛的发生，还可延缓腰椎间盘突出症的发生。如站立或坐位时，尽可能保持腰椎伸直，使脊柱支撑力增大，避免因过度屈曲引起腰部韧带劳损，减少身体重力对腰椎的损伤；半弯腰或弯腰时，应两足分开使重力落在髋关节和两足处，降低腰部负荷；弯腰搬重物时，应先伸直腰部、再屈髋下蹲，后髋及膝关节用力，随后挺腰将重物搬起。

3．经常变换工作姿势　护理人员在工作中，应避免长时间保持一种体位或姿势，要定时变换体位，以缓解肌肉、关节及骨骼疲劳，减轻脊柱负荷；另外，护理人员也要避免剧烈活动，以防腰部肌肉拉伤等。

4．使用劳动保护用品　在工作中，护理人员可以佩戴腰围等保护用品以加强腰部的稳定性。腰椎间盘突出症急性期疼痛加重时坚持佩戴腰围，卧床休息时解下。腰围只有在活动、工作时使用，其他时间最好不用，以免长时间使用造成腰肌萎缩，产生腰背痛等。

5．养成良好的生活习惯

（1）提倡卧硬板床休息，并注意床垫的厚度要适宜。

（2）从事家务劳动时，注意避免长时间弯腰活动或尽量减少弯腰次数。减少持重物的时间及重量，预防负重伤的发生。

6．采用科学合理的饮食

（1）多食富含钙、铁、锌的食物，如牛奶、菠菜、西红柿及骨头汤等。

（2）增加机体内蛋白质的摄入量，如多食用肉、蛋、鱼及豆制品等。

（3）多食富含维生素 B、维生素 E 的食物，如杂粮、花生及芝麻等。维生素 B 是神经活动时需要的营养素，可缓解疼痛，解除肌肉疲劳；维生素 E 可扩张血管、促进血流，消除肌肉紧张。

（四）职业疲溃感

职业疲溃感是指由于持续的工作压力引起个体的“严重紧张”反应，从而出现的一组症候群，主要表现为缺乏工作动机、回避与他人沟通交流、对事物多持否定态度、情感冷漠等。护理人员每天面对的是生理或心理不健康的人群，需要处理复杂的人际关系，随时监测患者的病情变化，同时还要面临可能发生医疗事故的职业风险。由于护理工作中存在众多的压力源，任

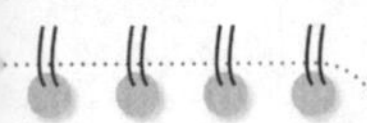

务重、风险高，因此护理人员成为职业疲溃感的高发人群。职业疲溃感的防护措施包括：

1．积极参加教育培训，提高职业竞争力 在职护理人员应积极参加各种形式的继续教育，增加对学科发展前沿状况的了解，拓展专业领域的视野，提高职业竞争力，规避职业风险，增强应对工作压力的能力。

2．提升社会地位，重视自身价值感 随着时代的发展，护理人员被赋予了多元化的角色，成为维护和促进人类健康的生力军，社会对护理工作的评价相应得到改善，护理人员的社会地位逐步提高。社会和自我对护理职业的认同有助于提高工作价值感，增强护理人员职业疲溃感的应对能力。

3．合理安排劳动时间，创造良好的职业环境 合理安排劳动时间和班次可以降低夜班劳动带来的负面效应，减轻紧张感，提高工作效率。另外，良好的职业环境，在一定程度上可以缓解工作上和思想上的压力。

4．提高自身综合素质 护理人员应顺应时代需求，正视挑战，与时俱进，通过不断提升自身综合素质，精神饱满地投入工作，进而克服职业疲溃感。

5．合理疏导职业压力 积极乐观的态度是战胜疲劳的关键所在。面对困难和挫折，护理人员应合理运用压力应对技巧，积极疏导负面的躯体和心理反应，降低职业紧张感，并将压力积极转换成动力，成为个人发展的机遇。

小 结

1．护理职业防护直接关系着护理人员的安全和健康，护理职业损伤的危险因素主要包括生物因素、化学因素、物理性因素、心理社会因素、运动功能性职业伤害和暴力攻击六个方面。

2．锐器伤、化疗药物损伤、负重伤以及职业疲溃感的职业防护措施是每一位护理人员需要重点掌握的内容。

思考题

第十六章思考题参考答案

1．护理职业防护的意义有哪些？

2．护理职业伤害的主要因素有哪些？

3．护理职业防护的对策有哪些？

4．发生锐器伤应当如何处理？

5．化疗药物溢出时应当如何处理？

6．如何预防护理人员出现职业疲溃感？

（刘雅玲）

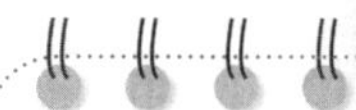

中英文专业名词索引

C

D

E

F

G

H

J

K

L

M

P

Q

R

主要参考文献

1．李小妹．护理学导论．3 版．北京：人民卫生出版社，2012.

2．李小妹．护理学导论．2 版．北京：人民卫生出版社，2006.

3．王维利．护理学导论．北京：人民卫生出版社，2009.

4．程云．护理学导论．北京：人民卫生出版社，2012.

5．王红红，陈嘉．护理学导论．长沙：中南大学出版社，2014.

6．张彩虹，曹和安．护理教育应对多元文化护理的思考．护理研究．2004，18（21）：1884-1885.

7．Yang DC.，Luo ZD.，Ma ST.，et al. Activation of TRPV1 by dietary capsaicin improves endothelium-dependent vasorelaxation and prevents hypertension. Cell Metabolism，2010，12（2）：130-141.

8．赵雪滢．浅谈莱宁格多元文化理论在教学和临床护理中的运用及其问题．武汉：华中师范大学，2013：10-11.

9．尚少梅，代亚丽．护理学基础．3 版．北京：北京大学医学出版社，2008.

10．李小寒，尚少梅．基础护理学．5 版．北京：人民卫生出版社，2012.

11．吴世芬，钟一萍．护理技术．北京：科学出版社，2008.

12．邓翠珍．护理学基础．郑州：郑州大学出版社，2011.

13．钟响铃，许家萍．护理学导论．南京：南京大学出版社，2014.

14．周克雄．护理学导论．北京：中国协和医科大学出版社，2011.

15．史瑞芬．护士人文修养．北京：人民卫生出版社，2012.

16．史瑞芬．护理人际学．北京：人民军医出版社，2013.

17．包家明．护理健康教育与健康促进．北京：人民卫生出版社，2014.

18．关于深化医药卫生体制改革的意见．中共中央、国务院．2009.

19．中华人民共和国国民经济和社会发展第十二个五年规划纲要．中华人民共和国农业部．2011.

20．姚蕴伍．护理学基础教程．杭州：浙江大学出版社，2002.

21．张英兰．共情应用于护患沟通的效果．中华护理杂志，2010，45（12）：1111-1112.

22．史雪玲．如何维系良好的护患沟通．中国实用护理杂志，2014，30（22）：166.

23．王斌．人际沟通．北京：人民卫生出版社，2004.

24．隍树杰，董国忠．护理人际沟通．北京：人民卫生出版社，2010.

25．姜安丽．新编护理学基础．2 版．北京：人民卫生出版社，2012.

26．姜安丽．护理理论．北京：人民卫生出版社，2009.

27．马斯洛，方士华译．马斯洛精选集．北京：北京燕山出版社，2013.

28．李春玉．社区护理学．北京：人民卫生出版社，2012.

29．邹恂．现代护理新概念与相关理论．北京：北京大学医学出版社，2004.

30．邹恂．现代护理新概念．3 版．北京：北京大学医学出版社，2004.

31．邹恂．现代护理诊断手册．3 版．北京：北京大学医学出版社，2004.

32．李晓玲．护理理论．北京：人民卫生出版社，2004.

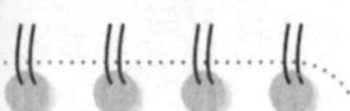

33．牟善芳，邹静．护理理论精要．天津：天津科学技术出版社，2010.
34．吴照云．市场营销．北京：经济管理出版社，2012.
35．赵国琴，陈丽华主编．护理学导论．江西：科学技术出版社，2007.
36．隋树杰．护理学导论．2 版．北京：人民卫生出版社，2014.
37．姜小鹰．护理伦理学．北京：人民卫生出版社，2012.
38．汪道鑫．护理伦理学．南昌：江西科学技术出版社，2011.
39．程国斌．生命伦理学：当代伦理形态整体变革之契机．社会科学战线．2011．12：54-56.
40．恩格尔．哈特，著；范瑞平，译．生命伦理学基础．北京：北京大学出版社，2006.
41．托马斯．A．香农，著；肖巍，译．生命伦理学导论．黑龙江：黑龙江人民出版社，2005.
42．周琼．遍及全球的“生前预嘱”概念．人民公安，2014，6：26-29.
43．熊蕊，秦军，陈荣凤．护理学导论．武汉：华中科技大学出版社，2012.
44．王瑞敏．护理学导论．2 版．北京：人民卫生出版社，2011.
45．李晓松．护理学导论．北京：人民卫生出版社，2014.
46．徐筱萍．临床护士职业防护．上海：上海科学技术出版社，2010.
47．魏丽丽．护理职业防护管理．北京：军事医学科学出版社，2006.
48．耿淑霞，安瑞，王惠娟．精神科医院护士遭受暴力行为发生率及危险因素分析．中华护理杂志，2013，48（9）：815-818.
49．邓凌，鱼敏，李亚洁等．医务人员组织环境满意度现状分析．护理学报，2009，16（11）：8-12.
50．张乾，田怀军．综合医院护士发生锐器伤的现状及防护对策研究．中国美容医学，2012，21（12）：46-47.
51．李建光．卫生法律法规．2 版．北京：人民卫生出版社，2011.
52．仝丽娟，杨桂英．护理学导论．南京：江苏科学技术出版社，2013.
53．兰华，陈炼红，刘玲贞．护理学基础．北京：科学出版社，2013.
54．郭桂芳．老年护理学（双语）．北京：人民卫生出版社，2012.
55．房兆．老年护理学．上海：第二军医大学出版社，2012.
56．王世俊．老年护理学．4 版．北京：人民军医出版社，2012.
57．唐颖，李晓玲．我国临终护理现状及发展趋势．华西医学．2009，24（9）：2475-2477.
58．刘瑛，袁长蓉，徐燕．关于姑息照护与临终关怀的讨论．中华护理杂志．2008，4（43）：376-377.
59．阎新林．临终患者的权力规范和医疗鉴定的法律保障．医学与社会．1999，12（4）：42-44.
60．陈瑜．悲伤情绪的研究及其在临终患者家属护理中的应用．护理研究．2006，20（1）：1.
61．苏永刚．中英临终关怀比较研究．济南：山东大学，2013：17-68.
62．许婷婷．临终关怀中的人文护理模式研究．济南：山东大学，2007：9-11.
63．刘小青．以人为本视野下的临终关怀．锦州：辽宁医学院，2012：9-13.
64．李杨．中国临终患者心理的初步研究．长沙：湖南师范大学，2005：6.
65．王远湘，冯永军，栾海丽．护理学导论．长春：吉林科学技术出版社，2012.
66．谢田．护理概论与护理技术．北京：高等教育出版社，2005.
67．章晓幸． 护理学导论、常用护理技术．北京：高等教育出版社，2005.
68．彭幼清．护理学导论．北京：人民卫生出版社，2014.
69．刘建平．循证护理学方法与实践．北京：科学出版社，2007.
70．刘喜文．护理学导论．北京：人民军医出版社，2007.

71．蒋小剑．现代护理导论．北京：中国医药科技出版社，2008.
72．胡雁．循证护理学．北京：人民卫生出版社，2012.
73．胡雁． 循证护理实践：护理学科发展的必然趋势．中国护理管理，2013，13（1）：3-5.
74．冯先琼，成翼娟，李继平等．循证护理：护理发展新动向．实用护理杂志，2001，17（6）：198-199.
75．汤磊雯，叶志弘，胡贝贝．应用 ACE Star 模式实施循证护理培训的效果研究．中华护理杂志，2014，49（8）：965-968.
76．梁铭会，武广华，郑红等．临床路径研究与实践概述．中国医疗管理科学，2014，4（1）：17-20.
77．陆栋定，吴雁鸣，徐德志等．临床路径的历史与现状．中国医院管理，2003，23（7）：17-19.
78．孙玲红，孙琦，龚有红等．我国临床护理路径的研究现状．护理管理杂志，2008，8（3）：24-25，28.
79．郝模．论 3 项改革联动和公立医院管理体制改革．中华医院管理杂志，2002，18（1）：5.
80．方立珍，王爱莲．临床路径——全新的临床服务模式．长沙：湖南科学技术出版社，2002.
81．夏梅．临床护理路径在护理实践中的应用及展望．护理研究，2008，22（9）：2355-2356.
82．郭淑岩．临床路径管理的关键环节与控制策略研究．武汉：华中科技大学，2010：19.
83．杜小静，宋红霞，王彦．临床路径研究现状及在养老机构的应用设想．医学研究与教育，2014，31（5）：52-53.
84．Schwarzbach M，Bonninghoff R，Harrer K，et al. Effects of a clinical pathway on quality of care in kidney transplantation：a non-randomized clinical trial. Langenbecks Arch Surg，2010，395：11-15.
85．Brunenberg DE，Van Steyn MJ，Sluimer JC，et al. Jointrecovery programme versus usual care：an economic evaluation of a clinical pathway for joint replacement surgery. Med Care，2005，43（10）：1018.
86．陈忠兰，宁宁，李明凤等．临床路径变异研究新进展．中国医院管理，2011，31（2）：28-29.
87．刘常清，任宏飞，李晓玲．1 例 Ⅱ 级红肿型静脉炎患者的循证护理．中国循证医学杂志 2013，13（12）：1516-1520.
88．吕姿之．健康教育与健康促进．北京：北京医科大学出版社，2002.
89．马骁．健康教育学．北京：人民卫生出版社，2014.
90．杨新月．护理学导论．北京：高等教育出版社，2010.